老龄问题研究系列丛书

老年养生学

仓道来　褚德莹　主编

中医古籍出版社

图书在版编目（CIP）数据

老年养生学/仓道来，褚德莹主编. —北京：中医古籍出版社，2014.8
（老龄问题研究系列丛书）
ISBN 978-7-5152-0546-5

Ⅰ.①老… Ⅱ.①仓…②褚… Ⅲ.①老年人-养生（中医） Ⅳ.①R212

中国版本图书馆 CIP 数据核字（2014）第 011291 号

老年养生学

主编　仓道来　褚德莹

责任编辑　贾萧荣
封面设计　韩博玥
出版发行　中医古籍出版社
社　　址　北京东直门内南小街 16 号（100700）
印　　刷　三河市华东印刷厂
开　　本　710mm×1000mm　1/16
印　　张　17.75
字　　数　336 千字
版　　次　2014 年 8 月第 1 版　2014 年 8 月第 1 次印刷
书　　号　ISBN 978-7-5152-0546-5
定　　价　29.00 元

老龄问题研究系列丛书总序

林钧敬

中国人口的迅速老龄化正在成为一个日益紧迫的社会问题。国务院印发的《中国老龄事业发展"十二五"规划》指出:"十二五"时期,"随着第一个老年人口增长高峰到来,我国人口老龄化进程将进一步加快。从2011年到2015年,全国60岁以上老年人将由1.78亿增加到2.21亿,平均每年增加老年人860万;老年人口比重将由13.3%增加到16%,平均每年递增0.54个百分点。……未来20年,我国人口老龄化日益加重,到2030年全国老年人口规模将会翻一番,老龄事业发展任重道远。我们必须深刻认识发展老龄事业的重要性和紧迫性"。

人口老龄化是社会发展必然带来的新的社会问题,人们对此的认识也是逐步加深的。解决"在快速发展的老龄化进程中,老龄事业和老龄工作相对滞后的矛盾日益突出"这个问题,则是一项浩大的系统工程,需要各级政府及全社会都有清醒的认识和长期不懈的努力。这个问题解决不好,将会影响社会的安定、发展和进步。因此,我们必须以高度的责任感和使命感,正视它、面对它、应对它,树立积极的人口老龄观,推动老龄事业健康发展,促进社会进步。基于这样的认识,北京大学早在1993年就未雨绸缪,成立了北京大学老龄问题研究中心。

北京大学老龄问题研究中心是跨学科的研究机构,依托北大的学术优势,整合校内外老龄问题研究的优质资源,致力于人口老龄化和老龄事业发展问题的研究。先后组建了老年社会学、老年教育学、老年经济学、老年人口学、老年法学、老年管理学、老年人才、老年社区服务管理、老年心理学、老年生物学、老年医疗医护学等11个子专业科研组。各研究组都在相关领域潜心老年问题研究,经过多年努力,科研成果丰硕并积累了丰厚的学术资料,故于2009年由时任北京大学老龄问题研究中心主任王学珍先生主持并组织,以科普为定位,出版了老年学系列丛书。这套书针对城乡社区老年人面对的各种现实问题,从心理学、人口学、教育学、生物学、医学、管理学等学科的视角给予分析和回答,以期使老年人积极面对老年生活,保持身心健康,提高生活品质。这套丛书出版后,取得了良好的社会效果。

我们党和政府确定的老龄事业工作目标是:"老有所养、老有所医、老有所教、老有所学、老有所为、老有所乐",也就是促进老年人的"保障、健康、参与、发展"。这就需要我们对有关老年学各学科的本质进行更为深入的研究,取得更为深刻的认识,以期把握其内在规律,更好地解决中国老龄人口和老龄事业发展面对的紧迫问题。为此,北京大学老龄问题研究中心决定,出版一套新版的系列研究丛书。丛书应反映北京大学老龄问题研究中心目前的研究水平,体现出最新研究成果。这套丛书针对的读者群主要为老龄科学工作者和研究者,丛书将尽可能地反映老龄科学领域的学术性和普及性的结合,且学术特色更为突出。也就是说,丛书应能反映目前老龄学各学科研究方面的最新进展,反映国际上这些方面研究的前沿问题。比如,《老年生物学》反映国际和国内在衰老和延缓衰老方面研究的新进展以及其内在的规律;《老年心理学》反映老年心理研究中对老年心理发展的规律的探索;《老年社会学》反映的是人口老龄化对社会的种种及其背后的作用机制和因果联系所做的探索。

鉴于丛书的学术性特色,为保证丛书的质量,采取统一规划,分步实施,成熟一本出版一本的原则。2012年出版《老年心理学》《老年生物学》《老年护理学》《老年医学与临床学》《老龄产业学》等6本,《老年维权学》等领域的其他6本预计在2013年陆续出版。

丛书的出版首先离不开作者的智力付出和辛勤劳动。参与丛书写作的作者,大多已年逾古稀。作为老龄问题研究各个领域中的专家,他们为了保证丛书的质量和社会效益,呕心沥血,悉心研究著述,默默地为老龄事业的科研与发展做着贡献。为此我向他们表示诚挚的谢意。

中国的老龄事业现在刚刚起步。对我们来说,这套丛书的出版只是新征程的起点,我们愿意与社会各界共同努力,为中国老龄人口问题的逐步解决,推进老龄事业的不断发展,做出新的、应有的贡献。

2012年7月18日

前 言

一

当今社会已经进入了高科技的知识经济时代,世界上老年人口急剧增加,我国的老年人口更是突飞猛进的增长。我国人口老龄化形势严峻,呈现出老龄化、高龄化、空巢化加速发展的趋势。

我国进入"老龄型社会"后形成了"老年危机""老年风险"。收入、疾病和失能风险是老年期的三大风险,老年风险不仅是年龄增大带来的养老金风险,还包括因健康损害、精神衰竭、老年贫困带来的多种风险。"老年危机"和"老年风险"首先给千家万户带来严峻的挑战,许多老人因病给家庭带来巨大的经济负担和精神负担,使本来和睦的家庭陷入了困境。其次,"老年危机"和"老年风险"对国家的经济建设能否持续发展亦带来严峻的挑战,就拿退休金来说,20世纪60年代,我国退休职工每年增加7万多人,到90年代每年增加300万人。1978年全国退休费20亿元,相当于职工工资的3.5%,到2000年全国退休职工达4000万人,退休费用达520亿元,占职工工资的17%。再拿医疗费用来说,到1992年底,全国享受各类医疗保险人数为1.65亿人,当年医疗费用支出315亿元,1985~1989年的5年间,医疗费用平均增长速度达25%,人均开支增长18%,而同期财政支出增长仅分别为11%和13%。

随着我国"老龄社会"的到来,老年人的健康问题更是令人担忧,2007年12月17日,全国老龄办发布了《中国城乡老年人口状况追踪调查》,对老年人健康状况自我评估的结果进行了公布:城市老年人认为自己健康状况很差的占4.2%,较差的占15.6%,一般的占52.3%,较好的占22.9%,很好的只占5%;农村老年人认为自己健康状况很差的占5.2%,较差的20.7%,一般的51%,较好的19.2%,很好的3.9%。从公布的结果看,认为自己真正健康的比例并不高,而认为一般和较差的占了75%以上。中国老年保健协会会长李深指出:"中国科学院对本院职工调查表明,在职科学家平均死亡年龄为52岁,大大低于北京市人均期望寿命。中国记者协会对上海新闻记者调查,1995年因病去世的记者28人,平均年龄只有45.7岁,可谓'英年早逝'。清华大学医院体检显示,40~59岁组的患病率高达90%以上,高血脂已连续四年居该校疾病榜的首位。

北京市的一项体检调研显示,接受体检的知识分子中患高血脂症、脂肪肝、高胆固醇血症、肥胖症、高血压、癌症的人,竟占84%以上。""最近有关方面对北京八个城区进行调查,60岁以上老人占17.75%,其中四成以上是独居或与子女分开居住。老年人各种慢性病患率为72.7%,身体健康的老人比例仅为15%。他们的保健知识优于一般人群,保健技能比较差,有1/3以上老人在离退休以后从未做过检查。"① 可见我国老年人健康状况是很不尽人意的。

我国"老年风险"和"老年危机"最重要的问题就是老年人的健康问题。如何化解"老年风险"和"老年危机",除了国家要制订正确的政策,加大资金投入,社区具体落实等,还要使老年人能够获得或维持最高可能的躯体、心理、情感和精神的良好状态,由"多病老年"向"健康老年"转变,这不仅能减少国家、社会和家庭的沉重的经济负担,而且老年人老有所为,继续对社会作出贡献,实现第二次人口红利得到保障,同时,它也是关系到千家万户的和睦和整个社会和谐、稳定的大问题。

为了使"多病老年"向"健康老年"转化,化解我国的"老年危机"和"老年风险",我们北大老龄问题研究中心养生保健组才决定研究、探讨老年养生保健问题,以贡献微薄之力。这是我们学习研究老年养生学的重要目的之一。

二

老年养生学是一门既古老而又崭新的学科。说它古老,因为早在我国和西方的古代就已经有了养生学和老年养生学的理论,说它崭新,因为时至今日老年养生学的科学理论体系还有待创立,老年科学养生仍然是人们常论常新的热门课题。而老年养生学的许多重大理论问题至今仍需探讨,诸如老年养生学的基本内涵、研究对象,老年养生的本质,老年养生的基本原则,老年养生学的基本矛盾和老年养生学的基本规律、基本范畴、基本方法等等,在已出版的养生学和老年养生著作、论文中,虽然提出了许多有价值的思想,但还没有做出系统的、全面的、理论的阐述。要想创立我国的老年养生学的科学理论体系,对这些问题必须给出科学的回答。

我们学习和研究老年养生学的目的之二,就是试图探讨老年养生学的基本理论和基本规律,为创立老年养生学的科学理论体系增砖添瓦。说实在的,撰写这样一本著作,我们是力不从心的,这一方面是因为我们知识水平和能力都有限,我们所研究的是一个很不熟悉的领域。另一方面,因为老年养生学所涉及的领域太广,它不仅涉及到医学、老年医学、老年生物学、老年心理学、老年社会学,而且涉及到哲学、伦理学、系统科学、护理学、药学等等领域。同时,养生学、

---

① 洪昭光. 养生大讲堂[M]. 北京:北京燕山出版社,2009:1,2.

老年养生学著作、论文虽然很多，但大多停留在实用性、应用性上，而真正的理论性、学术性的著作、论文是很少的，许多重大的理论问题和实践问题几乎没有涉及，还有一些绝对化、片面性的观点对我国老年养生事业的健康发展造成负面影响。因此，我们的研究不能不处在艰苦困难之中，深感我们的知识水平和能力的不足。因而我们组成了包括北京大学和兄弟院校、研究单位的具有研究资历的多学科专家、教授的养生保健组，首度由文理科教授共同合作研究、编写老年养生学，尽最大努力，力求多做些工作，把我们的探索、研究搞得好一些，以供老年工作者和研究者及老年养生参考。

我们在编写《老年养生学》时，力图把我国传统养生文化的精华和现代科学的理念及研究成果相结合，汲取历代和现代的学术界专家、学者们提出的有价值的思想，在研究和探讨的基础上创新，试图为创立我国《老年养生学》的科学理论体系增砖添瓦。本书主要创新点为：

（1）界定了养生学和老年养生学的内涵、研究对象："养生学是关于人们养生活动的本质及养生活动一般原则，一般规律的科学。""老年养生学是关于老年人养生、健身、防病、治病、延缓衰老、延年益寿、健康长寿一般原则，一般规律的科学。"老年养生学是以老年养生、保健、防病、延缓衰老、健康长寿一般规律为研究对象的。

（2）提出了老年养生学的两条基本规律：健康与疾病互相作用的规律；健康与环境互相作用、和谐发展的规律。

（3）明确了老年养生学的基本范畴：生命、健康、疾病、环境、养生方法等。

（4）探讨了科学养生的内涵、内容及其基本原则：循序渐进的原则；"治未病"的原则；适度的原则；综合调理的原则以及自觉养生贵在坚持的原则。

（5）归纳了老年养生学的基本方法及八种老年养生的具体方法：老年的"天人相应"、饮食、精神、运动、药物、按摩、房事、气功等养生的方法。

总之，我们在编写《老年养生学》时，在前人的思想基础上，力求有所发展，力求有所创新，力求提高理论性、学术性，并试图从理论和实践结合上说明问题，为建立老年养生学新的理论体系贡献微薄之力。

三

新世纪伊始，人们注重更新观念、科学养生，把单纯关注疾病转向关注健康，更多的人已经把健康放在了首位，在世界上盛行着健康度百岁的新理念。在1999年"国际老年人年"启动仪式上，联合国时任秘书长科菲·安南向全世界宣布：21世纪是长寿的时代，人人都应该享受健康一百年。他还说："生命已不再像是短暂的冲刺，而是像马拉松。要保持训练，同时还要有顽强的毅力。要长寿就需要我们有同样的精神。"①

老年人的养生、保健、健康长寿的问题，不仅引起了民众的普遍关注，而且引起了有远见卓识的政治家、科学家和学者们的关注，探讨老年人健康长寿问题已经迫在眉睫。有的科学家预言，未来生命科学、人体科学领域将有基因工程和大脑工程两大突破，这两个突破将延长大脑的寿命，使人的寿命达到自然寿限125岁左右。人类寿命的延长，健康度百岁将是不可抗拒的历史必然。

为了使老年养生保健建立在科学基础之上，纠正在各种养生讲座中、书刊上存在着的绝对化、片面性或公式化的形而上学倾向，促使老年养生沿着科学化的健康方向发展，帮助老年人认识到自己才是养生主体，从而善待自己，善待生命，提高生活质量，自觉地进行科学养生，健康地安度晚年，"享受健康一百年"。这是我们学习、研究老年养生，编写《老年养生学》的目的之三。

四

《老年养生学》一共由十二章组成，第一章为全书的总论，它着重阐述了老年养生学的科学内涵、研究对象，研究的基本内容、任务、目标及其同其他学科的关系，研究方法等等，为学习和研究老年养生学提供总的指导思想。老年养生学内涵的界定、研究对象的确定，本质的揭示，为科学的老年养生学奠定了基础。老年养生学基本内容、任务、目标的阐述，为老年养生学的研究范围奠定了基础。第二章老年养生理论的历史演进，着重研究、探讨了老年养生学的产生、形成和历史的发展，为创立老年养生学的科学理论体系提供理论来源、历史经验和有价值的合理思想，使老年养生学具有丰富的内容。第三、四章是老年养生学的基本理论部分，在这一部分中，分析了老年养生学的哲学基础、系统科学基础和医学基础，使老年养生学建立在科学基础之上，没有这个基础就不可能有科学的老年养生学；探讨了老年养生学的基本矛盾和基本规律及基本范畴；阐述了老年科学养生的内涵、基本内容和基本原则等等。这些问题的初步解决使老年养生学作为一门独立的学科得以成立。第五至十二章是老年养生学的分论，它就老年人如何养生的具体方法、途径作了理论阐述和具体分析，即它从八个方面：老年的"天人相应""饮食""精神""运动""按摩""药物""房事""气功"等养生方法分别作了探讨、研究和阐述，这样就使老年养生学不仅具有理论性、学术性特点，而且具有实用性、应用性特点，使理论和实践紧密结合起来，为老年养生提供了指南，它也体现了老年养生学的写作宗旨，从而初步形成了老年养生学的完整体系。

---

① 石爱桥. 中华养生精粹 [M]. 武汉：湖北人民出版社，2005.

五

这本小书是北大老龄问题研究中心养生保健组集体学习和研究老年养生保健的结晶，也是我们对老年养生学的浅显的认识。参加本书研究和讨论的有刘新芝、巩献田、褚德莹、仓道来、林娅、顾蕴璞等教授、原北大附中校长夏学之、副研究员王军、工程师胡明霞、中国中医科学院西苑医院主任医师徐洪涛、副主任医师郑信团、中国人民大学雷丽萍博士以及青岛的中医师曲新元、罗丽云大夫。

参加本书编写的有：仓道来教授（前言，第一、三、四、七、十一章，第十二章第一、三、四、五节）、褚德莹教授（第二章第一、二节，第十二章第二节）、雷丽萍博士（第二章第三、四节）、巩献田教授（第五章）、林娅教授（第六章）、徐邦志教授（第八章）、郑信团副主任医师（第九章）、北大校医院中医科副主任医师张小青、仓道来教授（第十章）、徐洪涛主任医师（第十二章归根气功小节）。全书由仓道来、褚德莹教授策划、统稿和定稿。

我们在编写本书过程中，参考了许多专家、学者、医家、养生家的著作、论文和有关资料，汲取了其中许多有价值的思想，同时对某些作者的错误观点也进行了评论。因为参考的文献数量较大，约有几百种，因而未能一一注明，敬请有关专家、学者、教授谅解。

在学习、研究和探索过程中，我们得到许多专家、学者和教授的帮助和指导，特别是得到北大老龄问题研究中心领导的支持、帮助和指导，在此一并表示衷心的感谢。

由于我们的思想水平、知识水平和理论水平有限，兼之本学科知识面宽广和时间仓促，因此，书中难免有疏漏之处、提法不妥，甚至错误，恳请读者和专家、学者批评、指正，不吝赐教。

编者

2013 年 10 月

目 录

第一章　老年养生学概论 ……………………………………………………… 1
　第一节　老年养生学的科学内涵 ………………………………………………… 1
　　一、老年养生学的内涵 …………………………………………………………… 1
　　二、老年养生学的研究对象 ……………………………………………………… 3
　　三、老年养生学同其他学科的关系 ……………………………………………… 4
　　四、老年养生学研究的主要任务与内容 ………………………………………… 7
　第二节　老年养生的新理念 ………………………………………………………… 9
　　一、老年养生的健康新理念 ……………………………………………………… 9
　　二、健康第一的新理念 …………………………………………………………… 11
　　三、要确立"老有所为"创造第二个春天的新理念 …………………………… 14
　　四、健康是自己的，也是社会的新理念 ………………………………………… 16
　第三节　老年养生学的研究方法 …………………………………………………… 17
　　一、唯物辩证的方法 ……………………………………………………………… 18
　　二、系统的方法 …………………………………………………………………… 19
　　三、科学实验的方法 ……………………………………………………………… 22
　主要参考文献 ………………………………………………………………………… 22

第二章　老年养生理论的历史演进 …………………………………………… 24
　第一节　我国老年养生理论的产生和发展 ………………………………………… 24
　　一、我国老年养生理论的产生 …………………………………………………… 24
　　二、我国古代老年养生理论的形成 ……………………………………………… 25
　　三、我国老年养生理论的发展 …………………………………………………… 32
　第二节　当代中国老年养生理论的发展 …………………………………………… 35
　　一、二十世纪前半叶我国老年养生理论的发展 ………………………………… 35
　　二、新中国建国后老年养生理论的发展 ………………………………………… 36

第三节 国外老年养生理论的产生和发展 ………………………… 39
    一、西方老年养生理论的产生与发展 ……………………… 39
    二、东方老年养生理论的产生与发展 ……………………… 42
  第四节 当代国外老年养生理论的发展 …………………………… 44
    一、东方国家的老年养生理论和实践 ……………………… 44
    二、西方国家的当代老年养生理论 ………………………… 46
    三、当代老年养生理论发展特点 …………………………… 48
  主要参考文献 …………………………………………………………… 51

第三章 老年养生学的科学基础 ……………………………………… 52
  第一节 老年养生学的哲学基础 …………………………………… 52
    一、古典朴素唯物论辩证法的理论基础 …………………… 52
    二、现代科学哲学的理论基础 ……………………………… 55
    三、坚持唯物辩证法，反对形而上学 ……………………… 58
  第二节 老年养生学的系统科学基础 ……………………………… 59
    一、系统科学的主要内容 …………………………………… 60
    二、老年养生学的系统科学基础 …………………………… 61
  第三节 老年养生学的医学基础 …………………………………… 63
    一、老年养生学的中西医共同理论基础 …………………… 63
    二、老年养生学的西医学理论基础 ………………………… 64
    三、老年养生学的中医学理论基础 ………………………… 66
  主要参考文献 …………………………………………………………… 68

第四章 老年的科学养生 ………………………………………………… 69
  第一节 老年科学养生的内涵、内容和目标 ……………………… 69
    一、老年科学养生的内涵 …………………………………… 69
    二、老年科学养生的内容 …………………………………… 70
    三、老年人科学养生的目标 ………………………………… 71
  第二节 老年科学养生与健康长寿 ………………………………… 72
    一、"享受健康一百年" ……………………………………… 72
    二、健康长寿是由自己的科学养生决定的 ………………… 75
    三、老年科学养生重在防治疾病、延缓衰老 ……………… 77
  第三节 老年科学养生的基本原则 ………………………………… 79
    一、"治未病"的原则 ………………………………………… 80
    二、循序渐进的原则 ………………………………………… 80

三、适度的原则 …………………………………………… 81
　　四、综合养生的原则 ………………………………………… 81
　　五、自觉养生，贵在坚持的原则 …………………………… 83
　第四节　老年养生学的基本规律 ………………………………… 85
　　一、生命运动的基本矛盾 …………………………………… 86
　　二、老年养生学的基本规律（一） ………………………… 88
　　三、老年养生学的基本规律（二） ………………………… 92
　　四、研究和掌握老年养生学基本规律的意义 ……………… 94
　主要参考文献 ……………………………………………………… 96

第五章　老年的天人相应养生 ……………………………………… 97
　第一节　老年的天人相应养生 …………………………………… 97
　　一、人天观 …………………………………………………… 97
　　二、天人相应 ………………………………………………… 100
　　三、老年的天人相应养生 …………………………………… 101
　第二节　老年四季养生 …………………………………………… 103
　　一、时间节律医学 …………………………………………… 103
　　二、老年四季养生的基本原则 ……………………………… 104
　　三、老年四季养生要点 ……………………………………… 106
　第三节　老年起居养生 …………………………………………… 110
　　一、"生命钟"与衰老机制 …………………………………… 110
　　二、老年起居养生要点 ……………………………………… 111
　第四节　老年环境养生 …………………………………………… 114
　　一、环境 ……………………………………………………… 115
　　二、自然环境与老年养生 …………………………………… 115
　　三、居住环境与老年养生 …………………………………… 116
　　四、室内环境与老年养生 …………………………………… 117
　主要参考文献 ……………………………………………………… 118

第六章　老年的饮食养生 …………………………………………… 120
　第一节　营养与老年的健康长寿 ………………………………… 120
　　一、营养与健康 ……………………………………………… 120
　　二、老年人需要的营养物质及其作用 ……………………… 122
　第二节　老年科学饮食养生 ……………………………………… 128
　　一、科学饮食养生及其基本原则 …………………………… 128

二、饮食养生与调节情绪 …………………………………… 130
　　三、季节与饮食养生 ………………………………………… 131
　第三节　延缓衰老的饮食养生 ………………………………… 132
　　一、食补食疗的作用 ………………………………………… 132
　　二、食疗食补应注意的问题 ………………………………… 136
　　三、老年饮食防癌 …………………………………………… 138
　主要参考文献 …………………………………………………… 140

第七章　老年的精神养生 …………………………………… 141
　第一节　我国古代精神养生的理论和方法 …………………… 141
　第二节　老年精神养生与健康长寿 …………………………… 144
　　一、老年精神养生的紧迫性 ………………………………… 144
　　二、精神因素在健康长寿中的作用 ………………………… 145
　　三、老年人的精神养生与健康长寿 ………………………… 147
　第三节　老年精神养生的主要内容 …………………………… 150
　　一、要提高自己的认识 ……………………………………… 151
　　二、要树立崇高的理想和信念 ……………………………… 151
　　三、要调适好自己的心理 …………………………………… 152
　　四、要控制好自己的情绪 …………………………………… 154
　　五、要调适好自己的情志 …………………………………… 155
　　六、要修身养德 ……………………………………………… 156
　第四节　老年精神养生的方法 ………………………………… 157
　　一、平衡心理长寿法 ………………………………………… 157
　　二、知足常乐养生法 ………………………………………… 158
　　三、恬淡虚无，精神内守养生法 …………………………… 159
　　四、助人为乐养生法 ………………………………………… 159
　主要参考文献 …………………………………………………… 160

第八章　老年的运动养生 …………………………………… 161
　第一节　运动养生的机理 ……………………………………… 161
　　一、运动能促进人体的物质与能量代谢 …………………… 161
　　二、运动能增强体液调节系统和神经系统的功能 ………… 164
　　三、运动能增强心血管系统的功能 ………………………… 165
　　四、运动能增强呼吸系统的功能 …………………………… 166
　　五、运动能增强骨骼肌肉系统和其他器官系统功能 ……… 168

第二节 运动对老年养生的意义 …………………………………… 169
  一、运动能提高老年人身体的机能，增进健康 …………………… 170
  二、运动有助于防治老年病，延缓衰老 …………………………… 171
  三、运动能有效地预防老年人骨折和缓解骨关节病痛 …………… 172
  四、运动能增进老年人的心理健康 ………………………………… 173
  五、运动能使老年人健康与智慧并进 ……………………………… 173
第三节 老年运动养生应遵循的基本原则 ………………………… 174
  一、坚持经常运动、持之以恒的原则 ……………………………… 174
  二、循序渐进的原则 ………………………………………………… 175
  三、从实际出发原则 ………………………………………………… 176
  四、全面锻炼原则 …………………………………………………… 178
第四节 老年运动养生的注意事项 ………………………………… 178
  一、要制定一个"试探性"的运动计划 …………………………… 179
  二、运动前要认真做准备活动，运动后做整理运动 ……………… 179
  三、要掌握好运动强度和运动量 …………………………………… 179
  四、老年人运动的四不要 …………………………………………… 180
主要参考文献 …………………………………………………………… 180

第九章 老年的按摩养生 …………………………………………… 182
第一节 按摩养生的机理 …………………………………………… 182
第二节 经络理论及相关穴位 ……………………………………… 183
  一、经络理论 ………………………………………………………… 183
  二、相关穴位 ………………………………………………………… 186
第三节 按摩的技巧和具体方法简介 ……………………………… 190
  一、按摩的技巧 ……………………………………………………… 190
  二、按摩具体方法简介 ……………………………………………… 192
主要参考文献 …………………………………………………………… 195

第十章 老年的药物养生 …………………………………………… 196
第一节 药物的二重性和老年养生 ………………………………… 196
  一、药物养生的治疗作用 …………………………………………… 196
  二、药物养生的副作用 ……………………………………………… 197
  三、中草药也有副作用 ……………………………………………… 199
  四、怎样防范药物的副作用 ………………………………………… 200
第二节 老年人合理用药的原则和方法 …………………………… 201

一、合理用药的原则 ………………………………… 201
　　二、要有正确的给药方法 …………………………… 204
　　三、用药的注意事项 ………………………………… 205
　　四、服药的时间 ……………………………………… 207
　第三节　老年人施补的原则 …………………………… 208
　　一、虚证者，宜当补 ………………………………… 209
　　二、施补的注意事项 ………………………………… 210
　　三、老年人常用的补药 ……………………………… 212
　主要参考文献 …………………………………………… 214

第十一章　老年的房事养生 ……………………………… 215
　第一节　我国古代房事养生长寿秘法 ………………… 215
　　一、欲不可纵 ………………………………………… 215
　　二、欲不可禁 ………………………………………… 216
　　三、行房有度 ………………………………………… 216
　　四、合房有术 ………………………………………… 217
　　五、入房有禁 ………………………………………… 218
　第二节　老年房事养生的新理念 ……………………… 219
　　一、抛弃旧观念，确定新理念 ……………………… 219
　　二、老年房事养生的新内涵 ………………………… 220
　　三、老年纵欲能害身 ………………………………… 222
　　四、老年房事养生利于健康长寿 …………………… 224
　第三节　老年房事养生的注意事项 …………………… 227
　　一、老年的性生活要顺其自然 ……………………… 227
　　二、老年人的行房频率要适度把握 ………………… 228
　　三、遵守房事道德，谨防婚外性行为 ……………… 229
　　四、谨防色情骗子 …………………………………… 230
　主要参考文献 …………………………………………… 230

第十二章　老年的气功养生 ……………………………… 232
　第一节　气功的科学内涵 ……………………………… 232
　　一、气功的科学内涵 ………………………………… 232
　　二、气功的特点 ……………………………………… 233
　　三、气功的本质 ……………………………………… 234
　第二节　气功的现代自然科学基础 …………………… 236

  一、气功的现代科学实验基础 …………………………………… 236
第三节 气功的现代科学哲学基础 ………………………………… 241
  一、气功的现代唯物论基础 ………………………………………… 241
  二、气功的现代唯物辩证法的基础 ………………………………… 242
  三、气功的认识论基础 ……………………………………………… 245
第四节 修炼气功的三要素和秘诀 ………………………………… 247
  一、修炼气功的三要素 ……………………………………………… 247
  二、修炼静功的秘诀 ………………………………………………… 249
第五节 介绍几种适合老年人修炼的功法 ………………………… 250
  一、站桩功 …………………………………………………………… 251
  二、端坐功 …………………………………………………………… 252
  三、归根气功 ………………………………………………………… 253
  四、自我引气治疗养生功 …………………………………………… 258
主要参考文献 …………………………………………………………… 260

后记 …………………………………………………………………… 261

第一章 老年养生学概论

老年养生学自古已有，此后，随着时代的发展老年养生学也得到了一定的发展。但由于缺少科学哲学及现代科学的理论基础，因而老年养生学的科学理论体系至今尚未形成，这也直接影响了老年人的科学养生。

社会在发展，科学在进步，人类的寿命在不断延长，世界上老年人口也在不断增加，许多国家都进入了老龄社会。如今，我国 60 岁及以上人口已达 1.8166 亿人，占全国人口的 13.26%，早已进入了"老龄型社会"。老龄化的问题已经给我国财政、经济带来了沉重的负担，老年的养生、保健问题迫在眉睫。而创立科学的老年养生理论，指导老年养生活动，不仅关系到社会主义现代化建设，还关系到我国的社会主义精神文明建设及和谐社会的构建。

第一节 老年养生学的科学内涵

中华民族有着五六千年的悠久文明史，也有着悠久的养生健身的历史。早在原始社会的末期，我们的先民就把养生作为强体健身、防病、延缓衰老，延年益寿的重要手段。可见，养生，老年养生在我国很早就产生了。

一、老年养生学的内涵

养生的概念不是现在才有的，早在公元前 14 世纪殷商时代的甲骨文中，就有了与养生相关的表示洗脸的"沐"字，洗澡的"浴"字和执鞭放羊之形本意为饲养的"养"字。在春秋战国时期，出现了养生概念和养生理论，《管子》中称养生为蓄养精气。《庄子·养生主》中首次明确提出"养生"一词。庄子以庖丁为文惠君解牛，其刃游于牛的骨节之间，不与骨相撞，所解数千牛，而刀刃若新发于硎。听了庖丁之言，文惠君曰："善哉！吾庖丁之言，得养生焉。"[1] 其意是说，人之养生也应像庖丁解牛一样，应顺乎自然之理，才能身之不伤。

古代的思想家、养生家把人们保养身体，保护生命，防病健身等活动称之为养生。古人讲的"养神"，即保护调养自己的精神、情志；"养形"，即调养和锻

---

[1] 林乾良，刘正才. 养生寿老集［M］. 上海：上海科学技术出版社，1982：234.

炼自己的形体,以上都称为养生;古人讲的养幼、养长和养老亦属于养生学的内容;古人讲的精、气、神的调养,合理饮食、适度运动、健身养性、情志调适等等均属于养生范畴。总之,古人把修身养性、摄生、摄养、卫生、保生、道生等等总称之为养生。养生在侧重于老年病的预防和治疗,即侧重于老年保健时,又称为寿老、寿亲、寿世等等。

"养"字在甲骨文中是执鞭放牧之形(𦭞)为放牧、饲养之意。"养生"之养供养也!养生之养侧重于身心之养,是保养、滋养、补养、调养、静养、休养、涵养、修养。《土生说字》中认为:"养生乃保养生命以达长寿之意,是一种通过各种方法顾养生命、增强体质,预防疾病,从而达到益寿延年的活动。"①《现代汉语词典》把养生称为"保养身体",这种解释过于狭窄,它把保养精神、涵养道德、调适心理等均排斥在外了。养生,顾名思义,是指保养身体,呵护生命,调适精神以达到防病、治病,延年益寿和健康长寿的社会活动。老年养生即指老年人保养生命,以达延年益寿和健康长寿的社会活动。说得具体些,老年养生是指老年人利用学习到的医学知识,运用科学的方法,采用健身的手段,同危害老年人身心健康的不良生活习惯,同疾病、衰老进行斗争,不断的调整心态以达到心理和机体的稳态平衡,提高自我身心健康水平,达到延年益寿目的的社会活动。

养生同保健有着密切的联系。保健是近代西方医学传入我国后才出现的概念,保健意指保护身体,保护自己的健康。它是养生的重要方法。保健是指集体和个人利用所掌握的医学知识和保健养生的手段,采取医疗预防和卫生防疫相结合的综合措施,达到祛病健身、预防疾病、延缓衰老和延年益寿的目的。从这个意义上说,养生比保健的外延要宽,养生包含着保健,不能把二者完全等同了。但是,就个体而言,养生和保健的含义基本上是一致的,二者都是指保护身体、保养生命、呵护健康之意,因此,从这个意义上说,二者是没有本质区别的,二者是相通的,可以互相代替使用。

养生是养生学的基础,如果没有人们的养生社会活动,那么就不可能有养生学。但是养生不仅是养生学,养生学是关于人们养生的理论体系,是对养生活动中的经验、规律的概括和总结;养生活动产生在原始社会末期,而养生理论形成在奴隶社会。早在古代中国,医家和养生家对养生已经进行过系统的研究,并创立了古代的养生学说。在国外,许多医家和养生家对养生、老年养生也做过系统的研究。在古印度、古巴比伦、古埃及、古希腊也都有他们的古代养生理论。特别是近代资产阶级革命时期,医家、科学家、养生家写了不少养生著作全面地阐述了养生延年益寿的理论和方法。

---

① 李土生. 土生说字[M]. 北京:人民日报出版社,2006:241,242.

尽管我国古代的医家、养生家创立了养生学和老年养生学的理论并提出了丰富的养生内容和方法，但是它是建立在古典朴素唯物论的气的一元论和阴阳五行学说基础上，尚无科学哲学和现代科学的理论基础，而国外的养生学理论也缺少科学的哲学和现代科学的基础。因此，真正的科学养生学理论尚未建立起来，养生学的规律并没有揭示出来，养生学的本质、内涵也没有得到正确的说明。

究竟什么是养生学的内涵呢？养生学是医学的组成部分，是医学的分支。养生学是对人类养生活动的经验、普遍本质和养生活动中一般规律的概括和总结。养生学是研究和探索人们养生活动中的普遍经验、普遍本质及普遍规律的学说，是关于人们养生活动的本质及养生活动一般原则，一般规律的科学。

老年养生学是老年学、老年健康医学的组成部分，是它们的分支。老年养生学既具有老年学的性质，又具有老年健康医学、养生学的性质。1996年，世界卫生组织在迎接21世纪的报告中指出："21世纪的医学不应该以疾病为主要研究领域，而应该以人类的健康为主要研究方向。"① 这就是说，医学应该由生物医学的模式向健康医学模式转变。老年养生学正是适应这一向健康医学模式转变而产生的学问。老年养生学是关于老年通过养生、保健获得健康的学问、学说。说得更确切些，老年养生学是关于老年人养生、健身、防病、祛病、延缓衰老、延年益寿，健康长寿一般原则，一般规律的科学。老年养生学是对老年养生活动中的普遍经验、普遍本质、普遍规律的概括和总结，它是由老年养生学中一系列概念，范畴和规律、原则构成的逻辑体系，即它是一个完整的理论体系。因此，也可以说，老年养生学是关于老年养生的产生、本质及其发展最一般规律的科学。

老年养生学一经产生形成，对老年人的养生活动就起着重要的指导作用，因为人们的养生活动，不论是正确的还是不正确的，总是自觉或不自觉地在一定的思想理论支配下进行的。因此，老年养生学的科学理论能使老年的养生活动沿着正确的健康的方向发展，使老年人有效地达到强体健身、防病、治病、延缓衰老、延年益寿和健康长寿的目的。

二、老年养生学的研究对象

任何一门学科都必须有自己特定的研究对象，不解决自己学科的研究对象，就无法把本学科同其他学科区别开来，也就无法确立本学科独特的地位。因此，解决学科研究的对象是学科得以成立的基础。

科学研究的对象是由什么决定的呢？毛泽东在《矛盾论》中指出："科学研究的区分，就是根据科学对象所具有的矛盾特殊性。因此，对于某一现象

---

① 洪昭光. 养生大讲堂 [M]，北京：燕山出版社，2009：168.

的领域所特有的某一种矛盾的研究，就构成某一门科学的对象。"[1] 其意是说，只有抓住矛盾特殊性，才能确定本学科的研究对象，并确立本门学科存在的独特地位。

老年养生学的特殊矛盾是什么呢？在国内外已出版的养生著作中尚无人说得清楚，说得准确。有的学者试图说明养生中的矛盾特殊性，但是由于他们对矛盾特殊性内涵理解不正确，因而错误地把人与人之间健康状况的差异或差别说成每个人争取健康中的矛盾特殊性。

老年养生学研究的对象是由其矛盾特殊性决定的。众所周知，古往今来，老年人群最大的愿望和最大的追求就是健康长寿，养生的目的也就在于追求健康长寿，而老年人健康长寿的最大威胁是疾病，由于老年人机体器官的衰老，使其免疫功能下降，使老年人容易患病，甚至死亡。因此，健康与疾病之间的矛盾就构成了老年养生中的特殊矛盾，老年人只有加强养生、保健，积极同疾病作斗争才能延缓衰老，并获得健康长寿。老年养生学正是以老年养生、保健、防病、治病获得健康的社会活动领域中这一对矛盾为研究对象的。

老年人的养生不仅有矛盾特殊性，而且有矛盾普遍性。老年人的健康、衰老、疾病不仅有内在因素，而且有外在因素，人生活在天地万物之中，人的健康、衰老、疾病、死亡同人所处的环境密切相联。外界的环境物质、信息、能量每时每刻都会作用于人体，影响着人类的健康。好的环境，即利于健康的物质、信息、能量作用于人体，有利于人的健康；恶劣的环境，即损害健康的物质、信息、能量作用于人体，能加速人的衰老，甚至使人患病、早夭。因此，健康与环境之间的矛盾就成了人们养生，特别是老年人养生的矛盾普遍性。因此，老年人在养生时要很好地认识世界，认识环境。只有认识矛盾普遍性，又掌握矛盾特殊性，老年人才能搞好自己的养生。

总之，老年养生是以老年人的养生、保健、防病、延年益寿、健康长寿领域为研究对象的。它是以老年养生保健领域中的健康与疾病，健康与环境之间的矛盾为研究对象的。健康与疾病、健康与环境之间的本质联系，互相作用的规律成了老年养生学的研究对象。这两对矛盾运动形成了老年养生学中的基本规律：健康与疾病互相作用、相互转化的规律和健康与环境之间互相作用、和谐发展的规律。也可以说，正是这两个基本规律形成了老年养生学的研究对象，并把老年养生学同其他学科区别开来了。

三、老年养生学同其他学科的关系

老年养生学是一门交叉性的学科。它不仅同老年学、老年生物学、老年医

---

[1] 毛泽东．毛泽东选集（第1卷）［M］．北京：人民出版社，1991：309.

学、老年心理学、老年护理学等有着密切联系，而且同哲学、伦理学等都有着密切的关系。

1. **老年养生学同老年学的关系**。老年养生学是老年学的重要组成部分。老年学包括老年社会学、老年生物学、老年经济学、老年教育学、老年伦理学、老年心理学、老年医学、老年维权学、老年养生学等等。因此，老年养生学同老年学是密切相联的。

但老年养生学同老年学之间又是有区别的。老年学研究的领域、对象比老年养生学研究的领域、对象要宽得多。老年学是一门系统研究老龄问题的科学，即它是研究人口老龄化过程所引起的一系列问题的一般规律的。其目的在于揭示个体老化与群体老龄化过程中一切固有规律。它要探讨老龄的发展趋势、规律及其对策问题。它还要研究老年衰老的原因，衰老过程及如何防止衰老、如何获得健康长寿的规律及其方法等等问题。它从不同角度对老龄问题进行分析、综合、概括和总结，为提高老年人的生活和生命质量，解决老龄问题，实现人口老龄化与社会经济协调发展和可持续发展提供理论依据和实践指导。因此，老年学是一门涉及许多学科的综合性的科学。而老年养生学只是从一个方面，即以老年养生、保健领域为研究对象，以提高老年人的健康质量和生活质量，促进老年人延缓衰老和健康长寿为目的。通过对老年养生保健的研究，为老年人养生保健、防病、治病、延年益寿和健康长寿提供理论和方法论上指导，因此，不能把老年养生学同老年学混为一谈。

但是，老年养生学同老年学之间也有着不可分割的联系。一方面，老年养生学是老年学的组成部分，没有老年养生学，老年学就是不完整的，残缺不全的。因此，老年学离不开老年养生学。另一方面，老年养生学也离不开老年学，即老年养生学从属于老年学。老年学揭示的防止老年人衰老，保持健康长寿的一般规律对老年养生学起着重要的指导作用。在老年学揭示的一般规律的指导下，老年养生学去揭示自己的特殊规律，如果离开老年学理论的指导，那么老年养生学研究也会误入歧途。

2. **老年养生学和老年生物学**。老年养生学同老年生物学有着最密切的联系，因为人本身也属生物的大类，生物和人类有着共同的规律，认识这种共同规律对老年人养生有着重要的指导意义。因此，老年生物学成了老年养生学的生物学科学基础。

老年生物学是以探索人类衰老的原因，提出诸种延年益寿措施和延缓衰老的方法，来使人类健康长寿的。而老年养生学则是以人的养生、保健方面的理论和实践活动来延缓人的衰老，达到延年益寿和健康长寿目的的。它们之间殊途同归。老年生物学关于衰老的理论和所揭示的衰老本质、延缓衰老的一般规律以及延缓衰老的方法，不仅为老年养生学奠定了科学的生物学基础，而且对老年养生活动有着重要指导意义。反过来，老年养生学的创立和发展，老年养生活动的开展和有效进行，又会促进老年生物学研究和发展。因此，老年生物学和老年养生学之间是相互联系、互相促进的。

但老年生物学和老年养生学毕竟是两门学科，不能将二者混为一谈。它们所研究的老年方面的侧重点是不同的，老年生物学是运用生物学的理论和方法对人类衰老的产生，细胞、器官、组织等衰老原因、衰老机制、本质及衰老一般规律的研究，从而提出延缓衰老的对策和方法，而老年养生学是运用养生、保健的理论和方法，研究老年人养生延缓衰老健康长寿一般规律的。

3. 老年养生学和老年心理学。老年养生学和老年心理学都是以人从成年到老年退化衰老阶段为研究对象的，因此，二者有着密切的联系。

老年心理学是研究人的个体和群体有机体成熟以后，增龄老化过程阶段的心理、行为活动变化的特点及其规律的科学。老年养生学则是研究人的个体和群体有机体成熟以后，增龄老化过程阶段的养生、保健的一般规律的科学。因此，老年心理学所揭示的规律对老年养生、保健，特别是老年人心理健康的研究有着重要的指导作用。例如，当老年人掌握了老年心理变化与特征，老年人的情绪特征，老年人常见的心理问题与心理障碍，正常老年人的心理特征等等，就能够正确地判断自己的心理状况，更好地调整自己的心态，保持自己心理健康。反过来，老年人的心理养生又有助于老年心理学的研究。因此，二者之间是互相促进的关系。

但是，老年养生学同老年心理学所研究的对象，侧重点是不同的。老年心理学所研究的是成年过渡到老年及老年期的心理活动变化形式、特点及其规律的，它包含着健康与疾病过程两大部分，诸如正常老年心理特点，老年心理问题与心理障碍、老年临床心理、老年期心理卫生，老年犯罪心理等等。而老年养生学则主要研究老年养生、保健、防病、延缓衰老、延年益寿和健康长寿等等问题及其规律，最终目标是使老年人能健康长寿地生活，老有所为，对社会多作贡献。因此，我们也不要把老年养生学和老年心理学相混淆。

4. 老年养生学同老年医学的关系。老年养生学同老年医学既有着密切联系，又有着区别。老年医学是医学，特别是现代医学中的一个重要的专业学科。老年医学是一门研究人类衰老原因规律、特征机理，探讨延缓衰老对策及对老年病的防治的综合性的科学。老年养生学也是以增进老年人身心健康、防病、治病、抗衰老延年益寿为目标的。因此，老年养生学同老年医学的目标也是一致的。

老年医学揭示的防病、治病的机理、规律，延缓衰老延年益寿的方法对老年养生学有指导作用，它以科学的知识体系指导着老年的养生、健身和防病、治病、延缓衰老和延年益寿。不仅如此，老年医学对老年养生学研究还能起具体的指导作用，例如预防医学的三级预防：针对致病因素采取的病因预防措施；在疾病的临床前期及时采取早期发现，早期诊断，早期治疗的"三早"预防措施；对已患的病人采取及时有效治疗措施，防止恶化的临床预防，对老年养生、保健有着重要的具体的指导作用。如果离开医学和老年医学的指导，那么老年养生学研究不仅陷入盲目性，而且会误入歧途。因此，老年人要想搞好养生保健，也应该学习老年医学知识。

但是，老年医学同老年养生学亦是有区别的，前者以临床医学的治疗为主，以预防医学的预防为辅。而老年养生学侧重于自我调理、自我治疗，即侧重于预防、延缓衰老、延年益寿。因此，也切不可把它们混为一谈。

5. **老年养生学同马克思主义哲学的关系**。马克思主义哲学是辩证唯物主义和历史唯物主义，是关于自然界、社会、人类思维运动和发展最一般规律的科学，是无产阶级和革命人民认识世界和改造世界的强大思想武器。马克思主义哲学是科学世界观和方法论的理论体系，它不仅为老年养生学奠定了科学哲学的理论基础，而且为揭示老年养生的规律提供了科学的方法论指导。老年养生学一旦离开马克思主义哲学的指导，就会使老年养生学研究误入歧途。因此，马克思主义哲学同老年养生学是指导和被指导的关系。

但是，我们也不要把马克思主义哲学同老年养生学混为一谈，二者是有着明显区别的。马克思主义哲学以整个世界最普遍本质，最一般规律为研究对象，它揭示自然界、社会和人类思维运动和发展的最一般规律。而老年养生学是以老年养生、保健、延缓衰老、延年益寿的领域和规律作为研究对象的。因此，二者所研究的对象、领域、规律是不同的，我们切不可混淆其间界限。

总之，老年养生学同许多科学都有着密切的联系，它还同老年管理学、老年教育学、老年社会学、老年经济学、人格学、系统科学等等密切相关。可以说老年养生学是一门交叉性学科，它同诸多学科密切相联，但又不同于各门的具体科学。

四、老年养生学研究的主要任务与内容

老年养生学研究的主要任务与内容究竟有哪些？目前我国学术界尚无明确的表述。我们认为，老年养生学研究的主要任务和内容应包括如下几个方面。

1. **老年养生学说史的研究**。这一任务本来应由老年养生学说史学科来承担，但是，为了探寻老年养生的本质及其发展的规律，以揭示老年养生学的基本规律和基本范畴，我们也应该总结中外历史上、现实中老年养生的普遍经验，吸取老年养生史上的理论精华，去其糟粕，以更好的指导当前老年人的养生，并创建老年养生学的科学理论体系。因此，我们认为，也应该从纵向史的方面，对老年养生学的历史演进，进行研究、概括和总结。

2. **老年养生学实践活动中的经验和教训的研究**。在辩证唯物论认识论看来，

实践是认识的源泉，是推动认识发展的动力，是检验真理的标准，认识的目的是为了实践。老年养生学的理论也是从老年养生实践中来的，反之老年养生实践又推动了老年养生学的发展。因此，要想创建并发展老年养生学的理论，必须对老年养生的实践经验进行概括和总结。

我们不仅要总结我国历史上老年养生的实践经验和教训，还要研究国外老年养生活动中的经验和教训，"取其精华，去其糟粕""洋为中用"。列宁说："只有确切地了解人类全部发展过程所创造的文化，只有对这种文化加以改造，才能建设无产阶级的文化，没有这样的认识，我们就不能完成这项的任务。"[①] 列宁的教导也适合老年养生文化，我们应该对国外老年养生实践经验和教训进行概括和总结，借鉴他们的经验、这有助于我们老年养生学的创立，有助于指导我们的老年养生实践活动。

此外，对我们现实生活中老年养生的经验也应该进行研究和总结，既总结成功的经验，也总结失败的教训，并把生动的经验上升到理论，创建老年养生学的科学理论体系。总之，对老年养生活动的经验总结，应该是历史的、全面的和辩证的。

3. **老年养生学的基本理论的研究**。任何一门学科都有自己特有的基本理论，如果没有自己学科的基本理论，就没有自己学科的存在。老年养生学是一门既古老又崭新的学科，说它古老，是因为古代的和近代的医家和养生家已经提出了许多老年养生的理论和方法，说它崭新，是因为时至今日，诸如老年养生学的内涵、研究对象都还没有得到科学的说明；老年养生学的基本矛盾和基本规律没有被揭示出来；老年养生学的基本范畴没有确定下来；老年养生的基本原则众说纷纭，没有取得共识；老年养生的方法尚需进一步研究和探讨。如果这些问题得不到科学的说明，那么科学的老年养生学的逻辑体系是无法建立起来的。因此，创立老年养生学的科学体系迫在眉睫，老年养生学基本理论的研究是其最主要的任务和最主要的内容。

4. **老年综合养生的研究**。众所周知，人体是一个复杂的巨系统。人体的整体性决定了人的生理上、病理上的整体性，从而决定了老年养生的整体性，即老年人的养生要综合治理。老年人如何养生？如何健脾胃？如何保肾？如何润肺等等都必须进行研究。老年人养生的方法也是多种多样的，诸如，饮食养生、天人相应养生、精神养生、运动养生、药物养生、按摩养生、针灸养生、房事养生、气功养生等等，老年养生学都是应该加以研究的，这样才能既从规律性上，又从具体方法上有效地指导老年人的养生，提高老年人生活质量，老有所为，奉献社会，从而使老年养生沿着健康的正确的方向发展。

---

① 列宁选集（第4卷）[M]．北京：人民出版社，1995：285.

第二节　老年养生的新理念

随着社会的不断向前发展，人类健康的理念，养生的理念，也在不断变化着，过去的"人生七十古来稀"的旧观念，如今已经不适用了。当今，健康度百岁已经是世界风行的新理念，原联合国秘书长安南于 1999 年就宣布："21 世纪是长寿的时代。"健康的新理念已经确立了，它为老年养生新理念确立提供了依据。

一、老年养生的健康新理念

过去人们对健康的理解通常是指没有疾病，或者说，没有严重疾病，身体状态良好。随着社会的发展，这种朴素的看法已远远不够了。健康是个历史范畴，不同时代对健康的理解是不同的。在原始社会中，健康是同生命等同的，不健康，人就不能存在，就没有生命。到了上世纪，随着科技的发展，物质生活水平的提高，人们对健康的内涵认识更丰富了。20 世纪 30 年代美国健康教育学专家鲍尔（M. M. Bauer）提出了健康的新内涵："健康是人们身体、心情和精神方面都自觉良好，活力充沛的状态。"[①]

现代的健康概念，源于 1946 年世界卫生组织《宪章》导言所下的健康定义：健康指人的躯体、精神、社会适应能力的良好状态，不仅仅是无疾病或无体弱。到 1948 年，世界卫生组织《宪章》中提出："健康不仅是免于疾病和虚弱，而且是保持身体上、精神上和社会适应方面的完美状态。"随着生物、心理、社会医学模式的兴起，1978 年 9 月，国际初级卫生保健大会在所发表的《阿拉木图宣言》中再一次重申了健康的内涵："健康不仅是疾病与体弱的匿迹，而且是身心健康，社会幸福的完美状态。"并认为："健康是基本人权，达到尽可能的健康水平，是世界范围内一项最重要的社会性目标。"[②] 这些界定改变了过去健康仅是身体上没有疾病的看法，概括地提出了人生活起居过程中生物的、生理的、心理的、精神的和社会活动等多方面的要求，提出了健康的三个维度和四个方面：首先，①身体上无疾病、无严重疾病；②社会适应能力状态良好；③精神上心理上健康，无心理障碍。其次，健康是一种客观存在，是不以人的意志为转移的。身体的健康可以用生物医学模式所使用的客观标准进行测量，心理健康和社会适应健康虽然不能用生物医学使用的标准测量，但也是可以通过实验而测试

---

① 孙宗鲁. 大学生健康教育教材［M］. 北京：北京大学出版社，1994：1.
② 刘远明. 健康价值行为与责任［M］. 北京：中国广播电视出版社，2009：68，69.

的。再次,健康状态是一个动态的过程,通过个人和社会的努力,可以有效地提升人们健康状况的。最后,提出了健康是基本人权——社会性目标。

世界卫生组织还提出了健康的十个标志:(1)有充沛的精力,生活和工作而不感到精神压力;(2)处事乐观,态度积极,勇于承担责任;(3)善于休息,睡眠良好;(4)应变能力强,能适应外界的各种变化;(5)能抵抗感冒和普通传染病;(6)体重合适,身材匀称而挺拔;(7)眼睛明亮,反应敏锐;(8)头发具有光泽而少头屑;(9)牙齿清洁无龋齿,牙龈无出血而颜色正常;(10)肌肤具有弹性,走路轻松有力。这是标志,不是说每个人都要具备10条才称得上健康。

随着科学技术的发展,物质生活条件逐步得到改善,健康的含义还会得到发展。1989年,世界卫生组织修订了健康的含义,把健康概括为:身体健康、心理健康、社会适应良好和道德健康。这就明确提出了健康的四个大的方面。身体健康是指没有疾病或没有严重疾病,精力充沛的良好状态;心理健康是指一种持续的积极的心理状态,人的心理活动完整、协调一致,保持着人的心理平衡,有着良好的适应,生命具有活力的状态;社会适应良好是指人和社会能保持协调、平衡;道德健康是指有良好的道德人格。

健康概念的新界定,使老年养生的理念也发生了新的变化。过去,老年人的养生常常是指身体上的健康,只要身体上健康或比较健康,就算健康的老人了。如今老年人的健康,不仅是指身体上健康,而且包括心理上,精神上健康和社会适应上良好,还包括道德上的健康。老年人的养生应从上述四个方面进行自我保健,自我保养,这就是老年养生的新理念。

1982年,中华医学会老年医学会提出了健康老人的五条标准:①躯干无明显畸形,无明显驼背等不良体型;②神经系统基本正常,无偏瘫,无老年性痴呆及其他神经系统疾病;③心脏基本正常,无高血压、冠心病(无明显心绞痛)、无冠状动脉供血不足,无陈旧性(心肌梗死)及其他器质性心脏病;④肺脏无明显肺功能不全及慢性肺部疾病;⑤无肝硬化、肾脏病及恶性肿瘤等[①]。

中华医学会老年医学会关于健康老人的上述五条标准的看法并不完全正确,因为它把老年糖尿病、老年内分泌疾病、老年泌尿系统严重疾病等都排斥在外了;这个标准也仅仅是从身体健康上说的,把老年的心理健康、精神健康和社会适应良好都排斥在外了,这样一来老年健康含义又回到了旧有的理念了。

有的人介绍说:"老人的健康标准十条,介绍如下:①躯干没有畸形;②神经和心脏基本正常;③骨关节活动正常;④有一定的听视能力;⑤有一定的学习和记忆能力;⑥有一定社会活动能力;⑦性格健全;⑧情绪正常;⑨能适应社会

---

① 耿德章. 中国老年保健全书 [M]. 北京:人民卫生出版社,1994:7.

⑩家庭邻居人际关系好。"美国,认为 80 岁以上的老人健康标准是: ①能走一公里路; ②能上十层楼; ③能举五公斤的东西; ④能弯腰下跪下蹲; ⑤很少接受医疗照顾; ⑥标准体重; ⑦没有心脏病,没有糖尿病①。

上述的老年健康标准的规定,虽包含着合理思想,但都是不全面的。它没有把世界卫生组织关于健康的新含义都包括进去,带有一定的片面性。我们老年人的健康要求和养生的新理念还应该以世界卫生组织的上述界定为依据。老年人的健康应包括四个方面:

(1) 老年人的身体健康。它是指老年人生理上健康,没有严重的疾病。(2) 老年人的心理健康。①老年人的人格完整,自我感觉良好,情绪稳定,能保持自己心理上的平衡,有较好的自我控制能力; ②老年人在自己生活的环境中有充分的安全感,能保持正常的人际关系,有自知之明; ③老年人对未来生活有明确的目标,不悲观失望,有对事业的追求。(3) 社会适应良好。老年人能保持平和的心态,心理活动和行为,能适应变化了的复杂社会环境。(4) 道德健康。老年人的人格没有扭曲,不去干损人利己之事,清心寡欲,戒之在得失,遵守社会道德规范。

二、健康第一的新理念

究竟什么是最宝贵的?在我国改革开放推行市场经济以后,许多人都把金钱视为最宝贵的。请看那些贪官污吏,坑、蒙、拐、骗、偷、诈、抢、黄、赌、毒、假冒伪劣、投机钻营……哪一个不是为了钱。在他们看来,有钱就有了一切,为了钱他们可以冒着砍头的危险,这太可悲了。

可是,在国外,人们的观念发生了巨大的变化,在澳大利亚,人们也曾经把金钱看成第一,而今天他们却把健康视为第一、知识第二、家庭幸福第三、金钱被排在了第四位。欧洲国家、美国、日本也曾经把金钱排在第一,可是今日他们不是比资产,比地位,而是比健康了。日本在 1945 年战败投降时国内人均寿命才 45 岁,而今天的日本是发达的资本主义国家,也是世界上生活节奏最快,最紧张的国家,但却又是世界上最老龄化国家,最长寿的国家。日本人均预期寿命 81.5 岁,而我国现今的人均预期寿命才 71 岁多。联合国教科文组织号召全世界要把权力、金钱、享受放在健康之后。20 世纪末世界银行评价一个国家社会发展状况的标志有三:首位人的健康;其次受教育的机会;最后人均收入。1999 年联合国前秘书长科菲·安南为筹备联合国千年峰会委托进行调查显示:对良好健康的企盼高居全世界男女公民的首位。同年他在国际老人年启动仪式上向全世界宣布:21 世纪是长寿的时代,人人都应享受健康一百年。2004 年,我国卫生

---

① 洪昭光. 养生大讲堂 [M]. 北京:北京燕山出版社,2009:44,45.

部研究机构对北京、上海、武汉、广州、沈阳五大城市居民进行一项调查,有近八成的居民将良好的健康作为人生的首要目标。这种观念的变化是历史发展的必然。

古希腊哲学家赫拉克利特说得好:健康就是财富,而财富不是健康。如果没有健康,知识就不能表现,文化就无从施展,力量也不能战斗,财富更是一堆废物。哲学家的至理名言多么正确,多么精辟!没有健康,百万富翁,千万富翁,亿万富翁又有什么用呢?财产是后人的,谁也不会把它带走的;金钱是有限的,有钱不用是他人的;权力是短暂的,有权乱用是可怕的;功名是历史的,不会永远载在头上的。就是说,谁也不能把权力、金钱、荣耀、地位、房产等等带到阴曹地府。毛泽东把身体好放在"三好"之首,不无道理,唯有健康是最宝贵的。"爱护生命,珍惜健康"是时代对我们的呼唤,享受健康的美好的生活,是时代向我们提出的要求。

健康有着极其重要的价值,联合国把健康提升到人类拥有的基本人权。1946年,世界卫生组织首次把健康权写进了《宪章》的序言中,1948年,联合国在《世界人权宣言》中宣称:"人人有权享受为维持他本人和家属的健康和福利所需的生活水准,包括食物、衣着、住房、医疗和必要的社会服务;在遭到失业、疾病、残废、贫困、衰老或在其他不能控制的情况下,丧失谋生能力时,有权享受保障。母亲和儿童有权享受特别照顾和协助。"[1]

所谓人的健康权是指个人享有的保持其生理机能正常,精神状态饱满和社会适应良好的权利。这种权力是作为个人的主体为追求或维护健康利益进行行为的选权,并因社会承认为正当而受法律和国家承认并保护的行为自由。健康权的外延应包括躯体健康权、精神健康权、社会适应健康权三种基本健康权。由它们延伸出来的健康请求权、健康待遇受领权、健康救济权、健康知情权、健康隐私权、健康维护权、劳动能力维护权、健康利益支配权、健康教育权、健康保障权等等均属于人的健康权利范围。

健康的价值还表现在以下几个方面:

(1) 健康是人类生命存在和活动的根基,是人类繁衍的必要条件。人类的生存和一切活动都必须建立在人的健康生活基础上,没有健康,生命就无法存在,没有健康,人的一切活动也无法进行,人类的繁衍也就无法进行,人类也将会灭亡。

(2) 健康是人们构建和实现一切光辉灿烂、崇高理想目标的基础。追求美好理想,憧憬未来是人类的天性。任何人的理想目标的实现都有一个长期的奋斗、努力和拼搏的过程,如果没有一个身心健康的体魄,那么任何人的理想都是

---

[1] 刘远明. 健康价值行为与责任 [M]. 北京:中国广播出版社,2009:160.

实现不了的。因此，人们常说，健康的体魄是人们实现目标理想的无形资本，健康是人们实现理想的基本保障。健康也是老年人构建理想的基础，没有健康，老年人不但无法构建理想，更无法实现自己的理想。

（3）健康是人们对社会作出贡献的基础。众所周知，人生价值有两个方面，一是个人对社会作出的贡献，即人的社会价值，二是社会对个人贡献的尊重，肯定性评价及满足个人的需求，即个人对社会的索取，人的自我价值。人生价值这两个方面的基础是健康，没有健康的身体是无法创造物质财富和精神财富的；没有健康也无法向社会索取；没有健康，财富是一堆废物，毫无价值。古人云："德智皆寓于体，体之不存，德智焉附。"[1] 其意是说，只有健康的身体，才能充分发挥人的聪明才智，对人类作出更大的贡献。因此，可以说，健康是实现人生价值不可缺少的前提、基础和人生价值的重要组成部分。

（4）健康是建立和谐美满家庭的基础。建立和谐美满幸福的家庭有许许多多条件，但健康是最基本最重要的条件。健康是夫妻之间和谐的基础，试想夫妻都不健康，哪有幸福和谐。一个家庭的所有成员都健康的生活，这本身就是一种幸福，如果家庭中有人得病或重病在身，那么不仅在经济上，而且会在精神上给全家造成困难，甚至能使整个家庭因病而陷入贫穷。这样的家庭谈何幸福，谈何和谐。老年人的健康尤为重要，它不仅能给子女减轻许多经济负担，而且能给整个家庭减少精神负担，使整个家庭处在幸福和谐之中。

（5）健康还关系到国家和民族的兴衰，关系到社会的经济发展。任何一个国家的经济发展都离不开健康人的推动，很难设想一个国家的民众健康素质很差，这个国家的经济能得到发展。长期以来，人们对健康的认识和评价只从个人层面或家庭层面来认识，而忽视了健康对社会、对国家发展和经济发展的作用。社会发展到今天，人们已经把健康同一个国家，一个民族的兴衰，同社会发展，经济发展联系起来了。健康是一种重要的人力资本，健康是人拥有的知识与能力得以发挥的基础和前提条件。从反面来看，如果健康受损疾病流行，会对一个国家或地区的宏观经济产生负面的影响，甚至使国家发展陷入困境。根据亚洲发展银行的分析显示：1965 年—1999 年亚洲惊人的经济增长，至少有 1/3 是源于健康状况的改善。经济学家 Bhargava 用成人生存率作为健康指标的替代，分析它对国家经济的影响时发现：健康指标每提高 1%，将会使经济增长率提高 0.05%。Bloom 等人认为，人均期望寿命每增加一年，将会使产出上升 4%[2]。

健康对于老年人来说更有特殊意义，老年人已经为社会，为培育后代奉献了自己的一切力量。他们已经到了生命的最后阶段，健康不仅是老年人一切活动的

---

[1] 耿德章. 中国老年保健全书 [M]. 北京：人民卫生出版社，1994：42.
[2] 刘远明. 健康价值行为与责任 [M]. 北京：中国广播出版社，2009：134.

基础，而且是他们提高生活质量，充分享受健康长寿的生命价值和享受美的人生关键。同时，老年人的健康不仅能减轻家庭的负担，有助于家庭的幸福和谐及社会的稳定和谐，为国家节省大量资金。更为重要的是，老年人的健康能使老年人老有所为，发挥余热，继续为社会多作贡献，促进我国经济的发展。因此，老年人的健康问题是一个关系到国家、家庭和个人的大问题。

总之，我们应该把健康放在中心、放在首位。只有健康地活着，生命才有意义，否则将会拖累整个家庭。官位不在大小，廉洁健康就好；财产不在多少，来得有道，健康就好；生活不在高低，充实、健康就好；年龄不在大小，平安、健康就好；家庭不在苦乐，和谐、健康就好；朋友不在多少，知己、健康就好。如果没有健康，那么一切都不好。

三、要确立"老有所为"创造第二个春天的新理念

过去人们常爱说杜甫的一名言："人生七十古来稀。"老年人经常感叹着："夕阳无限好，只是近黄昏。"一些老年人从工作岗位上退下来了，就会产生自己被社会遗弃了，"无可奈何花落去"，自己成了"雨中黄叶树，灯下白头人"，这辈子完了等等不好的念头。在人的预期寿命已从杜甫时的28.5岁达到了71.8岁时，此类的旧观念，早已过时了。如今台湾有句民谣："百岁笑嘻嘻，九十不稀奇，八十多来兮，七十小弟弟，六十摇篮里"。我们应该确立新理念，响应世界卫生组织"让老年人焕发青春"的号召，老年养生的最高目标是要"老有所为"，创造人生的第二个春天，继续奉献社会。

1. 老年人创造第二个春天是有科学根据的。美国老年医学专家肯塔基大学教授大卫·斯诺敦通过研究意外发现人创造力的颠峰经常是在老年时期到来的。这个经论是他对678名70岁以上的天主教修女的健康状况进行了跟踪调查后得出的。美国国家老年研究所专家朱迪斯·萨勒诺说：我们现在需要开始将晚年看做一个继续开拓进取的机会。他指出：老年人丰富的经验，同样是一座富矿。而懂得开发自己这种潜能的人，将能在晚年创造辉煌，甚至施展过去从来发挥不出来的聪明才智。

现代医学科学认为，人的大脑约有1100多亿个细胞和大约10^{15}个突触，仅分布在大脑皮层的神经细胞约有150亿多，一个神经细胞相当于一个微型电子计算机，全世界所有电子计算机加起来也没一个人脑的功能强。仅就人的记忆功能来说，一个人的大脑在一生中能贮存的信息总共为5000多亿毕特（bit，信息单位），相当于现在全世界图书馆的藏书大约8000万册的信息总量。可是，遗憾的是，人脑的这种潜能至今才开发了百分之一。据万承奎教授说，在1976年，美国科学家研究发现，爱因斯坦的大脑只开发了17%，还有83%没有动用！俄罗斯一位伟大的学者提出：若能把大脑神经细胞开发出50%，就可以攻下12个博

士学位，就可以掌握百科全书的所有知识，学会几十门外语。老年人只要脑子用得好，到了60岁，大脑功能还可以有年轻人的90%，就是到了80岁，大脑功能还可以有年轻人的85%[①]。

老年人的大脑已经得到了一定的开发，但是已开发的仅仅是一小部分，容量巨大，潜力无穷，脑功能大部分尚属潜能，仍有开发的可能，说老年人的脑子不行了是没有科学根据的。根据生物进化论的用进废退理论，生物体的器官如果不用，其机能就会逐渐减退，生物体的器官愈用就会愈发达，这叫用进废退。如果老年人长期不动脑筋，那么他们的大脑便会加速老化、衰老，老年人的大脑越用越灵活。因此，老年人不断开发自己的大脑，创造人生第二个春天是可能的。

2. 老年人创造第二个春天是有事实根据的。 唐朝百岁名医孙思邈，71岁时写出了共30卷的《千金要方》，医药方剂共4500多个。孙思邈告老回乡后，继续他的事业，于百岁高龄时，又完成了第二部医学巨著共30卷的《千金翼方》，它是对《千金要方》的全面的、重要的补充。可以说，孙思邈是我国古代医家创造人生第二个春天的光辉典范。我国著名的科学家钱学森院士，不仅为我国的航天事业、原子弹、氢弹、导弹研制作出了巨大贡献，而且对系统科学、思维科学、人体科学的创建作出了巨大贡献。晚年，他还提出了大成智慧学、大成智慧学工程、大成智慧教育和社会主义建设总体设计、构想等思想、理论，创造了人生的第二个春天，享年97岁。在2007年我国科技授奖大会上，获奖的两位科学家竟是高龄老人，其一是中科院的82岁的闵恩泽院士，另一位是中科院的91岁高龄的吴征镒院士，他们为中国的石油工业和植物学研究作出了巨大贡献。

国外也是如此，希腊著名剧作家索福克勒斯在90岁时写出了悲剧著作《俄狄浦斯王》；著名的俄国微生物学家C.H.维诺格拉茨基在97岁生命的最后几天完成了自己的著作；被誉为世界发明大王的美国人爱迪生，84岁时还一直从事科学研究；著名雕刻家意大利的米开朗基罗，在80岁时完成了罗马圣彼得堡教堂里的世界著名雕刻；前苏联的生理学家巴甫洛夫在77岁时还发表了《大脑两半球机能讲义》等等。这些都有力地说明了老年人创造第二个春天，不仅是可能的，而且是现实的。

我国的老年人曾经为我国的革命和社会主义建设作出过较大的贡献。他们的成熟性、丰富性、高超性是中青年望尘莫及的。如果他们继续努力、学习、继续研究，他们将会对社会作出更大的贡献。老年人还需要立志，要确立新的奋斗目标，把自己的宝库继续奉献出来。我们的哲学是奉献的哲学，人生意义就在于奉献，没有奉献就没有社会的存在和发展。我们的老年人仍然应该像春蚕，像蜡烛

[①] 洪昭光. 养生大讲堂[M]. 北京：北京燕山出版社，2009：39，40.

那样，"春蚕到死丝方尽，蜡炬成灰泪始干。"

从老年养生的角度来看，"老有所为"是老年人积极养生健身的新理念，它有益于老年人身心健康。我国的民间谚云："懒惰催人老，勤奋得高寿"。从事适度的体力劳动和脑力劳动能使人健康长寿，因为体力劳动能促进人的血液循环和增加肠胃蠕动，增强人的体质；脑力劳动能锻炼人的大脑，防止脑软化和老年痴呆。现代生理学和医学表明，高尚的理想，坚定的正确信念，道德人格的追求和坚强意志的奉献精神能够影响人体内分泌系统功能的发挥，并能改善人的生理功能，使白细胞大幅度上升，从而增强人体抵御疾病的能力，有助于老年人的身心健康和延年益寿。同时，老有所为，奉献社会还能有效地排除老年人的孤独、烦躁和忧郁等情绪，使自己生活充实，精神愉悦，感到欣慰、幸福，感到自己没有白白地走了这一遭。因此，我国古代养生家、医家都主张老年人应经常劳作，以颐养天年。

老年人创造第二个春天的形式要从自己的实际情况出发，做力所能及的工作。概括起来有几种大的形式：一是继续从事自己所干过的工作或事业，发挥余热，推进社会的发展；二是从事自己愿意干的工作或事情，继续对社会作出贡献；三是从事家务劳动，做好后勤工作，间接地为社会作贡献；四是积极投入教育下一代的工作，使他们能健康的成长，也是为社会作贡献；五是培养新的志趣爱好，积极参加社会活动，锻炼好身体，健康地生活，这同样有益于减轻家庭和社会的负担，有利于社会的发展，因而这也是对社会作出的贡献等等。但我们也要指出，老年人毕竟年事已高，机体已经衰老，因此，他们在创造自己第二个春天时，要量力而行，实事求是。

四、健康是自己的，也是社会的新理念

自古以来，人们常常把健康看成是个人的事，什么"唯独健康是自己的"。似乎老年人的健康和养生仅仅是个人的家庭中的私事。今日的一些医家、养生家也大声疾呼"只有健康是自己的"。

诚然，健康是属于自己的。但是社会发展到了今天，特别是在社会主义的今天，我们也决不能把健康和养生仅仅看成是个人的私事，而更为重要的是，我们要从社会的发展、国家的兴衰和民族振兴的高度来看待健康和养生的社会价值和意义。一个国家、一个民族的健康问题、养生问题是关系到这个国家、民族的兴旺发达的大问题。解放前由于百年来帝国主义的侵略、掠夺，三座大山的压迫，中国人民处在水深火热、饥寒交迫之中，他们的健康状况恶化，被外国列强讥笑为"东亚病夫"。

当今社会进入了一个高科技的知识经济时代，人们的健康问题包括老年健康是关系到国家经济能否持续发展的大问题，关系到民族能否实现伟大复兴的大问

题，关系到家庭和睦和整个社会和谐的大问题。我国已经进入了老龄化的社会。2010年第六次人口普查表明，我国60岁及以上人口为1.8166亿，占总人口13.26%。在此后的30年里，我国老龄人口将呈加速上升的趋势。到2050年，我国老龄人口总量将超过4亿，老龄化水平将达到全国人口的30%以上。这时"我国将进入人口老龄化各种矛盾的全面爆发期；人口老龄化将成为影响我国宏观经济能否实现持续快速或持续平衡发展所无法回避的重要问题。最近，《中国的人力资源状况》白皮书指出，到2035年中国将会面临两名纳税人供养一名养老金领取者的情况，这从一侧面证明了人口老龄化对国民经济的影响。"人们健康与否会对社会造成重要影响。据2001年全国卫生事业发展情况统计数据，2000年我国卫生总费用为4764亿元，比1999年增长590亿元。2001年，我国卫生资源总消耗为6140亿人民币，占当年GDP6.4%，因病、因伤残、因过早死亡损失7800亿元，占GDP8.2%，合计近14000亿元，占GDP14.6%，而近年来，其增长速度已远远超过国民经济增长及居民实际收入增长速度。老年人年老体衰、多病，在医疗费用支出上占了很大的比重，加上养老金的支出，给国家带来沉重经济负担，如果我国1.8166亿老年人，大多数都能健康地生活，那么就会为社会节约一大笔财富了。我国老年人的退休金预计到2020年将达到28145亿元。据不完全测算，我国老年人市场需求大约为6000亿元，而当前每年为老年人提供的产品总价值却不足1000亿元，足以反映老龄市场供需之间存在的巨大差距①。促进老年人的需求也会促进社会的发展。

可见，健康是利国、利民、利已的大事，人类的健康是推动社会前进的重要保障，青少年健康是学习的基本保障，中壮年健康能够为社会多作贡献，老年人健康不仅能够减少国家医疗等费用负担，而且能更好地发挥余热，对社会继续多做贡献。数据显示，我国城市中60至65岁的老年人口中有45%还在继续就业，如果老年人身体都很健康，这个比例还会大大上升，为国家现代化建设还能作出更多的贡献。因此，老年养生、老年健康既是自己的，更是社会的。

第三节 老年养生学的研究方法

任何一门科学的研究，都必须有一个正确的方法，因为方法是完成科学研究任务的手段。正如毛泽东所说的："我们不但要提出任务，而且要解决完成任务

---

① 中国老年学学会. 持续增长的需求老年长期照护服务——全国老年照护服务高峰论坛 [C]. 北京：中国文联出版社，2010：1, 23.

的方法问题。我们的任务是过河，但是没有桥或没有船就不能过，不解决桥或船的问题，过河就是一句空话。不解决方法问题，任务也只是瞎说一顿。"① 对于老年养生学这一门崭新的学科来说，如果没有一个正确的研究方法，就无法完成研究任务。因此，探讨老年养生学研究的方法也是十分重要的。

所谓方法是指人们认识世界，改造世界所应用的方式和手段。说得更确切些，人们在认识世界和改造世界时，必然要进行一系列的思维活动和实践活动，这些活动所采取的各种方式和手段统称为方法。方法有正确和不正确之分，只有来自实践，并符合客观世界发展规律的方法，才是正确的方法。错误的方法常常导致人们活动的失败，只有正确的方法，才能使人在理论上、实践上取得显著成效，并达到预期的目的。

方法的体系，是有层次的。最高层次、最基本的方法是哲学方法，它为人们认识世界和改造世界提供了根本性的指导原则和最根本的方法。除了哲学的方法之外，还有一般性的科学方法或叫特殊方法，诸如逻辑方法、数学方法、统计方法、系统论方法等等。此外，还有一些适合各个具体科学领域的方法，叫做具体方法。在方法的体系中，哲学方法为具体科学研究提供总的指导原则和根本方法，一旦具体科学的研究失去总的指导原则和根本方法，就会误入歧途。一般的科学方法对具体科学的研究也起指导作用，哲学方法、一般科学方法也离不开具体科学的研究，一旦离开具体科学的研究，哲学方法、一般科学的方法也就失去了根基和价值。因此，三种方法是辩证统一的。

依据方法的体系，我们认为老年养生学的研究有如下方法。

一、唯物辩证的方法

唯物辩证法是关于自然、社会、人类思维运动和发展最一般规律的科学。唯物辩证法认为：世界上一切事物都是互相联系，不断运动、变化和发展的。用这个世界观去认识世界、观察事物、分析事物的矛盾运动，并找出解决矛盾的方法，就是唯物辩证法的方法论。恩格斯早就指出："辩证思维方法是唯一在最高程度上适合于自然观的这一发展阶段的思维方法。"② 自然科学发展到今天，更加证明了只有运用唯物辩证法来进行理论思维，才能科学地认识世界和正确地改造世界。唯物辩证法既是科学的世界观，又是我们观察问题、处理问题、解决问题的科学的哲学方法论，是我们认识世界和改造世界的思想武器。

唯物辩证法是老年养生学研究的根本方法。唯物辩证法所揭示的一般规律，是我们探索研究老年养生学特殊规律的方法论。如果脱离唯物辩证法揭示的一般

---

① 毛泽东. 毛泽东选集（第1卷）[M]. 北京：人民出版社，1991：139.
② 恩格斯. 马克思恩格斯选集（第4卷）[M]，人民出版社，1995：318.

规律的指导，老年养生学研究的特殊规律是揭示不出来的。目前已出版的养生、老年养生的书籍多如牛毛，可是，没有一本书揭示了养生和老年养生学的一般规律，造成这种状况的原因极其复杂，但缺少唯物辩证法的指导是最重要的原因。因此，要想撰写出科学的老年养生学，没有唯物辩证法的方法作指导，是不可能的。

矛盾分析的方法是老年养生学研究的重要方法。矛盾学说是唯物辩证的核心和实质，没有矛盾，就没有世界。毛泽东在《矛盾论》中指出："这个辩证法的宇宙观，主要地就是教导人们要善于去观察和分析各种事物的矛盾运动，并根据这种分析，指出解决矛盾的方法。"[①] 老年养生是一个充满着矛盾运动的过程。老年养生中遇到许许多多矛盾，诸如老年养生同自然环境、社会环境、精神环境的矛盾、同自己长期生活习惯的矛盾、同自身七情六欲的内在矛盾；老年养生中健康与疾病的矛盾；老年养生中人与人之间的诸多矛盾……。面对这许许多多的矛盾，只有进行矛盾分析，才能认识矛盾，为解决矛盾而找到正确的方法。老年养生还必须坚持具体问题具体分析，才能达到健康长寿的目的。因此，没有唯物辩证法的矛盾分析的方法，老年养生就无从谈起。

唯物辩证法的方法是我们反对形而上学方法的思想武器。在科学研究中，也经常出现一些不正确的方法，即形而上学的方法。他们从孤立的、静止的、不变的、片面的观点出发，常常对问题的看法是一点论的方法，即只见其一，不见其二，只见树木，不见森林；他们绝对化、片面性地看待事物，这种研究方法只能使研究误入歧途。我们应该努力避免片面性、绝对化的思维模式，多一点辩证思考。为了保证我们的头脑清醒，应该用唯物辩证法武装头脑，使老年养生学的研究沿着正确的方向发展。

总之，唯物辩证法的方法是养生学和老年养生学研究的重要方法。只有坚持唯物辩证的方法，才能揭示老年养生的一般规律；也只有坚持唯物辩证的方法，才能更好的批判继承人类认识史上关于老年养生学的优秀成果，取其精华，去其糟粕，并加以弘扬光大；只有坚持唯物辩证的方法，才能创立老年养生学的科学体系，并使老年养生活动沿着正确的方向发展。

二、系统的方法

奥地利学者贝塔朗菲创立了系统论，推进了系统方法的发展。所谓系统是指由互相依赖、互相作用的若干部分组成的，具有一定结构和功能的有机的整体。我们把系统概念和系统原理引入方法论，从整体上认识和解决问题，就形成了系统方法论。系统方法论的核心是"系统论是整体论与还原论的辩证统一。"整体

---

① 毛泽东．毛泽东选集（第1卷）[M]，人民出版社，1991：304.

论强调从整体上认识事物和解决问题，然而整体又离不开部分，因此也应从整体和部分关系上认识事物和解决问题，而还原论方法是把研究对象还原到越来越深层次，把物质还原到夸克，把生命还原到基因，这样就使我们对客观世界的认识越来越深入，越来越精细。系统化方法正是把整体论和还原论结合起来认识事物的方法。

所谓系统的方法，就是按照事物本身的系统性，把对象放在系统中加以考察的一种方法。具体说来，就是从系统的观点出发，把研究的对象作为一个具有一定组织、结构和功能的整体，着重从系统（整体）、要素（部分、局部）、系统和外部环境之间相互联系、相互作用、相互制约的关系中，综合地、精确地考察对象，以求得最佳处理问题的一种方法。

运用系统科学的系统方法，必须注意它的三项基本要求：整体性、综合性和最佳化。系统的一个重要特点是它的整体性，任何事物的系统都是由互相联系、互相制约的若干要素组成的有机统一的整体，在研究事物时，我们必须把系统的整体性作为研究对象，否则就不符合事物系统的本来面目。这样就避免了以往把事物分解成各个部分的还原论局限性，而是从整体观点出发，从整体和部分关系中经过综合——分析——综合的辩证统一认识，揭示系统整体的运动规律。因此，综合性又成了系统方法的必然要求，因为任何系统都是由若干部分组成的综合体，所以对系统整体就要综合研究，最后运用系统方法，寻求达到目标的最优化的方案，以达到系统整体的最佳的要求。

"系统的方法一般包括以下几个步骤：①根据需要和可能研究制订系统的总目标。②为实现这个总目标制订若干可行的方案。③对若干备选的方案，分别做出模型以模拟系统实际情况。④根据模型的数据进行方案的比较，选出最佳方案。"[①]

系统的方法是现代科学研究的一个重要的方法。系统的方法，在科学研究中的确立，摆脱了把对象先分解成部分，然后再进行综合的旧的传统的还原论的束缚和局限性。它从系统的整体出发，通过探索、研究整体和部分的关系，以求揭示系统运动的规律。它为现代科学技术的研究和发展提出了新的思路。

系统科学中的系统方法，就是要求人们在运用系统方法去认识世界和改造世界时，要客观地、全面地、辩证地、动态性的认识事物，努力地克服认识中的主观性、片面性、绝对化、静止地、表面地看待世界的形而上学的思维方式。

系统方法为老年养生学的研究提供了重要的方法。老年养生学的研究必须从老年养生学的系统出发，这个系统具有一定结构，一定要素和功能的整体，再对这个整体的各个部分进行全面地分析，然后再综合起来，形成理性认识的系统整

---

① 刘蔚华. 方法论辞典[M]. 南宁：广西人民出版社，1988：77.

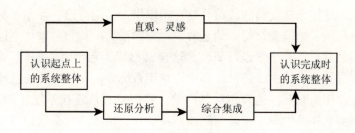

图 1-1 系统方法论的图示

体（见图 1-1）。在老年养生学这一复杂系统中，又可分成各种不同层次的子系统，在子系统中还可分成不同层次的小系统，从而形成了一个复杂系统的整体（见图 1-2）。老年养生学的科学系统又是老年养生这一社会复杂系统的反映。因此，要研究探索老年养生学系统，就必须研究老年养生的系统。总而言之，系统科学对老年养生学和老年养生系统的研究提供了科学的，方法论基础。

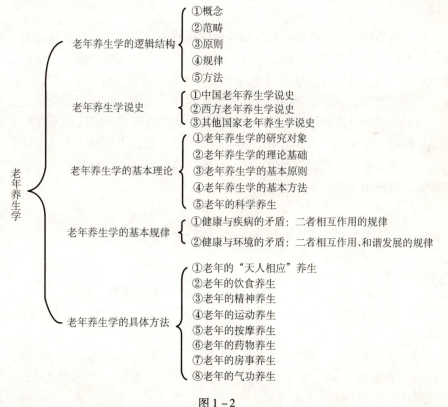

图 1-2

从图 1-2 中我们可以看出，老年养生学的系统和子系统之间，各个子系统之间，不仅是互相纵横交错的，而且是互相作用、互相渗透、互相影响、互相制约的，从而形成了错综复杂的、动态的、开放的系统。我们可以从不同的角度和不同的方面，对老年养生学进行研究，这样就形成了老年养生学的不同子系统。而老年养生学的子系统中，还可以形成许多小系统，而这些小系统之间也是相互联系、相互作用、相互渗透和相互制约的。我们只有从现代系统论的观点出发，来探讨、研究老年养生学，才能全面地、辩证地、科学的理解这门科学，从而创立老年养生学的科学理论体系。

三、科学实验的方法

科学实验是从生产实践中产生和分化出来的实践。如今科学实验已经发展成一种强大的实践活动了，随着生产实践的发展，科学实验的规模和水平得到了迅速扩大和提高，科学实验应用的范围也在不断扩大，并且越来越向社会科学渗透。科学实验不仅能检验科学理论是否具有真理性，而且成了新的理论产生的源泉。因此，科学实验的实践已经同生产实践、社会实践一起构成了社会发展中不可缺少的三大实践了。

科学实验的方法是推动自然科学发展的重要方法，如今，它也渗透到了社会科学。也应该通过科学实验的方法来推动老年养生学的发展，推动老年养生、保健事业的发展。我们可以通过试点的办法，选择一定的老年人群，进行有目的、有计划的、有步骤地养生活动，并运用现代医学手段来检测养生的效果，获取经验、材料，然后将经验推广，并进行总结从中探索老年养生的规律及老年养生应遵循的原则、方法。此后，再将所获得的新经验、新认识用到老年养生的实践中去，如此循环往复，使老年养生事业从低级向高级发展，同时推动着老年养生学的理论不断向前发展。

主要参考文献

[1] 唐亦容. 黄帝内经 [M]. 北京：中国文联出版社，1998.

[2] 魏太星，邱伟国，吕维善. 现代老年学 [M]. 郑州：郑州大学出版社，2001.

[3] 刘占文. 中医养生学 [M]. 上海：上海中医学院出版社，1989.

[4] 刘乾坤，刘正才. 养生寿老集 [M]. 上海：上海科学技术出版社，1982.

[5] 翟昌礼，柳明. 养生与长寿 [M]. 北京：科学普及出版社，1985.

[6] 王维良. 长寿之道 [M]. 武汉：湖北人民出版社，1981.

［7］北京医院．老年保健必读［M］．北京：人民卫生出版社，1982.
［8］人民体育出版社．中老年强身顾问［M］，北京：人民体育出版社 1983.
［9］仓道来，宋冠琴．养生万花楼［M］，南宁：广西人民出版社，1993.
［10］刘顾芳．中国世界长寿文化［M］．北京：时事出版社，2007.
［11］李土生．土生说字［M］．北京：人民日报出版社，2006.

第二章 老年养生理论的历史演进

第一节 我国老年养生理论的产生和发展

一、我国老年养生理论的产生

1. **我国老年养生理论的萌芽**。上古时代，在严酷的自然条件和低下的生产力条件下，古代先民为了生存，通过休息和娱乐，达到"动作以避寒，阴居以避暑"。少数先觉者按照一年中的不同季节、一天中的不同时辰吐故纳新，模仿动物的动作舒展身躯，进行导引，观察和学习龟蛇吞吐运气以达到虚静，体察自身对天地自然之感应，逐渐形成了由仿生舞蹈演变为肢体运动的导引之功和调节呼吸的吐纳之功等原始的养生方式，这就是中华传统养生的源头。

2. **《周易》为传统养生和老年养生奠定了古典哲理基础**。《周易》集哲学、自然科学、社会科学、艺术等领域的古代智慧之大成，以阴阳五行学说为核心，奠定了中华传统养生文化的哲理基础。其养生思想可概括为以下几点：

（1）阴阳二气长养百骸。《周易》认为自然万物、人和动物都是由"阴阳"这两种相反相成、对立互补的物质势力相互作用和推动下产生和发展的。《周易·系辞》指出"一阴一阳谓之道，继之者善也，成之者性也"，天地之道以阴阳二气而造化万物，如果能够仿效天地之间阴阳二气的运动，调和人体之中的阴阳二气，必然有助养生，所谓"继之者善也"；人体中阴阳二气若能保持平衡，才符合人的自然本性，所谓"成之者性也"。因而阴阳平衡是传统养生和老年养生的指导原则，贯穿在情志、作息、饮食等各方面。保持阴阳平衡，才能维系人体健康。

（2）无思无为感通天下。《系辞》给出了养生的要领："《易》，无思也，无为也，寂然不动，感而遂通天下之故"[1]，"无思，无为，寂然不动"正是习静养生的要领，至虚至静而后引发内动，产生感应"遂通天下"，历代养生家都以此为据进行修炼，有的结合自身体验给出更具体的描述，如《庄子》中表述为

---

[1] 崔建林.《周易全书》系辞（上）[M]. 北京：中国戏剧出版社，2007：364，356.

"虚则静,静则动,动则得矣。"①

(3)"自求口实"的养生思想。《易经》颐卦卦辞说:"贞吉。观颐,自求口实",颐是养的意思,所以对老年人有"颐养天年"的说法,怎么养呢?自求口实。强调养生要立足于自我,讲求饮食。象辞曰:"颐,贞吉,养正则吉也。观颐,观其所养也。自求口实,观其自养也"② 其意是说,养的方法正确则会得到好的结果,而在养生中"自养"最重要,养生必须依靠自己,即自己有要求、自己能坚持、自己学会调整。

二、我国古代老年养生理论的形成

我国从春秋战国到秦汉时期,是由奴隶社会向封建社会的过渡,并确立封建制的时期。生产力的发展导致了生产关系的变革,随之而来的学术界百家蜂起,出现了百家争鸣的局面。道家、儒家、医家、佛家理论相继兴起,相应的中华传统养生理论的主要流派相继创立。

1. **道家的老年养生理论**。李耳(老子)是道家学说的创始人。他著有《道德经》五千言(亦名《老子》),阐明道家学说,其中蕴含了丰富的养生理论。之后庄周著《庄子》,继承并发展了老子的道家学说。他们极其重视生命的养护问题,明确提出"摄生""自爱""无遗身殃"等概念,提出"长生久视"的养生目标,强调保养生命要顺应自然的思想。"养生"这个范畴就是在《庄子·内篇·养生主》中第一次提出的。道家养生观主要注重以下几个方面:

(1)修道而养寿。这是道家养生的突出特点。《史记》中记载:"盖老子百六十余岁,或言二百岁,以其修道而养寿也。"③"修道而养寿"即悟道,是老子养生的最高境界。

"道"是老子哲学的核心,他认为,道是世界的本源,《道德经》中说:"有物混成,先天地生,寂兮廖兮,独立不改,同行而不殆。可以为天下母,吾不知其名,字曰道,强名之曰大。"他认为在天地生成之前就存在一种混混沌沌的东西,这就是道。"道生一,一生二,二生三,三生万物。万物负阴而抱阳,冲气以为和。"①有时老子认为道是规律,即反者道之动,意指事物变化到极点便会走向反面。

如何修道而养寿呢?其做法就是"人法地,地法天,天法道,道法自然。"强调修道养生必须尊重自然、顺应自然,按自然规律行事。老子把人体作为认识对象,通过修道养生"以身观身",认识自己的过程就是悟道,从而达到克我空无的至高境界。在修道的过程中要求:

---

① 李耳,庄周. 老子·庄子 [M]. 北京:北京出版社,2006:56,92,251.
② 崔建林. 周易全书·系辞(上)[M]. 北京:中国戏剧出版社,2007:148.
③ 仓道来,宋冠琴. 养生万花楼 [M]. 南宁:广西人民出版社,1993:28.

①清静无为，清心寡欲。《老子》说"为无为，事无事，味无味，大小多少，报怨以德"老子主张"见素抱朴，少私寡欲，绝学无忧。"[①]老子特别强调要控制自己的情欲："塞其兑，闭其门，终身不勤；开其兑，济其事，终身不救。"[①]

为了控制情欲，老子提倡清静，他说"清静可以为天下正"[①]，"至虚静，守静笃，万物并作，我以观其复。夫物芸芸，各复归其根。归根曰静，静曰复命，复命曰常，知常曰明。"[①]意思是说，观察万物无不枯落，各返其根而更生，对人来说，静就是根，安静能使人明白性命的常理，返还性命的本源，延寿不死。在修练方法上庄子提出"心斋"，排除心中的杂念，使心志纯一，虚以代物。具体做法就是凝神静坐以忘其心，称作"坐忘"。他记述孔子和其学生颜回的对话，描述了"坐忘"的体验就是"堕肢体，黜聪明，离形去知，通于大同，此为坐忘。""心斋"和"坐忘"都是帮助人忘掉自己的形体，从而达到静坐心空，摒弃情欲、忧愁思虑，断绝酒色财气，无心无念的物我两忘的境地。

②无为无事，顺应自然，不自益其生。老子说："天长地久。天地所以能长且久者，以其不自生，故能长生。是以圣人后其身而身先，外其身而身存。非以其无私邪？故能成其私。"从养生来说就是不可人为地用丰厚的物质营养，促进自我生长，一切都要顺其自然，相反，任何自私的行为都不会有好结果。《老子》说："甚爱必大费，多藏必厚亡，知足不辱，知止不殆，可以长久。"[①]书中还从反面论述："罪莫大于可欲，祸莫大于不知足，咎莫惨于欲得。故知足之足，恒足矣。"[①]在这里阐明了一个深刻的养生道理：人若知道满足，便不会遭到侮辱；知道适可而止，便不会遇到危险，这样才能长久地生存下去。

（2）养生全在保养精气。老子认为养生重在保养精气。《老子》对养气的论述："载营魄抱一，能无离乎？专气致柔，能婴儿乎？"[①]"抱一"，指守气，"专气"就是聚结精气。关于保守精气的方法，《老子》强调"啬"："治人事天莫若啬。夫唯啬，是为早服。早服是谓之重积德，重积德，则无不克。……是谓深根固蒂，长生久视之道。"[①]"啬"，就是"俭""德"。养生要吝惜、节俭自身的精气，做到"俭"，才能妄念不生，致静虚空无，而不耗元气。深藏其气，固守其精，做到根深蒂固，才能耳聪目明老而不衰，尽其天年。

老子对如何运气做了精细入微的描述，他说："谷神不死，是谓玄牝。玄牝之门，是谓天地根。绵绵若存，用之不勤"[①]，汉代研究黄老的著名学者河上公解释："谷"即养之意，人若能养神则不死；"玄牝之门"即人的鼻口，当练功时"鼻口呼气喘息，当绵绵微妙，若可存，复若无有，用气常宽舒，不当急疾勤劳也。"[①]这就是养生运气的方法，被后代气功家奉为练功要领。

---

① 李耳，庄周. 老子·庄子 [M]. 北京：北京出版社，2006：18，20，26，96，100，126.

（3）养生先要保身全生。道家养生的显著特点是重身贵生，重视个体生命。养生以追求高质量的长寿为目的，即"长生久视"，甚而梦想不死成仙。

怎样做才能保身全生呢？庄子贵己养生的秘诀是："为善无近名，为恶无近刑。缘督以为经，可以保身，可以全生，可以养亲，可以尽年。"[①]首先他指出做善事不能有求名利之心，做恶事不能逃刑戮之苦，只要遵从自然的中正之路，顺应事物的常法去做，就可以保全身躯，保全天性，奉养双亲，享尽天年了。另一方面，"缘督以为经"明末清初的哲学家王夫之在《庄子解》中指出："缘督"的意思是就是练功时引导丹田之气，沿人体的中脉（身后的督脉和身前的任脉）循经而行，是保身全生，尽享天年的修炼方法。

（4）丰富多彩的养生方术。道家的养生术经历了由简趋繁，又由繁趋简的发展过程。各种修炼养生之功，从大的方面看，可分动、静两大类。其中最主要的有：①导引术，是配合一定呼吸方法进行肢体运动的养生方法。《庄子》刻意篇记载："吹嘘、呼吸，吐故纳新，熊经鸟伸，为寿而已矣。此道（导）引之士，养形之人，彭祖寿考者之所好也。"[①]道家以意念导引呼吸吐故纳新，即吐出浊气，吸入清气，同时模仿动物形体动作以疏通人体经脉关窍。道家认为气可分为元气、清气、浊气，按五行属性把"一气"分为五类，软气为水，温气为火，柔气为木，刚气为金，风气为土。吐纳使五气调和，化为生命之气，从而加强元气。②存思术。以老庄的静虚、坐忘思想为宗旨，使形神俱静，收视返听，将意念专注于某一特定目标上，以达到大脑高度入静的状态。老子的"以身观身，以家观家，以乡观乡，以国观国，以天下观天下。"[①] 就是通过存思来认识事物和养生的。

2. 儒家的老年养生理论

儒家以孔孟之道为基础形成的儒家养生文化。儒家对待生死比较客观、理性。孔子认为人"自古皆有死"，因此和道家追求长生不死，释（佛）家追求来生幸福不同，儒家不追求肉体的永生长寿，而崇尚精神的永垂不朽，因此其养生和老年养生的重点在于精神修养。

（1）仁者寿。这是孔子的著名养生格言，强调道德修养对延年益寿的作用。孔子说：仁者，爱人。又说："知者乐水，仁者乐山；知者动，仁者静；知者乐，仁者寿。"[②] 怎样的人可被称为仁者？孔子说"仁者先难而后获，可谓仁矣。"[②]就是说：爱人的人遇到困难危险的事，仁者做在人先，而对于好处，总是得在人后。这样先人后己的仁者所以能长寿，是因为他道德高尚，外无贪腐则内心纯洁清净，这样的状态才能静心调养身体，造就健康长寿。

[①] 李耳，庄周. 老子·庄子 [M]. 北京：北京出版社，2006：117.
[②] 《国学书院系列》编委会. 论语 [M]. 长春：吉林出版集团有限责任公司，2007：96，97.

（2）养生有三戒。孔子在养生方面提出三戒："君子有三戒：少之时，血气未定，戒之在色；及其壮也，血气方刚，戒之在斗；及其老也，血气既衰，戒之在得。"① 他关于人生各阶段养生要警惕戒备的教诲至今仍有重要的价值。孔子还指出做人的行为和养寿的关系，他说："若夫智士之人，将身有节，动静以义，喜怒以时，无害其性，虽得寿焉，不亦宜夫。"指出道德高尚的人做事应保持气节、行为要维护正义，节制情欲，不做伤害人的本性的事，那样的长寿才有价值，否则寿命再长也无意义。

（3）善养浩然之气。在养生的方法上孟子主张"养气"，他说："夫志，气之帅也，气，体之充也。""持其志，无暴其气。""我善养吾浩然之气。""其为气也，至大至刚，以直养而无害，则塞于天地之间。其为气也，配义与道。"② 说明孟子提倡"养吾浩然之气"不仅指身体内的真气（元气），还包含代表道义的天地正气。孟子的"直养"是指"存心见性"放松静养，直养浩然之气，要配以正义和道德，多作张显正义之事，保持愉快的心情。这样，孟子就把养气和道德修养紧密结合起来了，为养气和精神养生结合奠定了基础。

怎样养浩然之气？孟子提出两点：一是要"勿忘勿助"，即养气要循序渐进；二是要"正心诚意""寡欲"。只要"不失赤子之心"，就能达到"至诚如神，天人合一，求放心"（养心）和"存夜气"（养气）的至高境界②。

（4）生活起居等养生。《孔子家语》中说：人有三死而非其命也，乃自取也。夫寝处不时，饮食不节，劳逸过度三者，疾共杀之。他还极其重视饮食养生和卫生，有"食不厌精，脍不厌细"的名言。

3. 医家的老年养生理论。医家养生是以《黄帝内经》为总纲的。《黄帝内经》是中国传统医学四大经典著作之一，由《素问》和《灵枢》组成，它是中国现存最早的中医理论专著。《黄帝内经》运用阴阳五行、天人相应的理论系统地阐述了人体生理、病理以及疾病的诊断、治疗和预防等问题，奠定了中医学"阴阳五行学说"的理论基础，也为老年养生奠定了中医学基础。《黄帝内经》对中华传统养生学的贡献主要有以下几个方面：

（1）深刻论述阴阳五行理论，为老年养生学奠定了中医学基础。《四时调神大论》指出："夫四时阴阳者，万物之根本也。所以圣人春夏养阳，秋冬养阴，以从其根；故与万物沉浮于生长之门。逆其根则伐其本，坏其真矣。故阴阳四时者，万物之终始也；生死之本也；逆之则灾害生，从之则苛疾不起，是谓得道。道者圣人行之，愚者佩之。从阴阳则生，逆之则死；从之则治，逆之则乱。"③ 强调一年四季阴阳的变化是万物生命的根本，养生应该遵照生、长、收、藏的生

---

① 《国学书院系列》编委会. 论语 [M]. 长春：吉村出版集团有限责任公司，2007：280.
② 李士生. 儒释道论养生 [M]. 北京：宗教文化出版社，2002：91, 164.
③ 宋建华. 黄帝内经·素问 [M]. 北京：中国戏剧出版社，2007：4.

命发展规律，顺从自然规律人就不会生病，违背则会生病甚而死亡。

《黄帝内经》将心肝肺脾肾五脏，胆胃小肠大肠膀胱三焦六腑赋予阴阳属性，"脏者为阴，腑者为阳。"还将十二经脉按阴阳连接脏腑，指出阴经连接五脏，阳经与六腑相接，阴阳经通过手足相接，使气血在体内出入升降循环不已，以维持周身通畅。《黄帝内经》还把阴阳五行理论应用到经络学说、脉象理论、脏象理论，将五行的生克乘侮原理应用于人体内脏，说明脏腑功能的内在联系，即人体内脏功能不是孤立的，既有互相滋生的一面还有互相制约的关系。这就为老年养生提供了理论依据。

（2）上工治未病的思想。它是预防医学和养生学的理论基础。《四气调神大论》中指出："是故圣人不治已病，治未病；不治已乱，治未乱，此之谓也。夫病已成而后药之，乱已成而后治之，譬犹渴而穿井，斗而铸锥，不亦晚乎？""未病"指疾病还未形成的时期，能预见并发现还未呈现症状的疾病，对其控制或祛除之的医生才是上好的医生。"上工救其萌芽""下工救其已成"。

《黄帝内经》中"上工治未病"的思想为老年养生指明了正确的方向。根据这个思想讲老年养生，着眼点就在于未病状态，不能等生了病才想起养生，重要的是未雨绸缪，提高个人的养生意识和要求。

（3）天人相应整体观的思想。在《黄帝内经》中，把人和自然界看成统一的整体。"人以天地之气生，四时之法成。""天地合气命之曰人""天有阴阳，人有十二节。天有寒暑，人有虚实。能经天地阴阳之化者，不失四时。知十二节之理者，圣智不能欺也。"[①] 人的生理结构和气血运行与"天"即自然界的运行规律有对应关系。"法天则地，合以天光""顺四时而适寒暑"，在养生和治病时都要考虑天时、气候、行星运转对人的影响。《黄帝内经》将五行的属性赋予脏腑的同时又将自然界的五方、五时、五气、五味、五色、五嗅与人体的五脏、六腑、五体、五官、五志等联系起来。这就充分表达了天人相应的整体观。《黄帝内经》的天人相应整体观为老年整体养生提供了理论依据。

（4）提出了养生要顺应自然规律的基本原则。《黄帝内经》的第一篇《上古天真论》，开宗明义阐明了养生之道："上古之人，其知道者，法于阴阳，和于术数，食饮有节，起居有常，不妄作劳，故能形与神俱，而尽终其天年，度百岁乃去。今时之人不然也，以酒为浆，以妄为常，醉以入房，以欲竭其精，以耗散其真，不知持满，不时御神，务快其心，逆于生乐，起居无节，故半百而衰也。"[①] 这段话奠定了养生的基本原则：①养生必须"知道"，就是懂得自然规律。②养生要做到"起居有常，不妄作劳"，那种"以妄为常"，日夜颠倒、逆时作息对健康有严重的损害；③养生要"食饮有节"，即指要节制饮食，还要注意饮

---

① 宋建华．黄帝内经·素问篇·宝命全形论 [M]．北京：中国戏剧出版社，2007：1，67．

食和天时的节气要和谐。摒弃"以酒为浆,以妄为常"的不良嗜好;④养生要保精、惜精。不可为情欲而"务快其心""竭其精""耗其真"。这些思想对老年养生起到长远的指导作用。

(5) 提出了修德养生的方法。《黄帝内经》指出圣人"所以能年皆度百岁而动作不衰者,以其德全不危也。"把养生和道德修养紧密联系,表现为以下几方面:①"志闲而少欲"。不妄想,从而心情舒畅、平静安详,对生活常有满足感;②"心安而不惧",对生活有安全感,没有恐惧心;③"美其食,任其服,乐其俗",不挑剔饮食,不讲究服饰,高高兴兴过日子;④"高下不相慕",不羡慕或嫉妒别人升迁发财;⑤"嗜欲不能劳其目,淫邪不能惑其身。"不为五光十色的嗜好和欲望所吸引不为淫秽邪恶所蛊惑,不为外界变化或诱惑而焦虑烦心。做到以上几点就是"合于道",而"德全不危",因而能"度百岁而动作不衰"。

(6) 提出了精神养生的方法和层次。《黄帝内经》指出保持心灵清静和"气从以顺"的重要,"苍天之气,清静则志意治,顺之则阳气固,虽有贼邪,弗能害也,此因时之序。""夫上古圣人之教下也,皆谓之虚邪贼风,避之有时,恬淡虚无,真气从之,精神内守,病安从来。""风者,百病之始也。清静则肉腠闭拒,虽有大风苛毒,弗之能害,此因时之序也。"

《上古天真论》根据修炼方法不同给出了养生所达到的四个层次。分别为"真人""至人""圣人"和"贤人"的境界:①真人,"提挈天地,把握阴阳,呼吸精气,独立守神,肌肉若一,故能寿比天地,无有终时,此其道生";②至人,"淳德全道,和于阴阳,调于四时,去世离俗,积精全神,游行天地之间,视听八远之外,此盖益其寿命而强者也,亦归于真人";③圣人,"处天地之和,从八风之理,适嗜欲于世俗之间,无恚嗔之心,行不欲离于世,被服章,举不欲观于俗,外不劳形于事,内无思想之患,以恬愉为务,以自得为功,形体不敝,精神不散,亦可以百数";④贤人,"法则天地,象似日月,辨列星辰,逆从阴阳,分别四时,将从上古合同于道,亦可使益寿而有极时"①。

"贤人",能够按日月星辰四季运转、阴阳变换的自然规律安排生活,使自己的行为合于道德,就能达到健康益寿,尽享天年。只要愿意,每个人都可以成为贤人。而"真人""至人""圣人"的养生之道,是通过长期刻苦修炼才能达到的高级境界。

4. 佛家的老年养生理论。佛教创立于古印度,其创始人悉达多·乔达摩,"释迦牟尼""佛陀"是佛教徒对他的尊称。汉哀帝元寿年(公元前2年)佛教传入中国内地,此后在我国传播了佛家学说,其中包含了老年养生的佛家理论。

---

① 宋建华. 黄帝内经·素问 [M]. 北京:中国戏剧出版社,2007:2.

(1) 首先要把佛学和佛教区别开来。佛教是世界四大宗教之一，佛学是寓于佛教的关于宇宙、生命、人生的学问，是人类精神文明的宝贵遗产。同样，佛家养生也是基于佛教关于修持的一些方法，它对人的自我修养和健康长寿有参考价值。

人类生命的短暂和宇宙时间的永恒，引发人们对生死的思考，探索超越生死的途径。佛教关于生命的看法主要是两点，一是六道轮回，二是因果报应，两者相关。在佛教看来，人生在世的一切行为表现不但影响人的今生今世，还会影响死后再世，行善积德者死后不再进六道轮回，直接升入天界享长久自由幸福，作恶多端者则堕入地狱受无边痛苦煎熬。由此警示世人要做好人善事，不可作恶事。但是人生来就会有许多欲望和情感，佛家将其总结为"贪、嗔、痴"三毒，必须通过修炼"了悟""解脱"生死，克制或消除人欲，调动人心本有的"佛性"，超脱生死，脱离轮回，觉悟成佛，这只是人类的幻想。但是佛教的很多养生方法就寓于佛法修炼之中，其中包含许多有价值的思想。

(2) 禅宗和禅定。"禅宗是通过心性、心理、认知、观念等范畴，即在主观精神领域转变生灭的观念，扩大心的作用，泯灭情欲，排除妄念等内在活动来消除人的基本矛盾，排除心灵的紧张，克服人的意识障碍，从而实现自我超越的。"① 其主要修持法为"修心""参禅"。参禅或禅定，是将意识专注于一个话头或法境上，与道家的观想、存思有类似之处。对养生较具影响的经典有《坛经》《心经》《金刚经》等。

禅定法是一种定功，自古以来在佛门内宗派众多。比如通过数数来调理呼吸，或不坐不卧，长时间不间断地念佛名号，同时使呼吸得到调整，意念得到集中。后来发展到日常生活中行住坐卧一切时刻，一切场所，可以随时入观想，得解脱，可称之为"生活禅"。长期修持能帮助人排除烦恼、缓解痛苦，远离一切邪念妄想、心绪稳定，心态平衡，使人安居乐道，满足愉快，从而与他人、社会、自然和谐相处。

(3) 静坐。佛学把人在日常生活中的姿态统归为"行住坐卧"，静坐是修行的入门方法。也是常人最好的养身法。在静坐时，一切放下，身心收敛，外境不扰，内心无喘，身、口、意都处于清静状态，使人逐渐入定。久习之则静定生慧，觉悟人生，超越自我，益生延寿。

(4) 动功。多出于少林，如达摩易筋经等，在历史和现代都具相当影响

综上所述，中华传统养生的各家各派都有自己独特的养生、老年养生理论和方术。道家养生注重现世，追求长生永视；佛家养生通过修行梦想来世到极乐世界；儒家养生以修身养性、齐家、治国、平天下为目的；医家养生为了济世度

---

① 李士生. 儒释道论养生 [M]. 北京：宗教文化出版社，2002：203.

人；而武家养生注重技巧搏弈。影响最大的儒家、医家、道家和佛（释）家互相渗透、融合，但是万法不离其宗。中华传统文化的阴阳、五行学说、精气神理论、经络理论成为各门各派的共同基础。中华传统养生理论的基础是遵循自然的根本规律。顺应自然，天人相应的观点而调神、养气保精、养形、养血等则是各门各派养生的基本内容。

三、我国老年养生理论的发展

在中国的历史上，自秦汉以来形成的传统养生的道、儒、医、释等几大流派，至清末民初两千多年的历史长河中随着历史的前进各大流派关于养生的理论互相渗透、融合，形成了绚丽多彩的中华养生的独特文化。

1. 秦汉时期我国老年养生理论的继承和发展。

（1）汉代以张仲景、华佗为代表。东汉医圣张仲景，继承了先秦时期的医学理论，博采众长，著成《伤寒杂病论》《金匮要略》。他提出"养慎"的观念。养慎即调护机体以顺应四时之变，外避虚邪贼风。他强调饮食养生。指出：饮食之冷热、五味之调和，以适宜为度，方可起到养生作用，反之则于身体有害。他主张用动形方法防病治病，认为导引吐纳可防止九窍闭塞。

（2）汉代大医家华佗注重"动形养生"。他用"户枢不朽"来说明运动可使"谷气得消""血脉流通"，从而不生病的道理。他创制了"五禽戏"，是一种模仿虎、鹿、熊、猿、鸟五种动物动作的导引法，其术简便行之有效，广泛流传至今。

（3）东汉哲学家王充著《论衡》论及生死、寿夭、延年益寿之道近二十篇，对养生理论作出了贡献。

2. 晋、南北朝、隋、唐、五代时期。

（1）东晋道家杰出的养生大师葛洪（公元284－364年）著《抱朴子》。他从预防为主的思想出发，提出养生以虚静不伤为本，辅以导引吐纳、运动丹药，他强调："行气可以治百病，……或可以延年命，其大要者，胎息而已"。他首次提出了"胎息"功法，并详述其要领。

（2）南朝梁代陶弘景（公元456－536年），精于医学，通晓佛、道。他撰写了《养性延命录》二卷，为现存最早的一部养生学专著。书中论述的养生法则和方术可概括为：顾四时、调情志、节饮食、宜小劳、慎房事、行气吐纳等六方面。尤其在气功导引方面，提出一套周身按摩法，流传至今。

（3）隋唐名医孙思邈（约公元581－682年）广集医、道、儒、佛诸家养生学说，结合实践经验，著成《千金要方》《摄养枕中方》等养生著作，内容丰富，功法众多，在我国养生发展史上，具有承前启后的作用。他在养生学方面的贡献主要有：①继承和发展了《黄帝内经》"治未病"的思想，并提出了"养性"之说,强调"善养性者,则治未病之病,是其义也"。②奠定了我国食养学的基础。他说"安身之本,必资于食""不知食宜者,不足以存生也"。孙思邈认为饮食是养生防病的重要手段,他在《千金要方》中,列食养、食疗食物154种,论述其性味、功效。此外,他还提出了老人饮食的具体要求。孙思邈的食养、食疗学术思想,对后世产生了重大影响。③强调房中补益。警示纵欲的危害,提出性生活卫生要义等。最早提出性保健问题。④融道、佛、儒、医于一体,介绍了"道林养性""房中补益""食养"等道家养生理论方术,也传播了"天竺国按摩法"等佛家养生功法,使得诸家传统养生法得以流传于世。⑤孙思邈于《千金翼方·养性》列《养老大例》《养老食疗》各一篇,专论老年人的养生之要,是我国最早的老年养生专篇。

3. 宋元时期。养生理论和养生方法日益丰富多元化。

(1) 宋代由官方编撰养生医书。宋太宗诏编方剂专书《太平圣惠方》,宋徽宗赵佶诏令编纂了《圣济总录》二百卷。该二书收集了历代摄生保健的内容,详尽介绍养生保健的具体方法,包括记述了各种药粥、药酒等实用养生方剂。《圣济总录》更把运气内容列于全书之首。这些方法的流传丰富了我国传统养生学的宝库。

(2) 宋代养生家陈直撰《养老奉亲书》,元代邹铉在此书的基础上继增三卷,更名为《寿亲养老新书》,是我国最早的老年养生的专著。其内容十分丰富、全面。提出老年养生首要涵养道德,注意养七气:少言语养内气;戒色欲养精气;薄滋味养血气;咽津液养脏气;莫嗔怒养肝气;美饮食养胃气;少思虑养心气。老年养生还要注重饮食调理,配以医药扶持,提倡四时养老,重视起居照顾。根据老年人的精神情志特点,特别注重老人的心理养护,陈直指出对于老人要注意:"凡丧藏(葬)凶祸不可令吊,疾病危困不可令惊,悲哀忧愁不可令人预报……暗昧之室不可令孤。凶祸远报不可令知,轻薄婢使不可令亲"这些思想对老年精神养生有着重要价值。

(3) "金元四大家"——刘完素、张从正、李杲、朱震亨的革新思想和创新精神为养生学做出卓越贡献。①刘完素主张养生重在养气,重视气、神、精、形的调养,尤其强调气的保养。他提出"人主性命"的学说,认为人的寿命长短"皆人自为",只要发挥摄养的主观能动性,就能达到延年益寿的目的。②张从正提倡调饮食、施药物、戒房劳、练气功等方法祛邪扶正,主张"君子贵流不贵滞"。倡导人与社会环境以及机体与情志互相影响的整体观,从而丰富了传统养生理论的心身医学、医学社会学的内容;③大医家李杲(号东垣)提出顾护脾胃而益寿延年的理论。他提出调节饮食护养脾胃、调摄情志保护脾胃、防病治病顾护脾胃等三方面来养护脾胃机能以补充元气,达到防病抗衰,延年益寿的目的;④朱震亨的滋阴理论。他著《格致余论》中专有"养老论"一节,指出老年人脾胃虚热、阴虚火旺，更应以阴气保养、滋阴为主，因此养生方面既要注重节制饮食，又要避免摄入燥热动火的药物和食物。他提出"忠养""节养"之说，对子孙敬养老人很有指导意义。

金元四家分别以泻火、攻邪、补土、滋阴为特色的学术观点虽各有不同，然而崇尚养生的理念是一致的。他们的理论互为补充，在当时形成了比较完整的养生理论和方法体系，并影响到后世。

4. 明清时期。中国传统养生和老年养生学发展成为既有理论，又有实践的较为系统、完整的专门学说，出现了很多著名养生学家。这个时期的发展主要有：

（1）重"命门"和"治形宝精"说。明代杰出的医学家张介宾（号景岳）(1563－1640年) 著《类经》《景岳全书》。他主张养生及治病均以保养命门为要。同时，张景岳还辨证地阐述了形与神，形与生命的关系，提出"善养生者，必宝其精"要在于治形宝精，形赖精血为养，养精血即所以养形，强调节欲保精的重要性。另外，他还鲜明地提出了"中年修理"以求振兴的见解。这对于防止早衰、预防老年病具有积极的意义。

（2）五脏调养养生法。明代高濂著《遵生八笺》二十卷，是一本老年养生学和医学的专著。书中提出五脏调养的理论和方法，从心神调养、四时调摄、起居安乐、饮馔服食及药物保健等方面做了详细论述，并给出了养心、养肝、养脾、养肺、养肾的五种坐功法。清康熙年名医尤乘编著《寿世青编》，提出五脏养生术，在调神、饮食、保精等方面阐述养心说、养肝说、养脾说、养肺说、养肾说，为五脏调养理论的完善做出了贡献。

（3）发展了药饵、饮食保健法。药饵、饮食保健古已有之，从明代开始其发展进入了鼎盛时期。万密斋、龚廷贤、李时珍、李梴等医家，对药饵养生形成比较完整的体系做出了贡献。李时珍在《本草纲目》中提供了有关饮食药物养生的丰富资料，书中还收集了很多食疗方法。李时珍主张老年人应培补元气，调理脾胃，升发清阳，多用温补之剂，以延年益寿。清代曹庭栋著《老老恒言》，其中针对老人脾胃虚弱的特点，重视以粥养胃益寿，编制药粥配方百余首，可谓集食养保健粥之大成。

（4）重视综合调理法。明清时期的养生家很多都强调精神摄养、饮食调养、顺时奉养、起居护养、药物扶持等各方面综合调理的养生法。其代表人物和著作有：①明代养生家冷谦著《修龄要旨》，是一部内容丰富的气功与养生专著，书中论述综合调理包括了四时起居调摄、四季却病、延年长生、八段锦导引法、导引却病法等，书中多以歌诀形式介绍养生要点及具体方法，易于领会实行。②明代大医家万密斋著《养生四要》，提出了"寡欲、慎动、法时、却病"的养生原则，对于违反这些原则而产生的疾病，皆列有药物救治方法。③清代乾隆年曹庭栋著《老老恒言》五卷，是我国老年养生学的重要专著。他根据老年人的生理特点，从日常生活琐事做起，总结了一整套衣、食、住、行的浅近易行的综合调理养生方法。

（5）动静结合的养生法。明代医家李梴在《医学入门》中指出："精神极欲静，气血极欲动"。提出静养精神，动养形体的辨证关系。清康熙年间养生家方开著《摩腹运气图考》（又名《延年九转法》），他认为人身和天地一样具有阴阳两方面属性，人身之阴需要静，人身之阳需要动，"动静合宜，气血和畅，百病不生，乃得尽其天年"，从而提出了静以养阴，动以养阳的主张。曹庭栋认为养静是为了更好的动，主张动静结合，创制了卧、坐、立功导引法，以供老年人锻炼之用。他著的《老老恒言》中还载有散步专论，对散步的作用和要求等作了较为全面的论述。

（6）动形养生，提倡导引武术健身。历代养生家都十分重视运动养生，导引、气功、按摩共同成为动形养生的三大支柱。明代高濂著《遵生八笺》载有八种导引术，除在国内广为流传外，还于1895年译成英文发行于国外。明代罗洪先撰《仙传四十九方》，详载华佗"五禽图"，说明了导引保健的功效。因静功、动功与武术的结合，促进了太极拳的发展，并流传于国内外，在养生保健中发挥了积极的作用。此外民间流传的敬慎山房主彩绘二十四幅《导引图》，将气功、导引、按摩熔为一炉，用于养心练精、补虚、防治疾病和强身益寿，有较高的实用价值。

明清时代老年养生理论的发展，除了上述六个方面以外，还有许多老年医学和老年养生的专著，如刘宇编《安老怀幼书》、龚廷贤《寿世保元》和龚居中的《万寿丹书》、袁黄的《摄生三要》、胡文焕的《寿养从书》、河滨丈人《摄生要义》、息斋居士《摄生要语》、陈继儒《食色绅言》及《男女绅言》、冯曦《颐养诠要》、汪昂《寿人经》、汪瀎磨《内功图说》、尤乘《寿世青编》、黄克楣《寿身小补》等，均对养生保健做出了一定贡献。从明初到清末的500多年间所出版的养生类著作比明清以前2200多年间的总量还要多，因其发展迅速、传播广泛，成为我国养生学史的鼎盛时期。另外，从十四世纪末至十九世纪上半叶期间，由于中外交流日益频繁，有些养生著作被译成外文，西方医药学传到中国的也空前增多，这种交流促进了世界医学和我国养生学及医学的发展。

第二节　当代中国老年养生理论的发展

一、二十世纪前半叶我国老年养生理论的发展

近百年来，我国历史发生了重大的时代变迁。从1840年鸦片战争以后，中

国逐步论为半殖民地、半封建的社会。1911年辛亥革命，满清灭亡后，军阀混战、北伐战争、日本发动侵华战争、中国人民艰苦卓绝的八年抗战，接着国民党发动全面内战，共产党领导了解放战争。这期间，战火绵延，社会动乱，人民水深火热，历时将近半个世纪。在这个时代里，中医被漠视，传统养生濒于消亡，这是我国老年养生理论发展受到严重挫折的时期。

养生是人民大众对待生命的永恒需求，即使在战乱年间，一些传统养生方法仍在民间流传。此外一些著作对知识分子有很大影响，例如蒋维侨的《因是子静坐法》、席裕康的《内外功图说辑要》、任廷芳的《延寿新书》、胡宣明编的《摄生论》、沈宗元的《中国养生说集览》等，对老年养生理论的发展都有一定贡献。其中特别要提出《因是子静坐法》的广泛影响。

蒋维乔（1873—1958年），道号"因是子"，他年轻时患肺结核咯血症，经自学气功而愈，因此潜心研究静坐养生法。1914年他撰写了《因是子静坐法》，1918年出版《静坐法续编》。他的主要贡献为：(1)普及传统养生术。因该书通俗易懂具可操作性，出版后畅销全国各地及东南亚诸国，短短几年再版30多次，全国各大高校包括北京大学在内都将该静坐法列入课程，大大推动了养生文化的普及。(2)首创以现代生理学、心理学的科学观念阐释静坐健身的原理，说明静坐养生是"以人心之能力，指挥形骸"，促进血液循环使其不阻滞，因而无病时可防病，有病时可治病。上世纪50年代初，蒋维乔先生在上海开办我国第一个气功门诊，增添了我国传统养生的新内容。

养生家南怀瑾先生（1918—2012年）对"因是子静坐法"进行了评说："比较普遍为人所乐道的，便是蒋维乔先生所著《因是子静坐法》，……只能说是蒋维乔先生本身学习'静坐'的经验谈，或者可以说是他学习'静坐'的反应实录，可以供给大家做参考，但绝不是金科玉律，更非不易的法则"[①] 它说明蒋先生当年以有病之身学习静坐，练功中出现的现象和经验是不可以生搬硬套，以偏概全的。他的《静坐修道与长生不老》一书对于习练静坐的功理功法作了进一步清晰的阐释。南怀瑾先生对儒、佛、道养生，特别是静坐与修禅都有较精深的研究，著有全集十卷，对养生和老年养生做出了重要贡献。

二、新中国建国后老年养生理论的发展

1949年中华人民共和国建立后，在毛泽东关于"中国医药学是一个伟大的宝库，应当努力挖掘，加以提高"的指示下，中医获得新生，传统养生学和老年养生事业因而得到较大发展。

1. 气功养生理论的发展。古代养生之导引吐纳之术，佛家、道家修炼之禅

---

① 南怀瑾. 静坐修道与长生不老 [M]. 北京：团结出版社，1989: 2, 3.

定、炼内丹、行气、食气、布气，大小周天和胎息等等均为气功，到晋朝开始出现了"气功"范畴，道士许逊著《太上灵宝净明宗教录》书内有"气功阐微"之记载。宋代张君房编著《云笈七笺》中有"论曰：气功妙篇，……"记载各种练气的方术。至近代 1933 年出版了董志仁所著《肺痨病特殊疗养法—气功疗法》一书，1935 年出版了《气功治验录》，已把气功作为治病保健的方法明确提出来了①。而"气功"作为一类养生保健方法被广泛承认和应用则是在 20 世纪下半叶。

（1）气功的内养功的普及。内养功是静功的主要功种之一，明末清初始流传在河北民间，以单传秘授为传承方式。1940 年刘贵珍（1902－1983 年）罹患胃溃疡因缺医少药而饱受折磨，后随该功法第五代传人刘渡舟学功百日零两天后不药而愈，遂成为内养功第六代传人。1957 年他先后主持唐山市气功疗养院，北戴河气功疗养院气功疗法的临床和教学工作。同年 1957 年出版了他著的《气功疗法实践》，1959 年主持编写《内养功》。他在书中明确提出气功疗法范畴包括了"通过姿势、呼吸、心神的调炼，来达到培育元气的目的"②气功的各种功法。气功作为一大类养生健身方法的概念通过刘贵珍得到传播。刘贵珍的重要贡献在于用"气功"把古代传统养生法彻底从宗教的、迷信的、修佛求仙的繁琐神秘程序中分离出来，成为造福广大百姓的养生之术。刘贵珍在改革开放以后继续为我国的养生事业呕心沥血，做出了杰出的贡献。气功不但惠及中国人民，还通过"世界医学气功学会"等组织和个人进行国际交流，已经走向世界。

（2）郭林（1909－1984 年）新气功的创立。郭林曾患心脏病、肺病及子宫癌、膀胱癌，动过六次手术，她以坚强的毅力，边练功边钻研，历经十载战胜了自身疾病，并创立了一套以整体治疗为目标，"动静相兼、三关分渡、辨证施治、调动内因"的新气功。其主要发展为：①以行功为主，动静结合，创造了慢步行功的独特功法；②强调意念导引和呼吸相结合，意、气、形三者的关系，以意为主；③在辨证施治的基础上，采用势子导引、呼吸导引、意念导引、吐音导引、综合按摩导引等五种导引相结合，其中以意念导引为主导；④在行功中采用风呼吸，风呼吸乃古法练功大忌，而"新气功"改革为短促的风呼吸，实践表明疗效明显③。1971 年郭林把新气功推广到社会和广大癌症患者中间，治疗各种慢性疾病和癌症取得显著效果。

（3）健身气功推动我国气功养生的健康发展。在我国 20 世纪 80 年代曾兴起群众性的气功热潮，练功者达数千万，这是气功史上的壮举。但是由于群众性活

---

① 仓道来，宋冠琴．养生万花楼［M］．南宁：广西人民出版社，1993：3.
② 刘贵珍．气功疗法实践［M］．石家庄：河北科学技术出版社，1985：1.
③ 郭林新气功研究会．郭林新气功—治疗功法、挖掘功法、中高级功法［M］．北京：人民体育出版社，1999：1－6.

动缺乏有效管理和引导，鱼龙混杂，少数人披着"气功大师"的外衣进行宗教、迷信活动，大肆商业炒作，蒙骗群众、搜刮民财等等；在此背景下2001年成立了国家体育总局健身气功管理中心。为了弘扬我国传统文化，倡导科学养生健身，"中心"组织专家学者进行理论研究、挖掘、整理古代优秀传统养生健身功法，推陈出新、取其精华、去其糟粕，编创系列健身气功新功法。于2003年首批推出"易筋经"等九种新健身气功，大大推动了全民养生、健身的发展。

（4）气功的功理功法研究发展。①历史上有关气功功理功法的著述文献繁多，但作为一门学科来研究还是近三十年才开始的。1983年马济人写了《中国气功学》，书中论述了气功范畴及其特点，气功与中医理论的关系等；1988年，林厚省主编了《气功学》，他在临床实践和科学实验的基础上全面阐述了气功基本理论及气功疗法，并介绍了40多种气功功法。2005年仓道来、仓道之主编了《健身气功的辩证唯物主义理论基础研究》，书中不仅阐述健身气功的科学内涵、特征、本质，而且阐述了健身气功的唯物辩证法、认识论和伦理道德的基础。2005年在教育部、国家中医药管理局规划指导下，由全国中医药高等教育学会组织全国高等中医院校联合编写，由刘天君主编《中医气功学》，书中阐明了气功的基础理论、实践技能和临床治疗等方面。是第一部进入我国教育部高等教材系列的气功教科书。

2007年吕明主编了《中国医学气功》，阐明了中医气功的治疗作用及其基本操作。这些著作反映了近代气功理论研究的发展。开创了对气功作用机理和气的本质的现代科学研究。1979年由上海原子能研究所顾涵森等开创了用现代科学实验方法研究气功之先河。由20世纪80年代中期至1995年共召开过五届全国气功科学研究学术交流会，出版了四集由胡海昌、吴祈耀主编的《气功科学文集》（北京理工大学出版社）。刊载了150多篇极其珍贵的实验报告，其中相当部分是研究外气效应的，还有对人体处于气功态时各种生理指标的测试研究，包括对微循环、免疫功能、脑电波、脑电图的研究。反映了这一时期我国科学家对气功科学探索性研究的成果，为后人对气功的深入研究提供了基础。

2. 中国科学家用现代科学实验证实人体经络的客观存在为养生提供了依据。

祝总骧（1923— ）教授历经30年研究，根据科学实验揭示了人体经络线的分布位置，证实了人体经络的客观存在和古代经络图的科学性。他提出"经络是多层次、多功能、多形态立体结构的调控系统"理论，发表《针灸经络生物物理学——中国第一大发明的科学验证》①，在中国传统养生文化和现代科学间搭起了一座桥梁。

祝总骧还提出了"312经络百岁健身法"，通过按摩内关、合谷、足三里三

---

① 祝总骧. 针灸经络生物物理学——中国第一大发明的科学验证[M]. 北京：北京出版社，1989.

个穴位、腹式呼吸和以两腿下蹲为主的运动来激发人体经络。每天坚持锻炼25分钟，即有病治病，无病健身，预防中风和癌症等疾病。因其简单易学有效、不花钱而受欢迎，国内外已有上千万人应用此法进行自我养生保健。

3. 近期我国老年养生理论的发展。 改革开放以后的三十年是我国老年养生理论迅速发展的年代。出版了一批老年养生的专著：1982年林乾良、刘正才编著《养生寿老集》，这是一本研究祖国医学对衰老的认识和延缓衰老的措施，以及关于如何防治老年病的专著。书中探讨了中医养生之道及寿亲养老、保健的各种方法。1989年出版了刘正文主编的《中医养生学》，2007年再版。2008年出版王玉川所著同名书。它们都是较系统、全面地阐述中医养生的理论性著作。既从理论上为老年养生提供了系统而又丰富的摄生知识，又从实践上为人们、特别是老年人提供了诸多的养生形式，以及行之有效的方法。

1994年耿德章主编《中国老年保健全书》。它是我国卫生部保健局组织长期从事老年养生保健专家编写而成的。全书内容丰富、博采众长、集全聚新、具有一定的学术价值和实用价值，对老年养生保健长寿有着重要指导意义。1999年至2008年间免疫学家冯理达（1925—2008年）著《健康健美长寿学》六集，该书以养生和老年养生为中心，旁征博引，古为今用，内容极丰富。传授的养生健康长寿功法，简明扼要，易学易练，为老年养生提供了很好的方法。该书集的第二集特别收入她本人主持的系列气功免疫学实验研究成果，为气功养生提供了医学基础理论根据。

此外，还有很多学者在探讨老年科学养生、传统与现代养生等，试图揭示老年养生与保健的一般原则及其规律，继承和发扬中华传统养生之精华，并努力用现代科学之观点和方法深入研究，使之发扬光大，造福中国人民和世界人民。

第三节　国外老年养生理论的产生和发展

"养生"是一个具有浓厚中华传统文化特色的范畴，在国外没有与"养生"直接对应的范畴。但自古以来，凡是有人类生存的地方，就有人们对健康长寿的向往和追求以及各具特色的养生保健活动。

就养生理论体系来看，大致可分为西方养生理论体系和东方养生理论体系。东方主要指中国、印度以及受中华文化影响的日本、朝鲜、韩国、东南亚地区的大部分国家，西方主要指欧美等发达资本主义国家。

一、西方老年养生理论的产生与发展

西方养生理论产生于古希腊罗马时期，早期的西方养生理论比较零散且笼

统,并没有关于老年养生的专门论述。文艺复兴时期,随着近代西方科学的发展,才有了专门针对老年养生的理论阐述。

1. 古代的老年养生思想

古希腊和古罗马时期的西方古代医学具有朴素的整体观念,认为疾病是互相影响的各种因素互相作用的结果,它注重人与自然的关系,最高的指导原则是"平衡"。在西方古代医学观念中包含着丰富的养生思想。

古希腊医学始祖希波克拉底(Hippocarates,公元前460年-公元前377年)有两部关于养生的专门著作,一部是《论健康的养生》,另一部是《养生论》。在这两部著作中,他按人体的不同体质和体格将人分为肌质型、肥胖型、体瘦型,认为不同体质的人应依春夏秋冬各个不同季节,采用不同运动方式进行养生。他说:"阳光、水、空气和运动是生命和健康的源泉。"① 这些思想为老年养生奠定了古代西医学理论基础。

此外,希波克拉底的医学思想中还包含了其他一些养生观念,如精神养生和饮食养生。在精神养生观上,希波克拉底强调环境和社会压力对于人的活动和心理异常的作用,认为人具有精神,精神活动主要与脑有关。他说:"欢乐、愉快、欣幸、嬉戏;苦恼、悲伤、不满和烦忧等,都是从脑产生出来的……而我们所以会疯狂、胡言乱语、深夜或黎明时被郁苦和恐惧所笼罩,同样也是由于脑的存在。"他对不重视精神养生而出现的变态心理现象作了粗浅的分类,即分为狂病、郁病和昏迷。脑活动影响病人治疗结果的观点构成其精神养生的基础。在饮食养生观上,希波克拉底指出"我们应该以食物为药,饮食就是你首选的医疗方式。"希波克拉底还指出长寿的秘诀:"避免一切能引起缩短寿命的损伤,对一切事情保持节制。"②

另一古罗马时代的名医盖伦(Galen,公元129年-公元199年)在希波克拉底四体液说和自己长期实践观察的基础上形成了完备的医学理论,其中涉及到养生与治疗理论。盖伦以恢复体液之平衡状态为原则,遵循四大原质相生相克的原理,即热病以冷方、湿病用干方,分析药方的冷热干湿。这一强调身心平衡说的医学传统,认为平常养生是维持健康的主要途径,非到万不得已,不要使用医药,因此选择良好的居住环境,均衡饮食,良好的生活习惯,运动,正常睡眠,情绪稳定均是身体健康不可或缺的要素。他的医学思想一直影响到文艺复兴,同时还奠定了自然养生的基础。

希波克拉底和盖伦虽然没有直接关于老年养生的论述,但其中包含的老年养生思想直接影响了近现代西方老年养生理论的产生和发展。

---

① 关春芳.登上健康快车[M].北京:北京出版社,2002:29.
② 沈艺.中西方养生观的调查与文献研究[D].北京中医药大学,2006:19,20.

2. 中世纪的老年养生理论

欧洲的中世纪被称为医学的黑暗时期，因为基督教认为人是为了赎罪而活，灵魂是高尚的，肉体是可恶的，疾病是对人作恶的惩罚，对于疾病就要忍受。遇到疾病，人们认为医药无济于事，只有祈祷才能有所挽救。这些观点使医学发展受到了严重阻碍，故而在养生方面没有太多的专门而具体的论述。不过，基督教注重精神对生命的作用，认为人要追求完美人格，而实现这一目标需要信仰，从而拥有健康人格，健康身体；认为自私、嫉妒、愤怒、贪婪、自怜等，是百病之源。"喜乐的心乃是良药，忧伤的灵使骨枯干"。从生命观和健康观来看，基督教的这些思想对精神养生理论的发展也有一定的积极意义。

在中世纪的阿拉伯国家，人们在古希腊的希波克拉底和盖伦开创的医学体系的基础上，利用自然科学取得的成就，不断地纠正自己的错误，使医学与养生理论得到了很好的继承和发展，形成了伊斯兰医学和传统养生学。

伊斯兰医学以盖伦的六大非自然因素：空气、运动或休息、睡眠、饮食、排泄、情绪为理论起点，发展出伊斯兰医学中的平衡原理学说。其平衡原理主要体现在三个层面：微观的体液生理平衡、个人身体和心灵平衡、总体的人和外在环境的和谐平衡。

波斯医学家阿维森纳（Avicenna，公元 980 年—公元 1037 年）撰写的《医典》中涉及众多的养生思想，比如对病原体的预防，强调年龄与饮食的关系，详述了住宅、衣服、营养卫生方面的知识，并用很大篇幅记录了各种药物治疗，尤其推崇使用泥疗、水疗、日光和空气等自然疗法。阿维森纳指出：恐惧、焦虑、抑郁、嫉妒、敌意、冲动等负面情绪，都是破坏性的情感，长期被它们困扰就会导致生理疾病的发生，人只有学会应对和适从外界社会的变化，平和地面对所发生的一切，才能身心健康。

3. 近现代老年养生理论

文艺复兴时期产生了现代意义上的西方医学，近代老年养生理论也随着西方医学的发展而演进。这段时期的老年养生理论一方面要从各个相关的分支学科上去寻找，另一方面受西方医学以"肉体人"为假设前提的限制，治疗和保健的关注点集中在人的生理方面。

近代医学中的保健学、营养学、心理学、药理学、预防医学、康复医学、药理学等都形成了针对老年性特点的分支学科，丰富了老年养生思想。这一阶段老年医学是与老年养生理论最为密切相关的理论。1724 年，英国人 Floyer 写了有关老年保健的第一部专著《老年保健医学》，奠定西方老年医学的基础。19 世纪之后，西方医学认为研究、治疗老年疾病是维持生命的关键，此后老年医学兴起，美国医生 Nascher 1909 年首次应用"老年医学"这一名称。近代法国生物学家梅奇尼柯夫在 1908 年写了养生著作《生命的延长》，1910 年胡夫兰德发表养生学专著《人生延寿法》。后来，德国人格罗伯尔撰写了《新长寿学》，全面地论述了养生延年益寿的理论和方法。

不过以"肉体人"为假设前提的近代医学深刻影响着近现代西方世界的健康观，使得在西方找不到与中国"养生"对等的范畴。在一份有关"中西方养生观"的调查材料中发现：2005 年，美国只有 20% 的人认为健康与人的心理和精神有关。

随着近代科学的发展，人们发现养生问题不能依靠一门学科独立解决，于是交叉学科逐渐成为近代科学的发展趋势，医学也开始了向现代医学的过渡。

二、东方老年养生理论的产生与发展

东方养生理论是指以东方医学为载体的东方传统养生理论。东方医学是从整体理解机体的生理、病理的。其研究方法是利用个人敏锐的内省能力体察生命现象及其相互联系，从而找到内在规律。对东方传统养生理论阐述比较集中且有重要贡献的国家是中国、印度和日本。

1. 印度传统的老年养生理论

印度是世界四大文明古国之一，有着悠久的历史文明。其传统的养生保健理论有五千年的历史，至今仍影响着人类的健康保健实践。

古印度的养生保健理论又称"生活健康知识"，在养生实践上注重整体的医疗方法，其理念是通过预防和治疗慢性病，实现自我的救治；其方法是创造和维持身体的内部平衡，以达到身体和心灵的健康，提供更多的能量维持日常生活；其追求的最高目标是无疾无痛长命百岁；其载体主要是印度医学、阿育吠陀养生理论、瑜伽养生理论。

（1）印度医学。印度医学为老年养生理论奠定了医学基础。印度医学合理使用自然主义理论去整理和解释凭经验系统观察到的东西，其传统医学是关于生命的科学。

反映印度古代医学文化的著作有大约创作于 7 世纪中叶的《医理精华》和 1912 年整理出版的《鲍威尔写本》等。尽管这两部医书并未明确提出养生的方法与理论，但是却比较详尽地阐述了医学理论。印度医学认为，人体和宇宙间一切都是由 Panchamahabhatas 组成，人的躯体、精神与灵魂互为补充。而人的生理、病理可用其 Tridosha 理论来解释。其诊疗保健重视整体观念，以改善生命活动、增强抗病、免疫功能为重点。其中，提到的"不同季节对应人体的不同体液"或许可以为人们日常养生起到指导作用。

古印度养生学认为人的身体可分成七个能量中心，被称为"七轮"——顶轮、眉轮、喉轮、心轮、胃轮、脐轮、核基底轮，含括了主要的人体器官。若这七个脉轮处于平衡和谐状态，人的身心就会健康，反之则会出现身体不适的症状。而按摩可以促使脉轮达到相对和谐的状态。

（2）阿育吠陀（Ayurveda）的老年养生理论。阿育吠陀养生理论有两大功能：治病以及教导人们如何生活，如何保持健康。人们身体状况正常，健康没有问题时，阿育吠陀医学可作为保健养生的知识，生病时则可用以治疗疾病。

①养生的整体观。阿育吠陀讲求的是整体保健，它的保健宗旨是全方位的。它将身、心、灵视为一个整体，教导人们与自然界和谐共存，从而达到肉体、心灵和情绪上的健康。阿育吠陀认为，身体健康与否，取决于整个身体系统是否处于平衡状态。身体的不平衡是由于不适当的饮食习惯和不正确的生活方式，以及外伤、病毒等因素引起。在这些因素中，有些因素是自己无法控制的，但是，生活方式和饮食却是自己可以控制的。

②它的经典养生疗法有：按摩疗法、冥想滴油疗法。在印度的卫生保健事业上，阿育吠陀一直发挥着重要作用。

（3）瑜伽养生理论。"瑜伽"从印度梵语"yug"或"yuj"而来，其含意为"一致""结合"或"和谐"。瑜伽是一个通过提升意识，帮助人们充分发挥潜能的哲学体系及其指导下的运动体系。瑜伽姿势是一个运用古老而易于掌握的方法，达到身体、心灵与精神和谐统一的运动形式。

古印度的"瑜伽"信徒认为通过运动身体和调控呼吸，可以控制心智和情感，以及保持健康的身体。

在印度的传统养生理论中，除了老年病学对于老年养生和保健具有针对性之外，阿育吠陀医学和瑜伽养生学并不是专门针对老年群体，而是面向各年龄层的人群。在理论上，老年养生可以吸纳以上不同体系的养生理论，但在具体的实践中，老年人进行养生保健时应选择适合自身年龄段的运动模式。

2. 日本传统养生理论

在上古时代，日本医疗以具有宗教色彩的咒术为主；在古坟时代，中国医学及养生思想开始传入日本；奈良时代至平安时代，日本朝廷将大量的留学生派遣到中国，积极学习隋唐医学及中国养生思想；室町时代中后期，金元四大家的学术思想开始传入日本。以曲直濑道三为主的医家在中国传统医学的基础上，结合既往的医学知识，创立了日本后世方派。从此日本医学有了具有民族特色的医学发展体系，同时深刻影响了日本养生学界。

江户时期是日本独特的文化、民俗及传统医学发展最灿烂的时候，养生思想也得到较大发展：①后世方医学家曲直濑道三提倡的李朱医学在日本占有主要位置。道三流派门下的口诀派重视以调息与导引调整身心，引用中国明代各种养生书，提倡锻炼心身的重要性。②以名古屋玄医为代表的古方派。提倡回溯到唐以前医学的重要性，反对后世方派。后藤艮山在玄医的基础下，提出"一气留滞说"，反对阴阳五行、运气与脏腑经络学说。艮山广泛应用民间疗法与《伤寒论》的指导思想相结合，强调自我养生康复的重要性。③"儒医"贝原益轩的《养生训》八卷为日本儒学养生论的最重要著作。④泽庵禅师重视中国传统哲学思想对于医学养生学的指导意义，推崇有利于健康的饮食方法，并与自我养神法相结合。白隐通过自己克服禅病的经验，提倡内观法和软酥法有利于心身保健。白隐的养生思想及丹田呼吸法对后世日本养生流派的影响很大，深刻影响了冈田静坐法、调和道等等。

明治维新时期，日本汉方医学因大力引进西方技术而受到严重压抑，直至近代，西医由于出现了越来越多无法解决的问题，日本汉方医学重新兴起。1967年，日本开始接受汉方医学药物进入健康保险允许使用的药物名单，时至今日，共有148种汉方药剂获得承认。

近年来，日本把先进的科学技术用于汉方制剂的疗效和机理的研究上，在强身健体、延缓衰老方面取得了很大的进展，为老年养生理论提供了现代医学基础。

第四节　当代国外老年养生理论的发展

二战以来，随着物质生活水平的提高，各国的人口数量尤其是结构发生了巨大的变化，由此形成的人口老龄化趋势带来的挑战也越来越大，引起社会的广泛关注。各国纷纷加强了老年保健制度的研究和实践，为老年养生积累了丰富的经验，促进了现代老年养生理论的发展。老年养生注重科学性已经成为当代老年养生论理论的发展趋势。

一、东方国家的老年养生理论和实践

东方的日本、印度是比较重视养生的国家，其当代养生理论受传统理论和当代科学影响，可以归结为以下几点，即：预防为主、医食同源、心态健康。

1. 日本的老年养生理论和实践

日本是一个比较重视通过饮食调理进行养生保健的国家，主张"以食治之，食疗不愈，然后命药"。简单而有效的饮食调理是老百姓首选的养生方法，主要体现在以下两方面：

首先，日常饮食均衡，注意节制。日本饮食强调均衡，主食、副食和蔬菜的搭配要合理。日本料理内容十分丰富，包括鱼、蔬菜、豆类、水果、海藻等。日本人喜欢吃新鲜食物，很少吃加工肉类和加工食品。吃饭时要细嚼慢咽，只吃八分饱。

其次，自制保健食品，药食同源。中医药在六七世纪由中国传入日本后，药

食同源的思想深入民心，服用保健食品在日本民间非常普遍。现在尽管日本经济增长长期以来一直徘徊在1%~2%之间，但是保健食品的年均增长却超过14%。

饮茶作为保健的一种手段，为朝野民众所喜爱。日本人常喝的茶有猕猴桃茶、红花茶、橄榄茶、薏苡茶等。时常饮用花草茶，可以有效预防老年痴呆和心血管疾病，降低胆固醇、消炎抗癌。

日本主妇乐于煮药膳，有止咳祛痰、健胃清肠、消炎解毒等功效。还时常自制果酒，用以保护心脏，调节女性情绪。煮纳豆是日本传统食品，常吃可有效预防中风、心脑血管梗死、动脉硬化、高血压和高血脂，对中风后遗症偏瘫也有很好的作用[1]。

当代日本人还对原有的养生理论及实践进行了一定程度的创新。1944年，日本学者岩渊亮顺通过与东方医学、民间疗法进行研究比较，发现佛家医学与古印度医学、中国传统医学等东方医学有着天然的"血缘"关系，如药膳食疗、重视信仰在疗疾治病中的作用等。他花费了35年的时间编撰了《释迦健康法》一书[2]。

日本现在还出现了一种色彩心理疗法的养生保健方法。它是以一种瓶装的彩色精油为载体，每瓶精油分为上下两种颜色。长期佩带，瓶子里的颜色会逐渐被人吸收，直至呈透明色，从而达到调节心理、预防疾病的作用。

此外，日本养生专家还总结出通过锻炼颈部、脊柱、腿部等方式，达到增强体质、预防疾病、缓解病痛的目的。近年来，日本养生家又提出了通过睡眠来保持身体健康，健康的睡眠方式有睡平板床、枕木枕等。这样有助于矫正脊椎小关节紊乱，增加肺活量，减轻对心脏的压迫，促进肾功能等。垂钓也是一种绝好的养生活动。还有朗诵诗歌是一种既健心又健身的活动。专家们认为，老人朗诵诗可增加肺活量，改善记忆力，甚至还可预防老年痴呆症的发生。

从1967年开始，日本积极推进汉方医学的发展，还在"第三医学"的道路上进行探索，通过探索促进人体内固有的自然治愈力和免疫力，达到强身、延年、抗衰、防老的目的。

2. 印度的老年养生理论

印度的养生理论是与医学理论密不可分的。受传统医学理论和佛教理论的双重影响，印度的养生方法注重身体内部和外部的同时调理。

印度传统医学主要包括阿育吠陀（Ayurveda）、尤纳尼（Unani）、西达（Siddha）、瑜伽（Yoga）和自然疗法。阿育吠陀医学是印度用当地土生的植物和药物治疗疾病的一门学问。近年来，阿育吠陀医学研究中心的研究者对其中有关

---

[1] 隋宏. 日本的药膳料理和养生之道 [J]. 中国民间疗法, 2007, 11: 63, 64.
[2] 郭振东. 鲜为人知的佛门食疗 [J]. 科学养生, 2004, 1, 22, 23.

健康、疾病和治疗的理论进行了多年研究，验证了该医学理论，并对其中的特殊疗法进行了有益的探索和研究，加入了试验等方法[1]。

印度的理疗者认为人体有一种天生的自我治疗能力，注重在治疗时消除体内无用和有害的物质。该法的创始者认为人体是由五大自然元素组成得，任何一种元素失调都会引起疾病，自然疗法就是调动人自身的能力消除沉寂的有害物质，恢复健康[2]。印度的理疗家认为，节食是消除积在体内毒素的最佳方法之一，是自然疗法的一个关键部分。此外，印度医学中也有"气""血""脉"等概念，可进行"刺络"（放血疗法）等疗法[3]。

在饮食方面，印度人嗜爱咖喱，其独特的药用价值，才是真正的可贵之处。医学研究发现，咖喱可以降低胆固醇、减少动脉硬化，预防阿尔茨海默症，抑制癌细胞增生和转移[4]。

在养生方式上，内观、静坐、按摩、良好的睡眠、有规律的生活、适当饮水等对老年人尤为适宜。

印度的卡塔利亚于20世纪90年代创立了"大笑瑜伽"，结合了瑜伽式的呼吸和冥想，让脑部获得更多的氧气，同时也结合了笑的运动，让人感觉充满活力和健康。

3. 其他东方国家的养生理论

在印度尼西亚，传统行医的医生一般都用草药为病人治病。目前，政府开办了一所传统医学院，还成立了一个管理传统药物的理事会。印度尼西亚人认为，传统医生应掌握治疗身体各种疾病及身体保健的丰富知识[5]。

泰国的养生保健方法及习俗颇多。泰国因四季炎热，故喜饮冰茶及冰镇果汁饮料，以求达到开胃降温，祛除暑热的目的。泰国的《暹罗日报》曾介绍过五散步法等，都有利于老年人的身体健康和内心健康。

二、西方国家的当代老年养生理论

二战后，西方各国人口老龄化进程加速，老年医学得到了长足的发展。老年医学是研究人类衰老的机制、人体老年性变化规律、老年疾病的防治特点以及老年社会医学等的一个专业学科。其目的是防治人体过早老化，做好老年人疾病防治工作，组织开展老年保健事业，使老年人健康长寿，能为社会做出更多贡献。它为老年养生学奠定了西方医学基础。

---

[1] 张忠诚，国植．印度阿育吠陀医学研究现状［J］．国外医药·植物药分册，2000，1：18-22．
[2] 杨其嘉．印度人崇尚自然疗法［J］．科技潮，1998，4：139．
[3] 廖育群．印度医学的"脉"与"穴"［J］．中国科技史料，2001，2：152-167．
[4] 林淑蓉．美味咖喱的另一面——防癌又养生［J］．科学生活，2010，5：68，69．
[5] 李微．亚洲诸国养生谈［J］．养生大世界，2005，1：59．

1. 当代老年养生理论

20世纪70年代以后，医学的"生物医学模式"和"生物、心理、社会医学模式"，形成了现代医学发展的基本观点、概念框架、思维方式以及发展规范。随着医学模式的转变，医学科学研究的重点已开始从临床医学逐渐转向预防医学和康复医学，医学观念从治疗疾病转向预防疾病，从仅注重生理转向生理、心理并重，在此基础上形成了心身医学、寿命学等学科，进一步丰富了养生学研究内容。人们也认识到养生是一个系统工程，区别于中西医的治疗医学、保健医学、预防医学、康复医学。事实上，现代医学正沿着两个方向发展：一方面进一步沿着分子水平继续分析，另一方面沿着人体到生态进行辨证综合，整体联系，这样就为老年养生学奠定了西医学基础。同时，健康观念也不断地更新。1978年，世界卫生组织发表了《阿拉木图宣言》，认为健康不仅是没有疾病或不虚弱，而且是身体、精神的健康和社会适应良好。1989年，世界卫生组织对这一观念进行更新，健康指躯体、心理、社会适应能力、道德情况良好。在健康认识发展的基础上，对养生有了新的认识，即"调养生命，促进身心的健康长寿"[①]。这样就为老年养生确立了养生健康的新理念。

西方当代老年养生理论在新的健康观念和科学研究方法的指导下也逐步完善。老年医学发展成为研究人类寿命和人类衰老的原因、规律、特征、机制，探讨延缓衰老的对策，老年性疾病的防治，不断提高老年人生活质量，促进老年人身心健康的综合性边缘学科。在全球人口老龄化迅速增长的21世纪，如何通过生命科学研究和探索，达到世界卫生组织提出的老年人应该保持体格健康、心理健康、社会良好适应性，来保护老年人合法权益，提高老年人生活质量，成了从事老年医学工作者的一项重要任务。许多国家积极尝试老年养生的实践与探索，主要体现在对老年保健制度的设计和实践上，它对于老年养生有着重要意义。

2. 衰老机制的研究

衰老机制的探讨为老年养生提供了依据。衰老机制是个具有"复杂"特点的理论，其研究近几年来引起了不同领域的研究者的广泛关注，他们充分发挥西医的现代科学优势，在衰老机制的理论研究以及延缓衰老的实践上做了积极的探索，并取得了一定的成果。但是不同的研究者对于衰老机理的理解仍然没有达成统一的共识，存在着较大的分歧。衰老机理极其复杂，其学说不下数十种。本文选择几种作简要的介绍。

（1）端区假说。端区亦称端粒。1938年Müller等从果蝇染色体末端研究提出端区的概念，但对其化学组成一无所知，1978年Jesorph从四膜虫的研究获知

---

① 田清淼，田枫. 传统与现代养生学［M］. 北京：中国社会出版社，2009.

端区由富含鸟嘌呤（G）的重复序列组成。1991 年 Harley 提出衰老的端区假说，其后 Wright 等用实验证实染色体端区的缩短是导致人类体细胞衰老的重要原因之一。

（2）DNA 损伤修复学说。人类细胞中的 DNA（DNA 由两条脱氧核糖核酸链组成，两条链互相缠绕如麻花状）在内环境（如自由基）和外环境（如阳光中的紫外线、化学物质等）损伤因素作用下，DNA 受损伤而致 DNA 链断裂，以一条链断裂为最多见。DNA 链断裂则遗传信息不能准确无误地传至下代，但细胞具有一整套修复 DNA 链断裂的酶系，因此遗传信息才能从亲代传至子代。持 DNA 损伤修复学说的人认为，生物衰老时，修复损伤 DNA 的能力下降，致使损伤积累，引起基因及其表达异常，最终引起生物衰老。Bohr 等认为，免疫系统负责对机体进行整体水平的监管；而 DNA 损伤的修复能力则用以负责对机体进行 DNA 水平的监管。因此增强 DNA 损伤的修复能力不仅关系延缓衰老，而且将成为许多疾病的防治手段。Hart 及 Setlow 用 7 种哺乳类动物（如大鼠、小鼠、牛及人等）研究动物最高寿命与修复损伤 DNA 能力的相关性，发现皮肤成纤维细胞对紫外线诱导的 DNA 损伤修复合成率与动物最高寿命有良好的正比关系。

（3）随机性衰老学说。1956 年，Harman 正式向科学界提出了自由基衰老理论，从分子水平揭开了随机性衰老理念的序幕，此后，该理论又进一步发展为氧化应激衰老理论，该系列的理论很好地回答了需氧生化副反应的随机伤害，并一跃成为最受关注的衰老理论。但是机体内还存在另一类不需氧的重要生化副反应——非酶糖基化，现已证明其与很多疾病以及衰老密切相关，而考虑到自由基理论和氧化应激理论对此无法作出解释，有研究者提出了非酶糖基化衰老理论。由于自由基氧化和非酶糖基化分别代表了机体内与能量代谢相关的需氧和不需氧的基本生化副反应，从而使随机性衰老理念根据更可信得到了很好的巩固。

三、当代老年养生理论发展特点

尽管东西方对于养生的认识不尽相同，可是依然可以找到二者的共同点。首先，养生，重在调养心态，即保持年轻的心态，拥有乐观的心态，安详平静不紧张，是延年益寿的绝好良方。其次，养生的外在体现是体魄的强健。但是在如何使体魄强健方面，东西方却存在一定的差异，受中国文化影响的日本，提倡的是"养"，即从内部进行调理；而西方国家则从"健"的角度，侧重从外部进行改善。其实二者是不可偏废的，一方面，外部的康健是通过内部的改善而达到的，而内部的和谐也需要外部的健壮。

1. 复归古法，贴近自然

尽管西方医学越来越发达，但是近年来，国外却出现了向古法复归的趋势。这一方面是由于现代西方医学对一些顽固的疾病经过多年研究仍束手无策，促使医学界重新重视古方疗法；另一方面是由于现代西方医学具有一些无法克服的局限性，人们希望能够找到一种更为安全和便捷的治疗方法。印度的阿犹尔伟达医学以及德国的顺势疗法等，均因此种原因重新得到重视。

2. 源自古代，略有发展

当代外国老年人的养生理论是与古代理论一脉相承的，只是在具体方式上融进了现代元素，略有发展。如印度近年来流行的"大笑瑜伽"，就是在原有的瑜伽运动的基础上添加了新的动作，引人发笑，从而达到有益身心的效果。

3. 西方替代医学的兴起、多方融合，重视中医药

随着现代社会交流的增多，国外养生的理论也有了新的发展，呈现出东西方融合的趋势。东方的日本、韩国日益重视养生的科学性，而美国、英国等西方国家的老年人开始重视印度古法瑜伽的养生效果，荷兰等国家也开始了对冥想和静坐的研究。此外，中医药在国外老年人养生理论的发展过程中也起到了非常重要的作用。英国、沙特阿拉伯、新加坡等地都开办了中医药研究和培训机构，重视使用营养中药和中成药产品。

当代养生重在将东方智慧和西方科学相融合。日本著名的心脏外科专家东京大学名誉教授渥美和彦等提出"第三类医学"的概念：克服东西方医学的障碍，重视在基础研究和临床研究两方面发展，为人类创造第三类医学即综合医疗的道路。把在适合个人体质、个性的基础上进行综合医疗作为指针。把这个思想应用于维持健康、预防疾病、治疗疾病。对人类的身体、精神、社会的真正的健康做出贡献。这股潮流已对21世纪人类社会的医疗保健模式产生巨大影响。

其包含的内容还可以列入下表：

自然疗法	传统东方医学（主要指中医和日本的汉方等）
自然食品	
环境医学	针灸
社交健康管理	印度传统疗法
	西藏医学
过去的生活治疗	美国印第安人疗法
非化学药物疗法	拉丁美洲地方民族疗法

(二) 体磁的应用

(1) 体磁的应用

长、短波及人工照射
电针
电磁场
电刺激和磁神经刺激装置
电磁共振装置

(2) 改变饮食、营养、生活习惯

改变生活环境
饮食疗法
微生物技术
添加维生素
使用营养强壮剂

(3) 中草药医学　有3200多种草药用于治疗

(4) 运用手法的治疗

指压
接触疗法
味觉治疗
体场治疗
按摩
脊椎调整治疗

(5) 药理学生物学疗法

抗氧化剂
细胞疗法
维生素静脉滴注
代谢治疗

(6) 身心控制疗法

精神疗法
催眠疗法
生物反馈
冥想
瑜伽
艺术疗法
祈祷疗法

音乐疗法
舞蹈疗法
幽默疗法
心理座谈疗法
诱导想象疗法
帮助协助组织

替代医疗体系

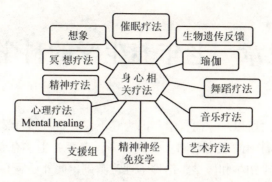

图2　美国国家卫生研究院（NIH）替代医疗部门的调查研究范围

主要参考文献

[1] 崔建林. 周易全书 [M]. 北京：中国戏剧出版社, 2007.
[2] 宋建华. 黄帝内经 [M]. 北京：中国戏剧出版社, 2007.
[3] 李耳, 庄周. 老子·庄子 [M]. 北京：北京出版社, 2006.
[4] 李土生. 儒释道论养生 [M]. 北京：宗教文化出版社, 2002.
[5] 净慧法师. 柏林禅话 [M]. 石家庄：河北佛协虚云印经功德藏, 1999.
[6] 林乾良, 刘正才. 养生寿老集 [M]. 上海：上海科学技术出版社, 1982.
[7] 王玉川. 中医养生学 [M]. 上海：上海科学技术出版社, 2008.
[8] 沈艺. 中西方养生观的调查与文献研究 [D]. 北京：北京中医药大学, 2006.
[9] 蔡源林. 伊斯兰教医学与养生 [M]. 台北：中央研究院历史语言研究所, 1999.
[10] 田清涞. 传统与现代养生学 [M]. 北京：中国社会出版社, 2009.
[11] 卡琳·舒特（德），郑士发. 印度养生疗法 [M]. 台北：台北智慧大学出版有限公司, 2003.
[12] 王学礼, 郑怀林. 世界传统医学养生保健学 [M]. 北京：科学出版社, 1998.
[13] 水禾. 外国人是怎样保健的 [M]. 长春：吉林人民出版社, 2009.

第三章 老年养生学的科学基础

老年养生学之所以是一门科学,因为它不仅有着自然科学的理论基础,而且有着哲学、社会科学的理论基础。具体说来,老年养生学有着科学的哲学基础,有着系统科学、生物学和医学、伦理学理论基础,此外还有心理学、社会学和美学等等基础。我们仅就老年养生学的哲学、系统科学、医学基础作些说明。

第一节 老年养生学的哲学基础

老年养生学有着坚实的科学哲学基础。我国古代的哲学家、养生家所提出的气的一元论唯物主义哲学和阴阳辨证统一观已经为老年养生学奠定了古典哲学基础。马克思主义哲学为老年养生学奠定了现代科学哲学基础,它使老年养生学真正成为科学。

一、古典朴素唯物论辩证法的理论基础

老年养生学同哲学密切相联。老年养生学可以建立在唯物论和辩证法基础上,也可以建立在唯心论和形而上学基础上,因为任何理论都不可能离开哲学、离开理论思维的指导。社会中的每个人都会自觉或不自觉地以某种哲学指导,或者以正确的亦或不正确的哲学指导。恩格斯曾经说过:"不管自然科学家采取什么态度,他们还是得受哲学的支配。问题只在于:他们是愿意受某种蹩脚的时髦哲学的支配,还是愿意受某种以认识思维的历史及其成就为基础的理论思维形式的支配。"[①] 我国古代哲学家、养生家和医家提出的元气学说、精气学说和阴阳学说,为老年养生学奠定了朴素的唯物辩证法哲学基础。

1. **关于气的一元论学说**。我国古代哲学家中的许多人都把世界的本原概括为气、元气,从而创立了唯物主义的气的一元论哲学。这种哲学为老年养生学奠定了古代朴素唯物主义理论基础。

北宋唯物主义哲学家张载(1020—1070年)把气看成世界的实体、世界的本原,他说:"太虚即气。""凡可状皆有也,凡有皆象也,凡象皆气也。""有"

---

① 恩格斯. 马克思恩格斯选集(第4卷)[M]. 北京:人民出版社,1995:308.

就是存在,"象"就是现象,就是说,一切存在的东西都有气。他又说:"太虚无形,气之本体;其聚其散,变化之客形尔。""太虚不能无气,气不能不聚而为万物,万物不能不散而为太虚。"张载认为,气聚有形,目光可见;气散无形,目光虽看不见,但却存在着。气充满于太虚,它上升下降,迅速运动,高飞远扬,没有停止①。

张载从气的唯物主义一元论哲学出发,提出了"气化论",即"由太虚,有天之名;有气化,有道之名。""气化者,气之化也。"他认为,人也是气凝聚而成的。气的本性,也就是人的本性。在他看来,人的生死是气化的必然现象,气聚而生,气散而死,人死以后,其气归于"太虚"(天空),无所谓生死轮回,更没有什么超脱人生的"涅槃寂静"的彼岸世界②。

我国古代哲学家在总结实践经验的基础上,又明确地提出了元气是万物本原的唯物主义一元论哲学,东汉哲学家王充发展了气一元论学说,他认为,元气是万物的本原,气的交感和变化,产生了万物和人类。他说:"万物之生,皆禀元气。""元气未分,混沌为一。"又说:"天地含气之然也""天地合气,万物自生,犹夫妇合气,子自生矣""夫复于上,地偃于下,下气蒸上,上气下降,万物自生其中间矣。"其意是说,天地万物的变化发展皆是因元气聚散而形成的。王充还认为:"人未生在元气之中,既死复归元气,元气荒忽,人气在其中,人未生无所知,其死归无知之本,何能有知乎?"因为"人死血脉竭,竭而精气灭。"③

我国古代气的唯物主义一元论学说,为老年养生奠定了古典唯物主义基础。老年养生之道就是健康长寿之道,老年养生的核心就是保养正气,抵御邪气。人体内之气来源有三:一是禀父母遗传而来的先天之气,二是后天的营养物质而来的水谷之气,三是靠肺吸入的氧气转化而来的气。人的这些气离不开人的后天调养。名医李东垣在《脾胃论》中说:"气乃神之祖,精乃气之子。气者,精神之根蒂也。大矣哉!积气以成精,积精以全神……。"又说:"凡在身形之中,所保者莫先于元气④。人体内的正气主要有元气,此外还有卫气、宗气、中气、营气、脏腑之气等等。如若人的正气充足、旺盛,则人的精力充沛,朝气蓬勃,健康长寿;如若正气不足,虚弱,那么病气就乘虚而入,使人生病。元代邹铉在续增的《寿亲养老新书》中说:"安乐之道惟善保养者得之。孟子曰:我善养吾浩然之气。太乙真人曰:一者少言语养内气,二者戒色欲养精气,三者薄滋味养血

---

① 北京大学哲学系中国哲学史教室. 中国哲学史(下册)[M]. 北京:(内部教材),1973:366,368.
② 北京大学哲学系中国哲学史教研室. 中国哲学史(下册)[M]. 北京:(内部教材),1973:372.
③ 仓道来,宋冠琴. 养生万花楼[M],南宁:广西人民出版社,1993:72.
④ 刘占文. 中医养生学[M]. 上海:上海中医学院出版社,1989:108.

气,四者咽精液养脏气,五者莫嗔怒养肝气,六者美饮食养胃气,七者少思虑养心气。人由气生,气由神往,养气全神,可得真道。"① 因此,老年养生之道,从一定意义上说,也可称之为养气之道。这样,老年养生学就建立在古典唯物主义基础上。

2. **关于精气学说**。精气学说是我国古代又一重要学说。它是元气学说的深化和进一步发展,并进一步为老年养生学奠定了唯物主义基础。在我国的战国时期,哲学家们创立了精气学说。在《管子》一书中,明确地提出了道就是气,精气乃是精微之气,即"精也者,气之精者也"。书中认为,万事万物都是由精气形成的。"凡物之精,比则为生,下生五谷,上为列星。"其意是说,精气充塞天地、深渊大海、精气流动不息,充塞于人体中,精气之结合产生了宇宙的万事万物。精气学说认为,精气不仅是物质世界的根源,而且是构成人的生命的物质基础,《管子》中说:"凡人之生也,天出其精,地出其形,舍此以为人。"在《管子》的作者看来,气在人体中起着重要的作用,"气者,身之充也。""精存自在,其外安荣;内藏以为泉原,浩然和平,以为气渊。渊之不涸,四体乃固;泉之不竭,九窍遂通;乃能穷天地,被四海,中无惑意,外无邪菑。"《管子》书中说:"气,道乃生,生乃思,思乃知,知乃止矣。"② 其意是说,有了精气,才有了生命,有了生命,才能有思考,有思考才有认识、思想和智慧。这种看法,无疑是很唯物的。

精气学说为老年养生学提供了又一唯物论哲理基础。既然精气在人体中起着重要作用,那么老年养生就是为了保养精气,以使精气充足、旺盛,扶正气,驱邪气,达到祛病健身之目的。我国古代的养生家正是根据此哲理提出了精、气、神三者为人身的"三宝"。他们认为精能化气生神,精乃气和神的基础。《素问·上古天真论》中说:只有"积精全神",才能祛病延年。明代医学家张景岳说:"精不可竭,竭则真散。盖精能生气,气能生神,营卫一身,莫大乎此。故善养生者,必宝其精,精盈则气盛,气盛则神全,神全则身健,身健则病少,神气坚强,老而益壮,皆在乎精也。"③ 可见,精是人健康长寿的根本,对于老年人来说保精、养气、养神更是健康,防病追求天年的根本。

3. **关于阴阳学说**。阴阳是我国古典哲学辩证法最重要的范畴。这一学说的创立,进一步为老年养生学奠定了古典唯物辩证法哲学基础。

系统地阐述阴阳辩证统一观的是《易传》。《易传》是对《易经》(称"易""周易")的卦、卦辞、爻辞作出的解释、说明、补充和发挥。阴阳学说是《易

---

① 林朝良,刘正才. 养生寿老集 [M]. 上海:上海科学技术出版社,1982:280.
② 北京大学哲学系中国哲学史教研室. 中国哲学史教学资料选辑(上册) [M]. 北京:中华书局,1977:80 - 83.
③ 刘占文. 中医养生学 [M]. 上海:上海中医学院出版社,1959:28.

经》辩证法思想的核心。《易经·系辞》中认为："阴阳合离则刚柔有体，以体天地之撰，以通神明之德。"又说："一阴一阳之谓道。""刚柔相摩，八卦相荡。""刚柔相推而生变化。"其意是说，天地未分时的原始混沌统一体，即太极，其内部有天地或阴阳两种相对的势力，二者对立统一产生四时的变化，四时内部的对立统一产生了代表天、地、风、雷、水、火、山、泽的八卦，八卦内部的对立统一产生六十四卦，形成了宇宙万事万物的变化。

古代的哲学家把阴阳学说运用于解释人，认为人也是阴阳转化而来的。《吕氏春秋·知分》中说："凡人、物者、阴阳之化也；阴阳者，造乎天地而成者也。"《素问·宝命全形论》中说："人生有形，不离阴阳。""生之本，本于阴阳[①]"在《黄帝内经》看来，人体充满着阴阳的对立统一，阴和阳之间是互相依存，即"孤阴不生，孤阳不长。"阴和阳之间是互相渗透的，即阴中有阳，阳中有阴，阴阳之中又有阴阳，但它们之间又是对立的，即阴静阳动，阴降阳升，阴寒阳热。这些观点，深刻地阐述了阴阳的辩证统一。

阴阳学说是老年养生学的理论基础。这一学说认为，人体是由阴阳构成的统一整体。人的前面为阴，属木，主收藏，生养之处；人的背部为阳，属金主开放，运营之所，护卫形体。人的上面为阳，属火，为升，主动，应灵活；下为阴，属水，为降，主静，应稳定；泥丸宫居中，属土，主中和，是阴阳交会处。体表为阳，体内为阴，二者统一构成人体。人体的阴阳平衡是人体保持相对稳定性，使人不至于生病，如果人体内阴阳失调，就会生病。中医治病正是抓住阴阳这个根本，"阳气者，若天与日，失其所则折寿而不彰。"《黄帝内经》中说："阴精所奉其人寿"。《素问·阴阳应象大论》中说："阴阳者，天地之道也，万物之纲纪，变化之父母，生杀之本始，神明之府也，治疗必求于本。"[②] 治疗"必察其阴阳所在而调之，以平为期"的原则。这个原则也是老年养生学的根本原则。养生和老年养生就是为了确保人体内外的阴阳平衡。就人体内部来说，就是要调整人的脏腑、经络、营卫气血、五官七窍、四肢百骸、皮毛、筋骨、内外表里等等的阴阳协调动态的平衡，就是要保持人的七情六欲的平和、平衡，使其不要过盛。就人体和外部环境来看，通过养生，调整好人体和外部的阴阳平衡，阴阳平衡调节好了，能保持人体的"阴平阳秘，精神乃治"使人体保持健康。我们的一切养生方法都是为了增补人体内的元气以保持人体内的阴阳平衡，达到防病、治病和健康长寿的目的。

二、现代科学哲学的理论基础

马克思和恩格斯创立、列宁和毛泽东等继承并发展了的辩证唯物主义和历

[①] 仓道来，宋冠琴. 养生万花楼 [M]. 南宁：广西人民出版社，1993：78，79.
[②] 唐亦容. 黄帝内经 [M]. 北京：中国文联出版社，1998：24.

唯物主义为老年养生学奠定了现代的科学的哲学基础。

1. **老年养生学的科学哲学理论基础的奠定**。马克思和恩格斯虽然没有创立养生学，也没有创立老年养生学。但是，马克思和恩格斯所创立的辩证唯物主义和历史唯物主义的哲学，为科学的养生学，特别是为科学的老年养生学的创立奠定了科学的哲学基础。

马克思主义哲学是关于自然、社会、人类思维运动和发展的最一般规律的科学。马克思主义哲学所揭示的物质世界运动和发展的最一般的规律，为揭示老年养生学的规律提供了指导思想。可以说，马克思和恩格斯对老年养生学的最大贡献，就在于为老年养生学奠定了科学哲学的理论基础，没有这个理论基础，科学的老年养生学就不可能诞生。

马克思主义哲学产生以前的古代的老年养生学虽然有古代朴素唯物论、辩证法为理论基础，但是，由于这种哲学是建立在古代自然科学基础上，带有感性直观和朴素的性质，因而它虽然包含合理思想和有价值的东西，但并没有达到科学的性质。近代西方的老年养生学是建立在形而上学唯物论和抽象人性论基础上的，虽然其中包含着许多有价值的东西，但由于它们不懂辩证法、不了解人的社会性，又缺少现代自然科学基础，因而他们的老年养生学仍然不具有科学的性质。历史上的建立在唯心主义基础上的老年养生学，更不具有科学的性质。只有建立在马克思主义科学哲学和现代自然科学基础上的老年养生学，才真正具有科学的性质。

2. **唯物辨证法关于物质决定意识、意识对物质能动作用的原理，为老年养生学提供了理论依据**。众所周知，唯物辨证法正确地解决了物质和意识的辩证关系，即它既坚持物质决定意识，又承认意识对物质有能动的作用。首先老年养生必须坚持物质第一性，坚持从实际出发，实事求是。老年人必须根据自己的身体状况、年龄、性格、特征、爱好、病情状况、生活习惯等等具体情况来进行养生，脱离了自己的实际情况去盲目的养生，就有可能达不到预期目的，还可能误入歧途，损害人的健康。因此，我们强调老年养生要因人、因时、因地制宜。其次，老年人要按照客观规律去养生，要循序渐进，要适度，切不可想当然地、想怎么养生就怎么养生，一旦离开了唯物论和辩证法，不按规律办事就会受到规律的惩罚。

唯物辨证法，在承认物质决定意识前提下，又承认意识具有能动性。意识的能动性在实践活动中表现为人的主观能动性。老年养生又是一个发挥人的主观能动性的过程，没有人的主观能动性，人们就无法认识、掌握和利用养生的客观规律，为谋求自己健康服务。人们能否健康地生活，能否健康长寿主动权掌握在自己手中。就是说，人的健康与否是由自己决定的。世界卫生组织公布：个人的健康和寿命40%取决于客观因素，而60%取决于自己的主观因素。这种看法是很正确的。因此，发挥人的主观能动性是老年养生中不可或缺的。

3. **唯物辩证法为老年的科学的全面的养生奠定了辩证法基础**。唯物辩证法是关于世界普遍联系和发展的学说。它要求我们从联系的、发展的、全面的观点看待问题。运用唯物辩证法指导老年养生，就会使我们认识到老年人的身心健康不仅同自然环境，而且也同社会环境密切相联，同时老年人的身体内部器官、组织、机体处在广泛联系之中，离开了普遍联系的学说，老年人是无法搞好养生的。不仅如此，老年人的生理、病理、身体总是处在不断运动变化之中的，只有从变化发展的观点看问题，才能有效的搞好养生。同时，老年的养生必须坚持全面的观点，因为人体是一个复杂的巨系统，它是由肌肉、骨骼、血肉、器官、组织等组成的有机整体。因此，老年人的养生必须坚持全面的养生，才能达到强体健身、防病、治病、延年益寿和健康长寿的目的。

4. **唯物辩证法矛盾学说为阐明老年养生学的基本矛盾和基本规律奠定了理论基础**。在唯物辩证法看来，任何事物的内部都存在着矛盾，没有矛盾就没有世界。矛盾既有普遍性又有特殊性，矛盾双方既有同一性，又有斗争性，矛盾双方既统一又斗争推动事物向前发展。正是由于事物内部的矛盾运动形成了事物运动的规律。正是唯物辩证法的这一矛盾学说为揭示老年养生学的基本矛盾和基本规律奠定了理论基础。

人生活在天地之间，人的生、老、病、死离不开环境，老年人要保持并获得健康必须同疾病作斗争，必须同环境保持和谐发展，因此，老年人的健康与疾病、健康和环境之间的必然联系，矛盾运动便形成了老年养生学中的基本规律。老年养生只有解决好这两对矛盾，按客观规律办事才能获得健康长寿。

5. **唯物辩证法的适度原则为老年人适度养生提供了理论依据**。适度的原则是唯物辩证法质量互变规律的重要内容，适度原则也是老年养生的重要原则。这个原则要求老年养生要掌握火候、掌握分寸，要根据自己的体质、疾病情况、年龄大小来掌握好养生的运动量。老年养生的运动量必须适度，运动量不能过大，也不能过小。老年人必须适度运动，不运动机体就会衰退，腿脚就会不灵活，骨质就会加速疏松，但过度运动同样给老年人带来危害。因此老年不论采取何种养生方法，都必须掌握好分寸和火候，切不可盲干，否则就会造成不良后果。

6. **辩证唯物论的认识论为老年科学养生提供了认识论基础**。辩证唯物论的认识论是能动的革命的反映论，是关于认识产生、本质及认识发展一般规律的科学。它是我们认识自然规律，社会规律及思维规律的思想武器，也是我们认识人的生老病死规律及老年人养生规律同疾病作斗争，延缓衰老、延年益寿规律的思想武器。只有在科学的认识论指导下，老年人的养生才能沿着正确的健康的方向发展，否则老年人的养生亦会误入歧途。

实践的观点是辩证唯物论认识论首要的基本的观点。实践是认识的源泉，是推动认识发展的动力，是检验认识是否真理的标准，是认识的目的。老年人的养生必须坚持实践的观点，持之以恒的投入到养生实践中，在实践中加以总结，找出适合自己养生的途径和一套办法来。老年人养生搞得好坏是要由实践检验的，离开了实践的观点，要搞好老年的养生也是不可能的。因些，老年养生必须坚持实践的观点，自觉养生，贵在实践。

三、坚持唯物辩证法，反对形而上学

养生在我国已经绵延传承了几千年，但是，它始终被禁锢在一个狭小的范围内，成了有钱人享有的天地。近几年来，养生的热潮在我国兴起，广播台、电视台纷纷开辟养生栏目，养生家、医家纷纷登台，传播养生知识，养生经验。成千上万的人在电视机前倾听，寻求健康之路；养生保健、防病、治病、延年益寿的图书，像雨后春笋一样纷纷出版，红红火火、非常畅销。据有关部门统计，目前在市场销售的"医书"已超过六千多种，国内570多家出版社中，有四百多家介入了医疗保健养生类图书，养生书籍多如牛毛，以卖书出名的卓越网和当当网，只要输入"养生"二字，卓越网上就有5146多条，当当网上就有3273多条与之相关的信息。这一方面是由于社会的发展，人民生活水平的提高，健康和长寿成了人们迫切的需求，兼之我国已经进入了老龄型社会，注重健康地生活，延年益寿成了社会的热门话题，人民越来越把健康的生活视为极其重要的事。另一方面，也是由于我们的社会两极分化导致"看病难、看病贵"，迫使群众转向自我保健、自我养生，以求健康地生活。在这种情况下，祖国医学提倡"治未病"的养生健身理念受到了人们的青睐。因此，在我国形成养生的大潮也是历史必然的。这种养生大潮的兴起是我国养生史上的创举，它把养生由禁锢在小天地普及到了全国，几乎家喻户晓，从而推动了我国人民养生健身事业的大发展，这是应该肯定的，主流是好的。

但是，在我国养生健身的大潮中，泥沙俱下，鱼龙混杂，"未卜先知"的封建迷信、算卦、风水等的歪理邪说也充塞着养生的市场，大大小小的养生江湖骗子也纷纷登台表演，追名逐利，愚弄和欺骗群众，从"太医""排毒教父"，到"绿豆名医""神仙道长""中医养生大师"各显神通，养生热潮引入歧途。在养生健身风靡全国之时，各种"神奇"的养生堂屡禁不止，虽然北京悟本养生堂被拆除，但"神手"大道养生堂却仍然活跃起来，"神医"也大行其道。就是这样一些荒诞不经的江湖骗子，把轰轰烈烈的养生大潮弄得乌烟瘴气。

其次，某些养生书刊已经成了商业化挣钱的工具，给作者、书商、出版商带来了丰厚利益，不仅如此，一些美容机构被包装成了"中医味十足的养生会

馆",以刮痧、推拿、按摩、"中医疏通经络"、中医未病先防、治未病、既病防变、治病求本等为名目,养生成了某些人的摇钱树,养生的商品化、神秘化、金钱化一度风靡全国。特别要指出的是,某些养生书中形而上学猖獗,绝对化盛行。是些观点不仅没有生物学和医学的根据,而且背离了唯物辩证法科学发展观的真理,简直是天方夜谭。

在这一养生大潮中,某些养生专家、医学专家,由于谨慎不够也常常犯有绝对化的毛病。有的养生专家说:当你想吃什么东西的时候,就是你的身体缺乏这种东西,就应该摄入这些食物,等等。这些说法虽都有一定道理和一定医学根据的。但是,面对我国十几亿及全世界几十亿的复杂的养生对象,能否用这种简单化、绝对化的养生公式来指导养生,笔者认为是值得商榷的。唯物辩证法矛盾学说的精髓是具体情况具体分析,每个人的生活习惯,年龄大小、身体状况、疾病情况、需求状况、性格、爱好等等,千差万别,主观想吃什么东西和身体的客观需要是否人人、时时都相一致,有没有这种完全一致的规律?饭前喝汤,苗条健康,饭后喝汤、越喝越胖,有没有这样的必然性和规律性?我们怎么能用一个绝对化了的一成不变的公式指导人们养生呢?我们应该根据自己的生活习惯,工作情况、健康状况、个性特征、疾病情况、需求情况等来决定自己的养生方法,而不能用一个千篇一律绝对化的公式或绝对化的东西来要求人们,只有具体情况具体对待,这才是辩证的。

第二节 老年养生学的系统科学基础

系统论创立于 20 世纪 40 年代。1945 年美籍奥地利生物学家贝塔朗菲在《德国哲学周刊》上发表了《关于一般系统论》论文,直到 1947 年到 1948 年期间,在他多年积极努力下,才形成了作为一门崭新的学科一般系统论。1972 年,他又发表了《一般系统的历史和现状》一文,贝塔朗菲认为:一般系统论可以作为一个新的科学规范,适用于广泛的研究领域,它包括三个方面的内容:①一般系统论——运用精确的数学语言描述各种系统;②系统技术——涉及系统工程的内容;③系统哲学——研究系统的本体论、认识论及研究人与世界的关系。

如今,系统科学已经成为当代最有影响的一门综合性的基础科学和横断科学。系统科学的理论既涉及到自然科学,又涉及到社会科学的各个领域,它的应用范围已渗透到工业、农业、商业、国防、科学技术、教育、管理等等领域和部门了。

一、系统科学的主要内容

究竟什么是系统科学？贝塔朗菲把系统科学定义为："关于'系统'的科学，"① 克勒进一步表述道：系统科学"指向的是关于系统的具有普遍意义的现象，""处理的是系统问题"② 北大的学者们认为可以把系统科学理解为研究系统形成、演化、设计、控制和优化规律的科学。

我国著名的科学家钱学森院士在谈到系统科学层次时指出："系统科学从基础科学的系统学至中层的技术科学，象运筹学，控制论，信息论这些东西，然后，到系统工程的具体应用。从系统科学到马克思主义哲学，还有一个过渡，这就是作为系统科学的哲学的系统论。有了这四个层次，系统科学就比较完备了。"③ 钱学森院士提出的系统科学四个层次为：（1）系统学；（2）技术科学，运筹学、控制论、信息论；（3）系统工程；（4）哲学的系统论。

1. **系统学**。系统学是研究一般系统运行和演化、控制规律的学向。系统是指互相联系、互相制约的若干要素结合在一起并具有特定功能和结构的有机整体。在自然界和社会中，存在着各种类型的系统，可以说，任何事物都是一个系统。系统的特点有：整体性，即任何系统都是由若干要素结合而成的整体；结构性，即系统内部的要素按一定结构组成的；层次性，即大系统内部有子系统，子系统内部还有小系统；开放性，即系统同环境之间能进行物质能量和信息交换。

2. **技术科学**。它包括运筹学，作为技术科学的信息论和控制论。其中，运筹学是研究系统运筹，优化的数学理论和数学方法。信息论主要是研究存在通信和控制系统中普遍存在的信息传递的共同规律及如何提高信息传输系统的有效性和可靠性等问题的通信的理论。信息科学是在信息论、控制论、计算机科学、系统工程学和人工智能科学技术基础上发展起来的边缘学科。控制论是美国数学家维纳创立的，控制论是研究复杂系统的控制规律及实现优化目标的科学。当今社会，以电子计算机为技术工具，运用现代控制论的理论和方法研究生态系统，经济系统、政治系统和社会系统已经受到各国普遍重视。

3. **系统工程**。它是指应用系统思想和系统方法于直接改造客观世界的工程技术系统。"系统工程是组织管理系统的规划，研究计划、制造、试验和实用的科学方法，是一种对所有系统都具有普遍意义的科学方法。"④ 当今，系统工程的应用是极其广泛的，诸如，技术系统工程，军事系统工程、经济系统工程，社会系统工程、农业系统工程……。总之，任何领域，任何部门，任何一项复杂的

---

① ［美］贝塔朗菲．普通系统论的历史和现状［G］．科学学译文集，北京：科学出版社，1980．
② ［德］G，J，克勒．信息社会中二维的科学的出现［J］．北京：哲学研究，1991，9．
③ 赵光武．现代科学的哲学探索［M］．北京：北京大学出版社，1993：452．
④ 潘永祥．自然科学发展简史［M］．北京：北京大学出版社，1984：558．

工作都可以视为一项系统工程。

4. **哲学系统论**。贝塔朗菲承认系统整体的哲学思想已由马克思、黑格尔作过较明确的论述。马克思和恩格斯创立的辩证唯物主义认为：世界是相互联系的统一的整体。恩格斯在谈到19世纪三大发现（能量守恒转化定律发现、细胞学说和进行化论的创立）时说："由于这三大发现和自然科学的其他巨大进步……。我们就能够依靠经验自然科学本身所提供的事实，以近乎系统的形式描绘出一幅自然界联系的清晰图画。"[①] 钱学森说："系统科学总的还要联系马克思主义哲学，因为马克思主义哲学是人类认识的最高的概括。这个从系统科学到马克思主义哲学的桥梁，我把它叫系统论。"[②] 钱学森院士讲的系统论就是哲学系统论。

二、老年养生学的系统科学基础

自然科学、社会科学、思维科学是按纵向划分学科的，它分别研究客观世界的不同领域。但不论自然现象还是社会观象，也不论行为过程和思维过程，都存在着系统的问题。系统科学的研究撇开具体领域的特殊性质，而仅仅把其共性的系统来加以研究，即研究系统的一般规律。因此，系统科学是横断性的科学。系统科学的学科任务是为一切研究领域提供用系统观点考察对象的一般原理的方法，正是系统科学为老年养生学提供了横断科学的理论基础和一般方法论的原则。

1. **系统科学揭示的物质世界的系统性**。一般系统运行、演化和控制的规律性，为揭示老年养生系统性和规律性奠定了科学基础。系统科学揭示了系统通过信息与控制形成了系统内部的整体新质，任何系统都具有整体性，而系统的整体又是由若干要素有机结合而成的，相对系统而言，要素又是非系统，外部环境也属非系统，这样就产生了系统和非系统，整体和部分之间的相互影响、相互作用的演进规律。它为我们揭示老年养生系统同其内部要素及外部环境之间的相互作用、运动规律奠定了横断科学基础，并提供了方法论的指导。

2. **系统科学的整体性原理为老年养生学的整体性提供了理论基础**。在系统论看来，自然界、社会和人类思维的领域都具有系统性，任何事物都是由相互联系、互相作用的诸要素构成的统一的整体。这种系统的整体性不是其组成要素的机械相加总和。系统是其内在要素之间，要素与整体之间的矛盾统一的整体。正是由于系统的要素和要素之间、要素和系统之间，系统和环境之间存在的互相作用、相互联系，所以才造成了系统的整体性。而系统整体性能的状态及其改变也

---

① 恩格斯. 马克思恩格斯选集（第4卷）[M]. 北京：人民出版社，1995：246.
② 赵光武. 现代科学的哲学探索[M]. 北京：北京大学出版社，1993：452.

主要根源于它们的互相作用的状态及其变化。

老年养生学也是一个系统。它也是由其内在要素构成的一个有机的整体。在系统科学看来，人体是一个以脏腑为中心，通过经络的沟通和联系，将人体各脏腑、筋肉、骨骼、孔窍，皮毛等联结成的一个复杂的巨系统，在这个巨系统中又包含着许多系统，诸如血液循环系统、消化系统、呼吸系统、神经系统、排泄系统、骨骼系统等等。在这些系统中又有小系统。要想使人体这一复杂巨系统同其诸要素及其同外部环境之间形成活稳定态，并发挥其正常的特定功能，就必须对人体进行综合治理，即人体的综合的系统养生。因此，作为认识对象的老年养生也就是一个复杂的系统。我们只有以系统科学为指导，从系统整体观点出发，协调好整体与部分，系统和非系统的关系，才能搞好各个系统的养生和保健。如果我们离开系统科学的指导，就可能把养生引入歧途。

3. 系统科学中的动态性和开放性的原理，为老年养生的变动性和开放性奠定了理论基础。 系统的动态原理是指考察系统时不仅应当研究系统的动态结构及其功能等复杂情形，更重要的是应该研究系统的演化过程，即研究系统从无序到有序、从低序向高序的演化过程，并形成某种稳定的动态结构的机制。就是说，任何系统都包括着系统的产生、成长、完善、转化和消亡的过程，我们就要研究、探讨系统运动、变化的深层的机制和系统运动变化的规律。系统的动态原理也表明了系统的开放性。在开放系统中，任何活的系统都同环境进行物质与能量、信息的交换。每一具体系统都同外部有着千丝万缕的联系，外部的变化或多或少会影响到系统的整体，改变事物系统与外部的联系方式，往往也会改变系统内部组分的联系。这样，系统总是处在动态式的开放的状态。人们在运用系统学去认识客观世界时，应该考虑到系统与要素，系统与周围环境进行物质、能量、信息的交换，并实施正确的调控，才能保持系统的动态的相对稳定性。

生命系统也是具有动态性和开放性的。它也是同周围环境进行物质、能量、信息交换的。生命系统只有保持动态稳定才能生存和繁衍后代。生命系统的动态性和开放性对老年养生起着重要的指导作用。由于老年养生的内外环境的交互作用，可能使老年人的身心健康发生各种各样的变化，或向好的方面转化，或向坏的方向变化。这时就要求人们对养生系统及时地作出符合实际情况的调整和对策，以求得养生系统在动态发展过程中保持或增进人体的身心健康。例如，当人体这个巨系统受到恶劣的外部环境影响时，人们就要及时调整养生的机制或方法，以适应环境的变化，维持人体的稳定相对平衡状态，这样才能实现人的身心健康。

4. 系统工程为老年养生学提供了科学方法的基础。 系统工程是一种工程技术，直接应用改造客观世界的实践活动。正如著名科学家钱学森院士所说："'系统工程'是组织'系统'的规则、研究、设计、制造、试验和使用的科学方法，是一种对所有'系统'都具有普遍意义的科学方法""在现代这样一个高度组织起来的社会里，复杂的系统几乎是无处不在的，任何一种社会活动都会形成一个系统，这个系统的组织建立，有效运转就成为一项系统工程。"①

老年养生的社会活动本身也是一个复杂系统，系统工程也是组织、研究、探索老年养生系统的科学方法。老年养生也是一项系统工程。目前，国内外公认的影响健康的因素有七大方面：环境因素、生活方式、社会因素、经济状况、个人健康相关知识、态度和行为、医疗条件及生物遗传等。就中医的病因病机来说，是七情过盛、六淫干扰、疫疠之气、胎传外伤、虫兽所伤、水土不服、饮食不节、劳逸失度、失治、误治、病理产物等等是诸多因素综合的结果，因此，保持维护健康是一项系统工程。老年人要想保持和维护自己的健康，必须把人体作为一项系统工程加以综合治理。具体说来，就要饮食养生，天人相应养生、精神养生、运动养生、药物养生、按摩养生、房事养生、气功养生、针灸养生等等综合应用，对人体的各个方面进行调适和综合治理，解决人体各个不同方面的问题，从而增强人体的整体功能，达到防病、治病健身、延缓衰老、延年益寿的目的。

第三节 老年养生学的医学基础

医学（medicine）一词源于拉丁语"Medeor"，原意为"治疗术"。医学在英国《简明大不列颠百科全书》中认为"医学是研究如何维持健康及预防、减轻、治疗疾病的科学，以及为上述目的而采用的技术"。1990年的《中国百科大词典》把医学定义为"医学是认识、保持和增强人体健康，预防和治疗疾病，促进肌体康复的科学知识体系和实践活动。"②

当今的世界，医学的派别很多，但影响最大的有西医和中医两大派，它们从不同方面总结了人类同疾病作斗争、增强人体健康、预防和治疗疾病的宝贵经验。它们共同为老年养生学奠定了医学基础。

一、老年养生学的中西医共同理论基础

"西医"是"西方医学"或"西洋医学"的简称。西医是指从欧美各国传入中国的医学。它指的是起源和发展于西方的医学体系，即它是对起源于古希腊，在西方发展几千年所形成的整个医学体系的概括。西医学发展经历了三个阶段：

---

① 苗什. 系统科学精要 [M]. 北京：中国人民大学出版社，2006：347，348.
② 王莲云，邵莉. 现代医学导论 [M]. 北京：科学出版社，2010：1.

古代、近代和现代的西方医学。中医学是在西方医学传入我国以后，为与西医相别而逐渐形成的概念。所谓"中医"就是指"中国医学"或"中华医学"的简称。"中医"是指起源和发展于中国的医学体系，它是对起源于中国，经过几千年发展所形成的整个医学体系的概括和抽象。中医学的发展也同样经历了古代、近代和现代三个发展阶段。

虽然中西医产生在不同的国度，是在不同的文化母体中孕育发展起来的，有着不同的学术思想和理论体系，整体观的内涵不同，哲学基础有差异，认识疾病各有侧重点，治疗疾病的方法不同，各自有着自己的特点和不同的风格，方法论亦有区别等等。但是，所有医学，包括中医学和西医学的基本原理是一致的、共同的，正如力学原理、化学原理、数学原理、美学原理等等中外原理都有其共性一样，医学的原理不可能是两样的，而是异曲同工，殊途同归的。中医和西医研究的对象都是关于健康和疾病的规律的问题，其目的都在于救死扶伤，发扬革命人道主义，同疾病作斗争，为人类健康事业服务，其目标都是在为人的全面发展而作努力。它们只是从不同角度、不同方面揭示医学的共同本质，共同规律。我们决不能把中医和西医绝对对立起来。中医和西医都是人类同疾病长期作斗争的实践经验概括和总结，都是人类知识宝库中的精华。它们共同为老年养生学奠定了医学理论基础。

医学的目的对老年养生的目的有指导作用。1996年，美国、德国、荷兰、捷克等九个欧美国家和中国、智利、印度尼西亚等发展中国家共十四国的学者在一起，共同研究了医学目的，最终发表了共同宣言：《医学的目的：确定新的优先战略》，对医学的目的进行了重新审查，提出了医学的基本目的应该有四个方面：①预防损伤和预防疾病，促进和维持健康；②解除由病灾引起的痛苦和疾苦；③照料和治愈有病的人，照料那些不能治愈的人；④避免早死，追求安详死亡。为了实现上述的医学的四项基本目的，未来的医学应该成为：①高尚的并贯穿在医学专业中；②有节制的和谨慎的；③供得起的和经济上可持续的；④公正的和公平的；⑤尊重人的选择和尊严①。

医学的目的为老年养生的目的指明了方向，老年养生的目的也正是预防损伤和预防疾病，以保持老年人的身心健康；老年养生通过自我保健、自我调节，以达到预防和治疗自身疾病，解除自我病苦；老年养生的最终目的要达到延缓衰老，避免早夭，追求健康长寿，颐养天年等等。老年的养生目的正是医学目的所要求的，二者是一致的。

二、老年养生学的西医学理论基础

从16世纪到19世纪，西方医学模式在革命中实现了两次历史性的转折：第

---

① 刘远明. 健康价值行为与责任[M]. 北京：中国广播电视出版社，2009：88，89.

一次，从宗教医学模式转变为机器医学模式，第二次从机器医学模式转变为生物医学模式。此后，西方学者们又提出了生物、心理、社会医学模式。随着资本主义的发展和向世界各地扩展，西医学逐渐成了国际化的世界性的医学体系。

1. 生物医学模式为老年养生学奠定了西医理论基础。 到了19世纪，随着西方物理学、化学、生物学的发展，为医学提供了更新更全面的知识，医家们把人理解为生物学客体，用物理学的、生物学的、化学的知识和方法来研究人的健康和疾病，提出了生物医学模式：①20世纪以来，科学技术的飞速发展，提供了许多新的技术，使生理病理的研究从细胞水平突破到分子水平，发展了免疫学说和免疫疗法，由分泌学说和液素疗法，化学治疗，电子显微镜、CT、核磁共振、超声波检查、数字显影血管造影检查、核医学检查、正电子发射计算机断层扫描检查等等，器官移植、人造器官，甚至克隆生命等等新的诊断技术和治疗技术，新的药物，特别是抗生素的广泛使用，从对传染病的控制到开心术、开颅术、试管婴儿、基因疗法，使生物医学模式创造了有史以来人类预防和治疗疾病的奇迹。它为老年养生提供了新的手段，奠定了西医理论基础。②生物医学模式的医学理论，基础医学，临床医学，关于人体衰老的理论，治疗疾病、病因分析的理论，以及各种检测人体健康标准的指标等等，均为老年养生奠定了西医学的理论基础。离开了生物医学模式的理论和诊疗技术应用的指导，老年养生便会误入歧途。在老年养生过程中，必须经常地对人体的生理和病理进行检查，看看自己的心、肝、脾、肺、肾等各种器官指标是否正常，只有根据自己的身体情况，疾病状况，从实际出发，有针对性进行养生保健，才能收到良好的效果。如果对自己的身体情况、病疾情况不甚了解而盲目的养生，不仅会事倍功半，而且可能适得其反。因此，老年养生在生物医学模式的理论的指导下是必要的。③生物医学的预防医学为老年养生学治未病提供了西医的理论基础。预防医学是研究人群疾病的发生、发展的规律的，探寻环境因素对人的健康的影响以及疾病分布的规律，制订防治疾病的措施与办法，它提出了对疾病的三级预防：病因预防、临床前期预防、临床预防。预防医学的理论、对策与措施对老年养生有着重要的指导作用。

2. 生物、心理、社会医学模式为老年养生学又提供新的医学基础。 在进入了20世纪以后，现代科学技术和医学的发展，人类对大量的慢性非传染性疾病的研究，人们发现了健康与疾病同社会心理密切相联系，医学专家们提出了生物，心理、社会医学模式。1977年，美国精神病学与内科学教授恩格尔在《需要新的医学模式：对生物医学模式的挑战》一文中，首次提出了生物、心理、社会医学模式，它揭示了健康与疾病广泛系统，受心理社会的影响，获得人们普遍认同。

生物、心理、社会医学模式产生以后，许多学者都力图在现代系统论的基础上扩展这个模式。他们从系统角度透视健康与疾病，认为健康与疾病只能从人类机体与环境的动态适应过程中去把握，健康是生命机体与环境的动态平衡，疾病不过是打乱与干扰了机体调节刺激物与细胞之间联系的机制，是生命环境平衡与稳定性的丧失。恩格尔认为，应该根据自然社会巨系统每个等级层次每个组成系统的相对完整的功能活动来形成健康疾病和失能等概念，而总体的健康反映的是系统内、系统之间高水平的协调。

3. 4P医学模式又为老年养生学提供新的指导思想。2008年，我国卫生部部长陈竺院士明确提出了新的医学模式——4P医学模式，即预防性，预测性，个体化和参与性医学模式，开辟了慢性疾病的早期预防和早期治疗的新途径。参与性医学指每个个体应对自身健康尽责，积极参与疾病防控和健康促进，采用中西医结合："治未病"以防为主的原则。这些医学模式、思想、理论对老年养生均有重要的指导意义。

老年人要想获得健康，只有通过修身养性，通过各种养生方法，以保持和恢复人体内部及与外部环境之间的协调动态平衡，应该把健康作为一种平衡状态，强调环境影响对健康的重要性，提高有机机体内在的自愈力。老年养生要充分注意心理的调适作用，要注意解决人的机体与社会环境的适应性，只有处理好人同自然协调发展，很好应用健康的生态方法，人们才能获得并保持健康，摆脱疾病缠绕、延年益寿，健康长寿地生活。因此，老年养生必须以整个西方医学理论体系为指导。

三、老年养生学的中医学理论基础

中医学是关于人的生命健康生态的实践智慧学。它是我国人民几千年同疾病作斗争的经验概括和总结，是祖国人民对世界伟大医学宝库的重要贡献。在长期的医疗实践中，中医学形成了自己的独特的理论体系，其特色可以概括为四大方面：①以"天人相应""形神合一"脏腑经络为核心的整体观；②以阴阳五行为理论基础的唯物辩证观；③人的生老病死、脏腑、机体器官、疾病变化、恒动的御病观；④预防、诊治疾病辨证论治的辩证观。中医学理论体系的这些观点为老年养生学奠定了中医学的理论基础。

1. 中医学的整体观为老年养生学奠定了中医理论基础。中医学防治疾病同西医学有所不同，西医学治病是越分越细，是把整体分解为局部的还原论方法，忽视整体观念。而中医学的诊治疾病出发点是整体观念。中医学整体观念包括两个方面的内容：其一，中医学认为人体是一个以脏腑为中心的、联系其他器官、组织构成的有机的统一的整体，即人体在生理上具有整体性特征。正由于脏腑、器官、组织等之间的有机联系，才共同完成了人体的统一的有机体活动。脏腑与脏腑之间、脏腑与其他器官、形体之间是互相作用的。心为君主之官，主明则下安，主不明则十二官危。心脏的功能主血脉，需要肺气协助，气行血行，气滞血瘀。脾具有运化水谷精微以营养全身的功能，它的这种作用又是在肝的疏泄功能协助下进行的等等。因此，人体在生理上是统一的有机体。这种生理上的整体性又决定了病理上的整体性，即在临床诊治上要从整体观上去认识疾病，才能对病症作出正确的分析和判断。其二，中医学认为，人和自然界、人和社会都是统一的整体。中医学首先把天地人看成统一的整体。人与天地相参也，与日月相应也。这就是古代医学家的"天人相应"观点。不仅如此，中医学还从人和社会的统一上来分析疾病，猜测到了社会因素对疾病的影响。

中医学的整体统一观是中医学体系的根本观点。中医学的生理上病理上和诊治上的整体性观念，人与自然、人与社会统一的整体观为老年养生奠定了中医学的理论基础。既然人的生理、病理与自然界社会因素有关，那么老年人的养生就必须掌握自然界四时季节变化的规律，顺应自然规律，注意适应社会，这样才能达到强体健身延年益寿之目的。因此《素问·上古天真论》中说："圣人者，处天地之和，从八风之理、适嗜欲……形体不敝、精神不散、亦可以百数。""真人者，提挈天地，把握阴阳，呼吸精气，独立守神，肌肉若一，故能寿敝天地，无有终时，此其道生。"① 老年养生者应像圣人，真人那样顺应自然规律，做到"天人相应"，以度百年而去。因此，中医学的生命整体观为老年综合养生提供了医学根据，老年人的养生必须综合调理、全面养生。

2. 中医学的辨证论治为老年养生学奠定了中医学又一理论基础。辨证论治是中医学的重要特征，而西医学是缺少辨证论治的。所谓辨证是指分析、辨别、研究、认识疾病的证候，即分析疾病的病因、病位、性质及致病的因素、发展趋势，并结合病人的年龄体质等等，以判明疾病的本质。所谓论治是指在辨证基础上研究、探寻、考虑、并确立相应的治疗原则和方法。辨证是论治的前提和基础，如果不进行望、问、闻、切"四诊"的诊察，不弄清表里虚实、寒热、阴阳"八纲"的证候，那么就无法论治，即无法实施治疗的手段和方法。因此，辨证论治是很科学的，是符合辨证法的。它把认识疾病同治疗疾病的实践紧密结合起来了。

辨证论治是老年养生的中医学理论基础。老年人在养生时必须根据自己的体质，患病的不同性质、轻重程度、自己的年龄等等不同的情况实施辨证施养。就是说，在充分认识自己的基础上，有选择性有针对性的选择相应的养生方法，而不能盲目地去养生，否则不仅不能达到预期效果，而且有可能适得其反。例如，患肠胃病的老人，首先必须搞好饮食养生，如果不注意饮食养生，那么其他养生是难以奏效的。在此基础上，可以配合慢跑、打太极拳、保健按摩、练气功等方

---

① 唐亦容. 黄帝内经 [M]. 北京：中国文联出版公司，1998：2.

法，以增加肠胃的蠕动，促进消化液的分泌，以改善肠胃的功能，治好肠胃疾病。同时也要注意"天人相应"养生，以防肠胃着凉，影响肠胃功能的发挥。经过这样的综合养生，肠胃病是能够养好的。

3. **中医学为老年养生提出基本原则和基本方法**。中医学在总结人民群众长期同疾病作斗争的经验时提出了中医养生的四大基本原则和基本方法：①养生首先要做到"天人相应，道法自然"，其意是说，着重要同自然相适应，要按自然规律办事。生活要有规律，按自然规律养生，定能健康长寿度百岁而去。②养生要"恬淡虚无，精神内守"。《黄帝内经》中指出："智者之养生也……和喜怒而安居处，节阴阳而调刚柔。如是则僻邪不愿，长生见视。"其意是说，养生要做到内无思虑之患，以恬愉为务。精神乐观，心胸坦荡。③养生要"饮食有节，不妄劳作。"，④勤于劳动和运动养生。汉代医学家华佗提出了"人体形得劳动""动摇则谷气消，血脉流通，病不能生"的养生观。据调查资料显示，在健康长寿老人中，勤于劳动，心情乐观，经常运动是他们的共同特征。我国中医学提出的养生基本原则和方法也是老年人养生的基本原则和基本方法。综上所述，祖国的中医学的理论为老年养生学奠定了深厚的理论基础。

主要参考文献

［1］恩格斯. 马克思恩格斯选集（第3、4卷）［M］. 北京：人民出版社，1995.

［2］毛泽东. 毛泽东选集（第1卷）［M］. 北京：人民出版社，1991.

［3］北京大学哲学教研室组. 马克思主义哲学原理［M］. 北京：北京大学出版社，1984.

［4］杨医业. 中医学［M］. 北京：人民卫生出版社，1980.

［5］张珍玉. 实用中医基础理论学［M］. 山东：山东科学技术出版社，1985.

［6］王莲云、邵利. 现代医学导论（第2版）［M］. 北京：科学出版社，2010.

［7］苗东升. 系统科学精要［M］. 北京：中国人民大学出版社，2006.

［8］赵光武. 现代科学的哲学探索［M］. 北京：北京大学出版社，1993.

［9］潘永祥. 自然科学发展简史［M］. 北京：北京大学出版社，1984.

［10］邱鸿钟. 医学与人类文化［M］. 湖南：湖南科技出版社，1993.

［11］祝世讷. 中西医学差异与交融［M］. 北京：人民卫生出版社，2000.

第四章　老年的科学养生

养生并非都是科学的，养生有科学养生，也有非科学的养生和反科学的养生。所谓非科学的养生是指没有建立在科学基础上的养生，所谓反科学的养生是指与科学背道而驰的养生。我们的养生，特别是老年人养生一定要建立在科学基础之上，否则养生不但不能给人带来健康长寿，相反会给人带来疾病等严重的后果。因此，坚持科学养生是至关重要的。

第一节　老年科学养生的内涵、内容和目标

一、老年科学养生的内涵

何谓科学养生？所谓科学养生就是指从自己身心健康状况出发，以科学的理论为指导，遵循养生的客观规律和基本原则，运用正确的方法，去全面地、辩证地进行养生的社会活动。科学养生不仅要遵循从实际出发，尊重养生的客观规律，因人、因时、因地的养生，而且要遵循全面地辩证地养生，同时还必须有正确的科学的方法为指导。总之，科学养生具有完整的养生的科学体系。通过科学养生，使人的细胞功能、脏腑功能、器官功能、组织功能乃至人体所有功能都趋于基本正常状态，以达到防病、治病、健身、延缓衰老和延年益寿的目的。科学养生在老年养生上的应用便是老年的科学养生。

老年人的科学养生是极其重要的。有些老人非常重视养生，但缺少科学理论指导，自觉或不自觉地破坏着体内的阴阳平衡，破坏着人体内外界环境的阴阳平衡，从而诱发出各种疾病，有的甚至造成了不可挽回的后果。例如，南京市有一位70多岁的老太太，最大的兴趣是研究养生保健，家中柜子里各类养生保健书上百本。她经常照着书上吃补药：吃钙片预防骨质疏松，吃丹参片疏通血脉，吃维生素防止血管硬化……。她每天要吃20多种药，岂料2010年4月的一天突然晕倒，经医院专家诊断、化验结果为：药物中毒性肝炎、心衰、肾衰等病。还有一位老人根据一本保健书上所说：每天多喝水能预防中风和多种病，于是老人每天喝四、五壶水，两个月不到就喝出了水中毒。殊不知，养生保健必须对症养生，否则，不但达不到养生目的，反而会被药物所害。况且，养生保健必须"适

度",必须掌握火候,养生、保健超过了度也会走向反面的,这就是养生中的辩证法。

二、老年科学养生的内容

科学养生究竟包括哪些内容?众说纷纭,莫衷一是。有的人认为:科学养生有三大内容,即"科学养生包括全面科学养生,个性化科学养生与终身科学养生三大内容。全面科学养生是以趋利避害为原则、主动、适度调节人体健康的各种因素,使你的健康处在相对较好的状态。个性化科学养生是立足于整体,小处着手……。终身科学养生是立足预防,一生参与科学养生。"[1] 这样界定科学养生的内容是值得商榷的,它充其量只涉及到科学养生的某些方法,而没有涉及到它的内容,因为科学养生的内容是指构成科学养生的内在要素的总和,而不仅仅是科学养生的形式。这样界定科学养生的内容是空洞无物的,因而是不能成立的。

我们认为,科学养生的内容应包括以下几个方面:(1)科学养生的指导思想:生物学、医学、哲学和系统科学等是养生,老年养生的指导思想,背离它们,养生和老年养生就会误入歧途。(2)科学养生的理论:它包括科学养生的基本范畴、基本原则和基本规律的理论。离开科学养生理论指导,养生和老年养生同样会误入歧途。(3)科学养生的主要内容:保精、养神、养气、养血、养形等。古代养生家、医家称"精、气、神"为人之"内三宝"。(4)科学养生的方法:唯物辩证的全面养生,系统科学的整体养生,天人相应、合理饮食、适量运动、精神乐观、房事有度、按摩保健、药物治疗、气功健身等综合治理的方法。不遵循科学养生的方法,养生和老年养生同样会误入歧途。因为有关科学养生的指导思想、基本理论和养生方法在有关章节已有论述,这里重点阐述科学养生的具体内容。

①保精。精是构成人体和维持人体生命活动的基本物质。先天之精是禀父母遗传而来的原始物质,藏纳于肾,后天之精靠后天饮食营养通过脾胃化生而来的水谷之精,先天之精靠后天之精补充,使生命得到滋养、成长、并维持生命正常的活动。人体内的气、血、津液皆精所化生,因此,精又是人体内正气的根本。老年精气渐衰,因而老年人要更加注意保精,要保精必须护肾,因为肾受五脏六腑而藏之。只有保精,通过滋补肾水,使精气充足,身体才能康健,才能有效抵御疾病,延缓衰老,延年益寿和健康长寿。

②养神。中医养生学中的神有广义和狭义之分,广义的神是指整个人体的生命活动和生理机能,生命就是指神的存在。狭义的神是指人的精神、意识和人的思维活动。养神就是调养人的精神、人的意识和心理活动、思维活动,调养人的

---

[1] 高伟良. 老年科学养生学 [M]. 北京:中国社会出版社,2009:6,7.

情趣爱好,特别是要注意涵养道德,净化心灵,培养人的高尚的道德品质,它是老年养生的伦理道德保证。不仅如此,当代人健康的最高层次是心理健康和道德人格健康。因此,老年人的心理调适和道德修养是老年养生的重要内容。

③养气。气是构成人体的基本物质和推动人体生命活动的动力。因此,气是人的生命的根本。《寿亲养老新书》中把养气作为养生的核心,书中指出:"一者少言语,养内气;二者戒色欲,养精气;三者薄滋味,养血气;四者咽精液养脏气,五者莫嗔怒养肝气;六者美饮食养胃气;七者少思虑养心气。人由气生,气由神住,养气全神,可得其道。"①

要养气就要注意养脾胃,因为脾胃为"后天之本""气血生化之源""内伤脾胃,百病从生。"医家张景岳认为:胃气为养生之主。有胃气则生,无胃气则死,是以养生家必当以脾胃为先。调养脾胃,扶正正气,就能为延年益寿,健康长寿打下坚实的基础。

④养形。古代医家还认为:形者神之质,神者形之用;无形则神无以生,无神则形不可活。在病理上,形衰则神无所主,神乱则形有所伤。这种形神统一才是健康的基础,而形神失调则疾病会丛生。基于这种观点,古代养生家和医家提出了养形的问题,并肯定了养形的重要性。

⑤养血。血是人体内不可缺少的营养物质。它具有营养全身各脏腑、组织、器官、皮肉、筋骨等作用;血液也是人的整个神志活动,即精神活动的物质基础。血对于老年人更为重要,因为老年人常常气血两虚。因此,老年人养生特别要注重养血。

三、老年人科学养生的目标

我们认为,老年人科学养生的目标是:强体健身;防病、治病,获得健康、快乐;延缓衰老,延年益寿,追求天年;老有所为,奉献社会。

1. **强体健身、身心健康**。老年人通过自己的养生、保健,能够使自己的精、气、神、形、血等方面得到调养,使自己身体内部达到隐态的阴阳相对平衡以及人体与外界环境保持阴阳相对平衡的和谐稳态的状态。这两个相对稳态状态的实现,就使人能保持自己的身体健康,心理健康和社会适应方面的良好状态,有利于老年人的生命存在和健康的发展。

2. **防病、治病获得健康、快乐**。健康就是财富,是人生中最宝贵的财富;健康也是人生中的一大幸福、一大快乐。但是疾病却使老年人陷入极度痛苦而失去幸福、失去快乐,疾病也常常夺走老年人的生命。因此,防病、治病获得健康快乐就成了老年人科学养生的重要目标。

---

① 林乾良,刘正才. 养生寿老新书 [M]. 上海:上海科学技术出版社,1982:280.

3. **延缓衰老、延年益寿、追求天年**。古人早就提出了：只要能法于阴阳，和于术数，食饮有节，起居有常，不妄作劳，故能形与神俱，而尽终其天年，度百岁乃去。现代科学表明，人的健康长寿是由人自己决定的，而不是命中注定了的。老年人能否健康长寿，能否延缓衰老，延年益寿，能否达到天年也取决于老年人自己能否有健康的生活方式，能否积极地主动地进行科学的养生。

4. **老有所为**，**奉献社会**。如果说老年人科学养生仅仅是为了追求上述三个方面，那么也就失去了老年人生活的意义和生活的价值了，因为人生的意义在于奉献，如果没有任何奉献，那么人生活在社会上就毫无价值了。老年人之所以要追求健康长寿，追求天年，其根本目的还在于老有所为，让余热生辉，为社会再做有益之事。91岁高龄的美学家、北京大学杨辛教授说得好："我曾把李商隐的两句诗'夕阳无限好，只是近黄昏'改为'夕阳无限好，妙在近黄昏'，改的这个'妙'字体现了我的心态。""我几十年来，都是在为发现美、欣赏美、创造美、传播美而工作；为追求真、善、美的人生而自勉、自慰。在晚年做一些自己喜欢做的而且有益于社会的事情，这是一种幸福。"[①] 杨辛教授离休后，为社会做了许多有益之事，仅2010年5月，在泰山岱庙举办"《泰山颂》——杨辛书法艺术暨荷花艺术藏品展"，并将这次展出的书法作品《泰山颂》义卖20万元，全部捐赠给一所泰山的小学。

老有所为，奉献社会是老年养生追求天年目标的最高层次，因为只有这个层次最能体现出"夕阳无限好，妙在近黄昏"，仍然体现着以她的夕阳的光、热奉献给他人，为推进人类社会的发展而作出最后的奉献，做到了"春蚕到死丝方尽，蜡炬成灰泪始干，"鞠躬尽瘁，死而后矣。

第二节　老年科学养生与健康长寿

追求健康长寿是人类美好的愿望。在我国，探讨延年益寿和长生不老已有几千年的历史，从春秋战国开始的"神仙服食"到秦皇汉武、少君栾大、刘安、董舒求不死之道，服不死之药，付出了不少生命的代价但衰老和死亡仍然是不可抗拒的规律，人类追求长生不死的美梦终于破灭了。但是，人类也积累了许多养生健身的宝贵经验，延缓衰老、延年益寿、健康长寿也是能办得到的。在这里，老年科学养生就是很重要的了。

一、"享受健康一百年"

"享受健康一百年"是联合国对地球民众的号召。在1999年国际老人年启动

---

① 杨辛. 杨辛美学诗歌书法荷花艺术藏品集 [M]. 北京：中国青年出版社，2010：自序.

仪式会上，联合国前秘书长科菲·安南向全世界宣布：21世纪是长寿的时代，人人都应享受健康一百年。他还说："生命已不再像是短暂的冲刺，而是像马拉松。要保持训练，同时还要有顽强的毅力，要长寿就需要我们有同样的精神。"[①]

1. **人类寿命的延长史**。寿命是老年医学中的一个范畴，它是评价人们活多大岁数的尺度。寿命实际上是指人从出生直到死亡前机体存活的时间，通常以人活的年龄来计算。因为每一个人的寿命长短不一，所以每个社会、每个国家，每个地区或某一部分人群的寿命长短通常用平均寿命和最高寿命来表达，即以一定人群从出生起直到死亡的平均年数计算。平均寿命又称之为平均预期寿命。

人类发展的历史表明：人的平均寿命，随着社会的物质文明和精神文明的不断发展，在不断的延长着。在原始社会中，由于生产力水平的低下，人们处在饥寒交迫中，因而那时人的寿命是很短的。考古学家根据原始人的牙齿和骨骼化石的推算，50万年以前的北京猿人的平均寿命为12岁；4000年前，青铜器、铁器时代的人，平均寿命18岁。

在奴隶社会和封建社会中，人的寿命也是颇短的。在我国，二千多年前人均寿命为20岁；汉武帝时，人均寿命为22岁；清朝乾隆时期，人均寿命为28岁；解放前，人均寿命35岁。欧洲的某些国家，在公元前15世纪，人均寿命也不到20岁，公元前5世纪，人均寿命增至30岁。据报道，17世纪人类的平均寿命只有20岁，18世纪为30岁，19世纪以后为40岁，在漫长的岁月中，人均寿命增长的速度，大约200年才增长1岁。

资本主义代替封建社会后，带来了生产力的大发展，人均寿命有了大的增长。到了19世纪，欧洲人均寿命提高到了40岁，到了20世纪，人均寿命提高到了65岁。据世界卫生组织的统计，1977年世界人均寿命为61岁，其中欧洲（除前苏联）为72岁，大洋洲67岁，美洲68岁，亚洲为58岁，非洲为49岁；1985年世界平均寿命为62岁，其中发达地区为73岁，发展中地区为53岁，我国为68.92岁。如今，日本人均寿命82.6岁，我国为74.8岁（至2010年），百岁以上老人到处可见。

以上事实表明，随着社会的发展，科学技术的进步，人类的寿命在不断延长。可以预测，在未来的社会里，人们将会活得更长，人类的延年益寿是大有希望的。

2. **"享受健康一百年"离不开科学养生**。怎样才能"享受健康一百年"？这就需要每个人都重视科学的养育自己的生命，否则"享受健康一百年"是不可能的。我国古代医学名著《黄帝内经》指出："法于阴阳，和于术数，食饮有节，起居有常，不妄作劳，故能形与神俱，而尽终其天年，度百岁乃去。"相反，

---

① 石爱桥. 中华养生精粹［M］. 武汉：湖北人民出版社，2005：前言.

"以酒为浆,以妄为常,醉以入房,以欲竭其精,以耗散其真,不知持满,不时御神,务快其心,逆于生乐,起居无节,故半百而衰也。"[1] 我国中医养生理论有四大基本原则:天人相应,道法自然;精神乐观,行善积德;饮食有节,起居有常;勤于劳作,适度运动。它也是我们"享受健康一百年"的老年养生的重要基本原则。当今的世界卫生组织的《维多利亚宣言》中把"合理膳食,适量运动,戒烟限酒,心理平衡"作为能保持健康的四大基石。国内外流行病学研究也指出:按照这个原则指导生活方式,可使高血压发病率减少55%,脑卒中减少75%,糖尿病减少50%,肿瘤减少1/3,并且还能延长预期寿命约10年,而且所需费用不足医疗费的1/10[2]。

从现代科学来看,要能"享受健康一百年"仅仅做到以上四个方面还是不够的,因为人体是一个复杂的巨系统,要想获得健康长寿度百年也去,还必须对人体进行综合治理,开展积极的科学养生,才能有效地防病、治病、延缓衰老,延年益寿,度百岁而去。

3. "享受健康一百年",离不开健康的生活方式。 何谓健康的生活方式?健康的生活方式是相对于不健康的生活方式说的。健康的生活方式是指符合人的生存和发展客观规律的生活方式方法。它包括顺应自然,协调阴阳;合理膳食,饮食有节;起居有常,生活有规律;劳逸结合,不妄劳作;行房有度,不恣情纵欲;因人制宜,适度运动;宽宏大度,精神乐观;助人为乐,积德行善;勤于学习,积极进取;戒烟限酒,适当饮茶;无怨无悔,无贪无求,无忧无虑,知足常乐;克服紧张,减少压力等等。总之,健康的生活方式包括诸多方面,诸如,饮食、卫生、锻炼、活动、习惯、心境、情绪、道德、处世、学习、工作、劳动、休息、房事、得失、吸烟、饮酒……,即涉及到人类生活的一切领域。中央军委保健委员会专家组专家万承奎正确的指出:"威胁人类健康最大的疾病就是生活方式病,生活方式病又称'文明病''富贵病'。还有一个新名词,叫'自我创造性疾病',是舒舒服服,不知不觉,潜移默化,长期形成的。前世界卫生组织总干事马勒说:'高级的轿车、诱人的香烟,丰盛的饮食,懒惰的生活潜藏着危险。'人们大多数死于自己培养起来的生活方式和行为,这不是自然灾害,是人为灾害。"[3] 目前我国大约有 2/3 的人死于不良的生活方式。由于人们生活水平的提高,食物营养过剩,营养调配不合理,过多摄入蛋白质、脂肪,热量超标,正在危害人们的健康,高血压症、高血脂症、动脉硬化、心血管、脑血管病、糖尿病的患病率正在大幅度上升。据 WHO 报道:不良生活方式造成的疾病已成为威胁人类健康的头号杀手。

---

[1] 唐亦容. 黄帝内经 [M]. 北京:中国文联出版公司,1998:1.
[2] 王莲芸,邵莉. 现代医学导论(第 2 版)[M]. 北京:科学出版社,2010:355.
[3] 洪昭光. 养生大讲堂 [M]. 北京:北京燕山出版社,2009:45.

科学养生要摒弃不健康的生活方式，因为它损害人的健康，妨碍延年益寿。抽烟和酗酒是人的两大不良习惯。适量的饮酒能摄取酒中的营养物质，对人体颇有裨益，酒还有舒筋活血的作用。但是，过量饮酒对身体有害无益。众所周知，乙醇为酒中主要成分，为原生质毒物，75g～80g 便能使人中毒，250g～500g 便能使人中毒身亡。酒后 5min，在血液中便能出现乙醇，乙醇对神经系统，尤其对大脑皮层的功能活动起抑制作用，而使皮下中枢的功能释放，出现精神兴奋，情感发泄，当血液中乙醇浓度增高，兴奋能发展到昏睡、发狂、神志不清，直至引起呼吸中枢麻痹中毒而死亡。大量饮酒对肝细胞产生破坏作用，使肝功能衰退，直至引起脂肪肝和肝硬化等疾病。大量饮酒能导致肠胃炎、胃溃疡、胰腺炎等。过量饮酒会降低肺的防御能力，造成心功能障碍；大量饮酒会造成内分泌功能紊乱；长期大量饮酒会使生殖细胞变形，造成婴儿的畸形，极大的危害胎儿的发育。

吸烟对人体有害无益，烟草中含有大量的有毒物质，如尼古丁、氢氰酸、丙烯醛、砷、亚硝酸、三聚甲醛、二氧化硫、二氧化氮、丁二酮、烟焦油、一氧化碳、芳香化合物等等，烟草中有害物质达 20 余种。人们吸烟的烟雾中，毒物进一步增加，吸进的烟雾中，有钋 210、铋 210、N 亚硝基、吡啶、过氧化物、苯并芘、二苯蒽、苯酚、甲酚、乙酚、丙酸等多种致癌物质。长期吸烟易患肺癌、口腔癌、咽喉癌、食道癌、鼻咽癌、膀胱癌等，其中肺癌发病率最高，据统计 70%～80% 的肺癌是长期吸烟引起的。据统计资料显示：20 世纪由于吸烟共导致全球 1 亿人死亡。如果不采取更多的禁烟措施，整个 21 世纪全球将有 10 亿人因吸烟而死亡。

总之，烟酒对人体的害大于益，善养生者，最好戒烟戒酒，以避其害；难以戒者，应严格控制，酌情减量，适度饮酒，少抽烟以确保人的健康和延年益寿。

二、健康长寿是由自己的科学养生决定的

1991 年，世界卫生组织向全世界宣布："个人健康和寿命 60% 取决于自己，15% 取决于遗传，10% 取决于社会因素，8% 取决于医疗条件，7% 取决于气候的影响。"[1] 这就是说，个人健康和长寿的客观因素只占 40%，而主观因素则占 60%，这种看法是正确的。个人的健康和寿命主要是由自己能否科学的养生决定的。

1. 健康长寿不是由人的遗传基因决定的。人的基因遗传同健康长寿有关，科学研究工作者研究发现：人的基因决定着人的衰老过程。他们认为：可能是一个基因或基因组合控制着人的机体老化的过程。在长寿的调查中，学者们发现在

---

[1] 洪昭光. 养生大讲堂 [M]. 北京：北京燕山出版社，2009：45.

百岁老人的家族中长寿率最高的能达到72.8%，世界各地长寿老人家族中长寿率为21%~70%。

但是，人究竟能不能长寿？遗传因素并不起决定性作用。长寿者的后代，未必都长寿，有遗传，还有变异，即使长寿者将长寿体质基因遗传给后代，而后代在恶劣环境条件下生活，或者自己不注意养生保健，染上许多不良的生活方式，那么同样可能是短命的。相反，如果长寿者将长寿体质基因遗传给后代，后代在良好的环境条件下生活，自己很重视养生、保健，那么其寿命可能是长寿。而那些不具有遗传性长寿体质基因者，如果生活在良好环境的条件下，经过人的主观科学养生、保健等等的努力，那么人们同样可以获得健康，可以达到长寿。在这里，主观的努力就起着决定性的作用。

人类基因的变化是极其缓慢的，而人类年龄的增长是急剧的。2002年，在马德里举办的第二届世界老龄大会上，世界卫生组织总干事指出：人类在20世纪平均寿命延长了30岁，发达地区、不发达地区直到最不发达地区都如此。就我国来看，解放前的旧中国，人均预期寿命才35岁，几十年后的今天我国人均预期寿命已超过74.8岁。据报道，欧洲某些国家，19世纪以后人均预期寿命也才40岁，如今也是七八十岁了。人类的基因的变化不是按世纪计算的，而是按物种进化，按亿年计算的。事实充分说明了人的寿命长短并不是由基因起决定性作用的。

2. **健康长寿不是由环境决定的**。环境因素对人的寿命长短有着重要影响。科学工作者发现，一些长寿地区常常在山区或边远地带，那里有着优越的自然条件，适宜的气温、湿度、气压、气流，或者有着健康的食品和水源，或者有着许多微量元素等等。

然而长寿地区的人不是个个都长寿的，人的主观因素也是极为重要的。老年人的情绪乐观，生活有规律，没有不良生活习惯，讲究卫生、劳逸适度、合理营养、坚持锻炼，注意养生、防病治病，有良好的道德和外界适应能力等等，往往在能否长寿中起决定性的作用。况且，虽然环境能创造人，但人亦能创造环境，即人能创造适合人类生存、发展，导致人健康长寿的环境。城市的生活环境一般来说不如某些山区自然环境幽美，但是城市的经济条件，生活水平高于山区，大中城市的老年人同样可以健康长寿。1990年，我国第四次全国人口普查，60岁以上老年人系数超过10%的城市、地区有五个之多：上海13.96%，浙江10.44%，北京10.27%，江苏10.24%，天津10.21%，这说明环境因素对人的寿命长短不起决定性的作用的。

人的健康和长寿的客观因素，虽然个人常常难以改变，但是，这些客观因素也不是一成不变的，人有自觉的能动性，人也不断地创造着越来越好的医疗条件，人也在不断地改造自然环境和社会环境，使之适合人类生命的存在和发展，人类的生存和发展也在改变着遗传因素，因此，这40%的客观因素也在变化着、发展着，把它们视为一成不变的也不是辩证法的。

3. **健康长寿是由自己的科学养生决定的**。在唯物辩证法看来，在尊重客观因素的前提下，能否发挥人的主观能动性作用，即能否积极科学的养生就成了能否健康长寿的决定性因素了。健康和长寿的60%的主观因素则是由我们自己决定和造成的。个人的健康生活方式，健康的理念，健康的行为，健康的生活习惯，是否爱护自己的生命等等，常常是人们远离疾病，获得身心健康，达到健康长寿的最重要因素。例如，全世界每年大约有1270万人被诊断患有各种癌症，约有760万人因癌症而死亡。癌症的发病率和死亡同生活方式有着密切关系。世界卫生组织发表报告称：锻炼少是导致全世界21%至25%的乳腺癌和肺癌以及27%的糖尿病、30%冠心病发病的主要原因。每周至少150分钟的"适度"体育锻炼，可以减少乳腺癌和结肠癌的风险。健康生活方式可以减少1/3患病的风险。在我国，将近27%的癌症病例都是可以预防的。美国可预防的癌症病例为35%，英国为37%。世界癌症研究基金会医学顾问马丁·怀斯曼指出，保持健康的体重，合理的饮食和适当的体育锻炼就可以防止人们死于不必要的癌症。如果我们能够增强健康的意识，学习科学的养生知识，从青少年时期就积极参加养生健身活动，保持健康的生活方式，摒弃不良的生活习惯，那么我们就能得到健康的体魄，并能延年益寿。反之，要想获得健康和长寿则是不可能的。因此，科学养生是提高人类健康水平最有效的方法之一。

三、老年科学养生重在防治疾病、延缓衰老

早死谓之夭，长命谓之寿。人活多大谓之长寿？不同的历史时期，不同的国家有着不同的标准。当今社会关于长寿的历法年龄，尚无定论。我们认为，在我国的今天，80岁以上就可以算长寿了。

长寿者未必健康，健康者也未必长寿，我们需要的是既健康又长寿的目标。防治疾病、延缓衰老应该是健康长寿的必经之路，也是老年养生的重点所在。

1. **老年和衰老**。"老年"是个历史的范畴，不同的时代有着不同的内容。根据世界卫生组织（WHO）的分类：1995年以前划分为：44岁以下的人群为青年人；45～59岁为中年人；60～74岁的人群称为年轻的老年人；75～89岁的人群称为老年人；90～100岁以上的人群称为长寿老人（寿星）。2001年，在阿根廷召开的第四次老年人会议上，又有了新的规定：60～85岁称之为低龄老人；85岁以上人群称为高龄老人。在我国，一般都认为60岁以上为老年。

衰老一般是指人体各种器官组织功能普遍下降的过程。医学界认为人到中年以后，就开始了某些生理上的衰退过程，因此，衰老是生命发展的一个阶段。老年和衰老不同，老年是指人的生命的最后阶段。有的80、90岁的老头儿精力充

沛，朝气蓬勃，并未衰老。衰老是人体内在矛盾运动的过程，其中包括代谢和机能的消退，人到老年，生理功能的全面衰退，生活能力、适应能力和抗病能力等均渐衰退。这种衰老是合乎规律的自然现象。因此，老年不等于衰老。

衰老有两种类型：老衰和早衰，前者是指人的肌体自然老化的现象，即指人的肌体随着年龄增长、时间的推移，在结构形态上和功能都发生了退行性的变化。但早衰同老衰不同，它是人的体力和智力过早衰退，即病理性衰老，生物年龄与历法年龄并不相符，如匈牙利的路德维希二世，14岁就长了胡子，18岁头发变白，20岁去世时具有古稀之年的全部特征。因此，早衰并非自然老化，而是由于遗传或后天严重失调造成的。

2. 衰老的原因。关于衰老的学说，众说纷纭，莫衷一是。自19世纪以来，已有二百多种理论，可是，关于衰老之迷，至今尚未完全揭开。下面介绍一下医学关于衰老的理论。

①自然的因素。人随着年龄的增长，肌体在不同层面上都会出现特有的衰老征兆：头发变白；骨骼中有机成分减少，无机成分增多，无机盐由青年时期的50%增至80%，出现骨质疏松现象等等。老年以后，内脏、器官、组织、肌体等都将逐渐衰老，功能不断减退。这是自然因素引起的不可抗拒的规律。

②疾病因素。人的自然因素的衰老常常伴随着疾病、心理等因素而提前到来。疾病破坏人体的阴阳平衡，使脏腑、器官、肌体功能衰退；疾病还常常导致人们早夭或死亡。据统计，目前全世界患艾滋病的约有1270万人，患癌症的约有1200万人，仅这两种病将夺去千万人的生命。就实际情况来看，人的死亡常常伴随着这样或那样的疾病。因此，疾病是衰老和死亡的大罪魁祸首，必须严加预防和认真治疗。

③社会因素。社会因素对人的生长、发育、衰老有着重要的影响。社会制度的好坏，人际关系是否和谐，家庭是否和睦，劳动是否适度，经济是否紧张，事业是否成功等等，对人的身体盛衰有着直接影响。美国综合医院门诊部，对病人进行随机调查，发现60%的病人与社会逆境、失业、工作不顺利、家庭不和睦有密切关系。腐朽的社会制度，恶劣的社会环境，社会的不公平，人与人之间尔虞我诈，明争暗斗等等，都能导致人体内功能紊乱，造成人"未老先衰"。

④精神因素。情绪和情感是人对客观事物的态度和反映，它具有独特的主观体验的形式和外部表现形式。消极情绪、不良的精神状态能使人"未老先衰"，使人早衰，甚至于导致人死亡。

西方医学有关衰老的学说有很多，诸如自身中毒学说、消耗学说、有害物质积累学说、自由基学说、生物钟学说、安联学说、内分泌功能减退学说、大脑衰退学说、体细胞突变学说、生物膜损伤学说、差错灾难学说、差误学说等等。这许许多多的学说，分别从不同的方面解释了衰老的事实，为揭示衰老之谜作出了重要的贡献。但是，我们认为，对衰老的本质尚未完全揭示出来，随着科学和社会实践的发展，人们一定能够揭示出衰老的本质。

3. 老年科学养生重在防治疾病延缓衰老。观古今中外的老寿星，都自觉或不自觉地注意养生，不养生而能长寿的，在历史上实属罕见。

①老年科学养生的关键——推迟人的老化过程。美国的老年病学家活尔福特认为，长寿的关键是推迟人的老化的过程，使人的青年期和中年期延长，而不是延长老年期，长寿的关键是延缓衰老，而不是单纯地医治老年病。他的理由是：人体的某些基因通过调节免疫机能影响老化的速度。这些"超级基因"能与保持脱氧核糖核酸不受破坏的酶连接，脱氧核糖核酸被破坏会导致细胞破坏或开始生殖而失去控制，随后组织受损伤，于是出现老年病的征兆。前苏联科学院院士дФ. 博塔廖夫认为，老年学肩负着战略和战术的任务。战术任务是防止人类早衰，起码要部分地开发利用人类理应具有的潜力，这种潜力也就是尚未利用的时期，即在 70~74 岁，90~100 岁之间的时期内保持真正的身体健康；战略任务是：在人类应有的生物学寿命期外，积极地延长寿期。我们认为，只有发挥人的自觉能动性，积极科学养生，才能延长人的自然寿命，使人健康长寿。

②预防疾病——延缓衰老的重要环节。善养生者，不治已病、治未病，因为治已病则很困难，如若把疾病消灭在萌芽之中，则会大大地延缓衰老，增进人的健康。为此，必须适时地科学养生，才能增强肌体的抗病能力，阻止疾病的发生和发展。只有调适精神，无忧无虑，心情舒畅，才能气血调和，正气充实，气从以顺，人便不会生病；只有注意科学养生，才能增强肌体的免疫功能，提高肌体抵御病邪入侵的能力。总之，要有效地预防疾病，必须适时地科学养生。

③治疗疾病——延缓衰老的重要措施。在漫长的人生旅途中，不受任何疾病侵扰之人，几乎是没有的。有了疾病，就要高度重视，千方百计的利用各种养生和治疗手段，把疾病治好，否则，养病如养虎，疾病会导致人们衰老，甚至造成人的死亡。

总之，为了使人身心健康必须加强后天的调养，注意锻炼身体，搞好科学养生，方能有效地预防和治疗疾病，延缓人的衰老，使人健康长寿。

第三节　老年科学养生的基本原则

古人云："不以规矩不能成方圆"。老年人养生也得有一定的规矩，即有一定的养生的基本原则。如果老年人的养生不遵循一定的基本原则，那么老年人不仅达不到养生的目标，而且会使养生误入歧途。我们认为老年养生的基本原则主要有以下几个方面。

一、"治未病"的原则

老年养生"治已病"是很重要的,因为有病不治如养猛虎,有朝一日会葬送人的性命。但是,从养生角度,祖国医学"上工治未病"的原则比"治已病"更重要,《黄帝内经》中说:"圣人不治已病,治未病,不治已乱,治未乱,此之谓也。夫病已成而后药之,乱已成而后治之,譬犹渴而穿井,斗而铸锥,不亦晚乎!"①

养生"治未病",即在疾病发生之前,就防患于未然,采用综合养生之术,增强机体的御病能力,消除诸种致病的因素,将疾病消灭在萌芽之中,使疾病不致发生。对于老年人来说,治未病尤为重要,因为老年人的机体、器官、组织都处在退行性变化之中,治未病能预防老年慢性疾病的发生,延缓人的衰老。

养生"治未病"有两层含义:一是养生"治未病"应在身体健康时就开始,不要等病魔缠身时才开始养生,这样,能将疾病消灭在萌芽之中,保持健康的体魄。二是养生"治未病"应从青少年开始,不应在晚年才开始,因为只有在青少年时期加强体育锻炼,有一个健康的生活方式,才能为中年健康打下坚实的基础;中年时期加强养生保健为老年健康打下更扎实的基础;到老年时期更积极地开展各种养生保健活动,这样,延年益寿、延缓衰老就有稳固的基础了。

怎样"治未病"?我们认为,应从两方面着手:(1)增强人体的正气,为此首先要精神养生,可以修炼气功,颐养精神、调摄精神,无忧虑、无杂念,心情舒畅,气血调和,气从以顺,正气充实旺盛,便不会发病。其次,锻炼身体,运动养生,增强体质,提高御病能力,是增强人体正气,减少防止疾病的重要措施。此外,人工免疫也是重要方面,目前发生的大部分传染病,均可用人工免疫方法预防,这样能增强机体的防病能力。(2)防止病邪侵害,为此,首先要适时养生,天人相应,外避病邪;其次,要谨防七情的干扰,因为七情太过,能引起气机的失调,脏腑功能紊乱而造成疾病;再其次,要注意饮食养生,讲究卫生,以防病从口入,还可配合药物预防,等等。

二、循序渐进的原则

"妙合自然,循序渐进"是一条古老的重要养生原则。《老子》书中说:"合抱之木,生于毫木;九层之台,起于累土。"荀子说:"不积跬步,无以至千里,不积小流,无以成江海。"② 这种辩证哲理告诫人们,要循序渐进,注意量变的积累,才能有质的飞跃,养生也应如此。

---

① 唐亦容主. 黄帝内经 [M]. 北京:中国文联出版公司,1995:8.
② 仓道来,宋冠琴. 养生万花楼 [M]. 南宁:广西人民出版社,1993:232.

循序渐进是确保养生成功的重要原则。养生不能急于求成，不能用揠苗助长的方法，而需循序渐进，因为疾病的形成并非一朝一夕，岂能靠一朝一夕养生就能治愈疾病？循序渐进的养生原则，并非越慢越好，而是指要遵循养生治病的客观规律。这个原则要求养生要坚持由简单到复杂，由浅入深地进行锻炼。只有坚持养生，循序渐进，持之以恒，对疾病进行慢慢的治疗、调养，由量的变化开始，量变到达一定阶段，定会引起质变，而治愈疾病。

三、适度的原则

事物的质和量的统一在哲学上叫做度，度是事物保持自己质的数量界限。我们认识事物就是要从事物质和量的互相制约关系上把握事物的度。毛泽东要求我们："胸中有'数'。这是说，对情况和问题一定要注意到它们的数量方面，要有基本的数量分析。我们有许多同志至今不懂得注意事物的数量方面，不懂得注意决定事物质量的数量界限，一切都是胸中无'数'，结果就不能不犯错误。"[1] 这里所说的"决定事物质量的数量界限"就是指的度。我们做任何工作都要"适度"，"过"或"不及"都会犯错误。所谓适度，就是指为了保持事物质的相对稳定性，有意识地把事物量的变化控制在事物质所规定的范围之内，以利事物的存在和发展。

适度的原则要求我们在实践中注意分寸，掌握好火候，把事情办好，防止"过"或"不及"。适度的原则是老年养生的重要原则。老年养生无论采用哪种方法，都必须坚持适度的原则。例如，老年的药物养生，剂量过小，则疗效甚微，达不到治疗效果；而剂量过大，则可能引起不良反应，甚至有可能中毒身亡，有一位感冒患者，由于服并不治感冒的抗生素剂量过大，时间过长，结果造成肾功能衰竭而死亡。老年养生的运动量过小，达不到养生目的，运动量过大，不仅达不到养生之目的，相反会损害人的健康。据2010年统计，我国患有关节炎的有一亿多人，换膝盖骨的竟有20多万人，其中有些人就是因为运动量过大造成的，如有一位老年妇女，腿脚都比较灵活，没有毛病，有一次爬山，由于爬得过快、过猛，时间过长，结果半月板受损下不了山，后送往医院，花了五万元手术方有好转。事实表明，适度的原则对于老年养生是极为重要的。

四、综合养生的原则

1. **养生要全面、综合**。全面养生是辩证法全面观点对养生的要求。它包括横向和纵向两大方面。就横向来说，就是要全方位的调节影响人体健康的各种因素，全面预防疾病，以使人体处在相对较好的健康状态。就纵向来说，养生要一

---

[1] 毛泽东. 毛泽东选集（第4卷）[M]. 北京：人民出版社，1991：1442.

生参与，从青少年、中年时期就注意体育锻炼、注意养生，为老年健康长寿打下坚实的基础；在进入老年以后，要把养生、延缓衰老、健康长寿、追求天年放在首位，使健康长寿由可能转化为现实。

全面养生要求我们对人体进行综合治理。根据现代系统论的理论，人体是由人脑、五脏六腑、各器官、组织、骨骼等等组成的有机整体，人体各部分之间既相互区别，又密切联系，共同协作，实现着生命的运动。这种生理上的整体性决定着病理上的整体性，决定了养生的全面性和综合治理的必要性。就是说，养生必须从整体出发，不应头疼医头，脚疼医脚。任何一部分疾病，都会影响其他部分，如肝功能失调了，就会影响肺的运化功能，出现胸腹胀满，饮食不振，腹泻等等。因此，全面综合养生是必要的。

2. 养生方法要全面综合。养生是一个系统工程，必须综合使用养生方法。如饮食养生所解决的是人体内的能量、营养物质的来源，没有各种营养物质，人便不能生存和发展，这是饮食养生较之其他养生独具的优点，无论哪一种养生之法都离不开饮食养生，况且许多疾病都是吃的不当造成的，特别是肠胃病、糖尿病、高血脂症等都更需饮食调养。但是，仅靠饮食养生并不能治愈所有肠胃等病及许多其他疾病，还必须依靠药物，对症下药，药到病除就是药物养生的最大优点，但是药物并不是万能的，许多心理疾病、社会不适应方面的疾病，药物是无能为力的。因此还需要有其他养生方法，诸如精神养生，特别是当前激烈竞争的社会给人们造成许多心理疾病，通过颐养精神、涵养道德、稳定情绪等等来调节人的精神、心理的平衡，就能达到防病、治病和健身的目的。可是精神养生代替不了运动养生，人们经常说"生命在于运动"，运动能使人健康是几千年人类实践经验的总结。

此外，还有针灸养生、按摩养生、房事养生、天人相应养生和气功养生等等。这些养生方法也各具特色，其他养生方法也是无法替代的。特别是气功养生是我国最古老的绝妙养生方法之一，也是一种其他养生术无法代替的综合性的养生之术。气功的修炼，既能内练精、气、神，又能外练筋骨皮。

以上九种方法，是我国目前盛行的养生大法。这些方法都各有其独特的优点，并自成体系，不能互相取代，但是，它们也都各有自己的局限性，我们不能片面地夸大任何一种养生大法，洪昭光教授在做"健康生活新观念"报告时，讲了健康的四大基石：合理膳食，适量运动，戒烟限酒，心理平衡，最后他说："心理平衡的作用超过一切保健措施的总和。大家别的都可以不要注意，你只要注意心理平衡，就掌握了健康的金钥匙。"[①] 强调心理平衡大法的重要作用是正确的，但是片面地夸大心理平衡作用，则是不正确的。怎么能说心理平衡的作用

---

① 关春芳. 登上健康快车 [M]. 北京：北京出版社，2002：39.

超过一切保健措施的总和呢？怎么能说"别的都可以不要注意""只要注意心理平衡"呢？在养生时，宜综合使用各种养生大法，取长补短，扬长避短，以获得更为奇特的效果。

3. **综合治疗的原则**。众所周知，形成疾病的原因是极为复杂的。人体是由各个系统组成的有机的整体，各个系统之间，各个组织器官之间，都是紧密相联系的。因此，任何一个局部病变，都是整体生理机能失调的局部反应，局部是整体的一个组成部分，整体决定局部。而任何局部的病变又影响整体。病因的多样性，人的生理、病理上的整体性就要求养生、预防、治疗疾病上的整体性和综合性。

祖国医学诊病、治病强调辨证施治，整体观念，因病施治，因人施治。这是辩证哲理在医学中的具体运用。这种综合治疗方法或原则，同样适用于老年养生保健治病防病。我们应该运用各种养生方法，从生理上调节人体各内脏器官，使各个脏器相互配合，以保证整体活动的协调统一，治愈疾病；也应该运用各种养生治疗法，从病理上治疗同一种或两三种疾病，因为不同的养生治疗法能从不同的方面来治疗疾病，综合各种方法，能更有效地治疗疾病。综合养生治疗优于单一治疗，它是养生防病治病的重要的辩证原则和方法。

五、自觉养生，贵在坚持的原则

养生不同于医学，因为医学都是为了治病，医生是主动者，病人是被动者。而养生却具有主动性特点，即养生、老年养生都是在人的自觉能动性情况下主动实施的。因此，自觉养生，贵在坚持成了老年养生的重要原则。

1. **要经常观察和分析自己**。一般来说老年人对自己的身心健康状况是比较了解的。但是，有时老年人对自身疾病又不是很清楚。例如头晕、肚子痛属于什么病？老年人并不十分清楚。老年人的身心健康状况一般变化比较快，所以老年人要经常对自己健康状况和疾病状况进行自我测定，作出较为可信的评价。自己的呼吸是否正常，血压是否有较大变化，食欲是否正常，睡眠状况如何，大小便有无变化，体重有何变化，……。一旦身体某些部位、器官有明显变化或不适，那就要及时到医院检查和诊断治疗，以免误了自己治病的时机。

老年人经常注意自我监测是必要的，但还是远远不够的，因为自我监测仅仅是自我主观上的感觉，有许多疾病是主观感觉不到的，例如癌症的早期常常主观上没有什么感觉。因此，我们还应该求助于现代医学手段定期进行健康检查，以作出对某些疾病定性和定量的分析。

2. **要定期作健康检查**。有少数的老年人"讳疾忌医"不愿作健康检查，以为老年人有点病是正常现象；有的老人自以为经验丰富，有点病自己选点药吃了就对付了。这些看法是不正确的。

人到老年，身体的各个器官、组织在功能上逐渐衰退，体力和御病能力下降，疾病逐渐增多，而且老年人身体变化较快，为了保持健康、增进健康，老年人应该定期到医院进行定期检查。这种检查好处是：①通过检查，可以对自己健康状况作出总的评估，以确定今后治疗的原则和今后养生的规划。②通过检查，能够对已有疾病进行复查，并同以往进行比较，以确定今后如何治疗和如何养生。③通过检查，能够早期发现一些疾病，特别是癌症的早期发现，更是直接关系到人的生死存亡的大问题。我校俄语系一位老同志，在体检时发现了早期肺癌，因得到了及时治疗，现在十多年过去，这位同志生活得很好。④通过检查，使老年人对自己身体各项指标胸中有数，为治疗、养生调整自己的机体提供了指南。

总之，定期健康检查是老年人养生保健、防病、治病、健康长寿必不可少的措施。善养生者，每年应该进行一次全面性的检查，以便及时发现问题，及早治疗，防止疾病的发展与转化，将疾病消灭在初发阶段。

3. **既病防变的原则**。老年人常常有这样或那样的疾病，因而遇有严重疾病的危险信号常常习以为常，这是十分危险的。当老年人遇有疾病的信号应赶快就医，以免误了治病的时机，造成不可挽回的后果。如果老年人已经发现疾病，则应抓紧时机进行诊治，以防止疾病的恶化和转变，将疾病治愈在初期阶段，切不可麻痹大意，以免引起恶果。

怎样既病防变？一是要防止外感病的发展、恶化，因为外感病、多发病来势急、变化快，若不及时治疗，则易于由表及里，由外及内、由轻转重。因此，老年人须抓紧有利时机及早治疗，否则，治疗愈加困难，预后愈加险恶。我校有几位老者患了重感冒发烧，由于治疗不及时，转化成了肺炎，最后又导致心力衰竭，在很短时间就离开了人间。如若治疗及时、得当，那么也不至于造成如此严重后果。二是要防止内伤病的传变，内伤杂病，脏腑之间会相互影响，在养生治疗时，要防止疾病由一脏腑转至另一脏腑，也要预防因一脏腑疾病的治疗而伤害另一脏腑的功能。

4. **治病求本的原则**。祖国医学强调养生、治病治本。"治病求本"就是要把握疾病的本质、关键，对病根进行治疗。"本"是相对"标"来说的，从发病的邪正关系来看，正气为本，邪气为标；从发病的先后来看，原发病为本，继发病为标等等。因此，"治病求本"就是抓住了疾病的病因、本质。这样养生治疗，就能从根本上治好疾病。

我们主张养生"治病求本"，并不意味着否认治标的意义。实际上，标和本是辩证的关系，标和本之间在一定条件下能互相转化，当病情危急，症状严重的情况下，往往会影响全局、整体，这时，必须先治其标，后治其本，如大出血、高热、大汗、大泻、二便不通等标症严重时，应先治标，后治本，这就是"急则治其标"的临床治疗的重要原则。由于疾病的复杂性，有些标本并重的症候，往往单治本，标不解，单治标，本不除。因此，遇有此种情况，必须采用标本兼治，才能收到良好的效果。

怎样才能达到"治病求本"呢？从养生的角度看，首先要扶正祛邪，正盛邪退，病即好转，邪盛正衰，病即恶化。因此，扶助正气与除去邪气是促使疾病好转、痊愈的关键。为此，就需采用综合养生之法，从全局上，从多方面来扶正气，以驱邪气、病气。其次，要调整人体的阴阳，因为疾病是人体阴阳相对平衡遭到破坏的结果。因此，调整人体阴阳，使人体阴阳重新恢复平衡，是养生治疗疾病的重要原则之一。

5. 养生贵在自觉、坚持。人的健康长寿不会自然而然的到来，它要靠人的努力奋斗，即要靠人长期养生、保健、呵护生命、积极预防疾病并同疾病作不屈不饶的斗争才能达到。在这里自觉养生、贵在坚持，发挥人的主观能动性就是很重要的了。

自觉的主动的养生并非是天赋的，而是在养生实践中逐渐形成的。在养生开始时，人们常常很不自觉，没有尝到养生的甜头，但是，由于长期坚持，尝到了养生的甜头，习惯成了自然，由不自觉转化成自觉。有一位经养生治愈了肿瘤的患者深有体会的说："开始这样的锻炼确实不习惯，坚持两三年后，习惯成自然，现在哪一天少活动就感到不舒服，不运动就受不了。"

养生完全要靠自觉，自觉方能持之以恒。养生的效果不是一朝一夕就能见到的。人体疾病的形成和养生治疗，都要经历一个过程，只要持之以恒，就能奏效，三天打鱼，两天晒网，是达不到预期目的。1941年，毛泽东曾在延安中央医院看望正在患严重肠胃病的王观澜同志，勉励他用坚强斗争意志对付慢性疾病，毛泽东写道："既来之，则安之，自己完全不着急，让体内慢慢生长抵抗力和它作斗争直至最后战而胜之，这是对付慢性疾病的方法。就是急性病，也只好让医生处治，自己也无所用其着急，因为急是急不好的。对于病，要有坚强的斗争意志，但不要着急。这是我对于病的态度。"[①] 毛泽东的这一思想，也应该是我们养生治病的重要指导思想。

第四节　老年养生学的基本规律

任何事物、现象的产生都不是偶然的，而是有其内在的必然性和规律性。列宁在论述作为自然界和社会发展的客观辩证法的规律时指出："规律就是关系。

---

① 转引自《人民日报》1963年11月28日。

……本质的关系或本质之间的关系。"其意是说，规律是事物本身固有的、内部的、本质的联系和必然趋势。规律是客观的，客观世界的规律反映到人们的头脑中，形成了作为主观辩证法的规律。列宁说：这种"规律是宇宙运动中本质的东西的反映。""规律的概念是人对于世界过程的统一和联系、相互依赖和总体性的认识的一个阶段"①。其意思是说，这种规律是理性认识的阶段。

作为一门新兴学科的老年养生学是研究老年养生领域最一般规律的科学。它的实践活动包括四大要素：人，即作为养生主体的人；健康，即养生主体追求的目标；疾病，即养生主体斗争的对象；环境，即人们养生的客观条件（参见图4-1）。没有这四大要素，就没有人们的养生活动，也就不可能有养生学和老年养生学。老年养生学的基本规律，就是健康与疾病，人的健康与环境之间的本质联系，互相作用和必然趋势。它们之间的矛盾运动形成了老年养生学的基本规律（参见下列图表）。为了更好地阐明老年养生学的基本规律，我们先从生命运动基本矛盾和老年养生基本矛盾分析起。

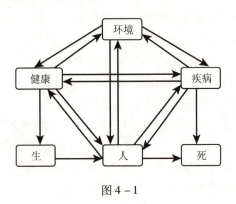

图4-1

一、生命运动的基本矛盾

生命运动是物质运动的一种特殊形式，这种运动有着区别于其他物质运动的特殊矛盾。就生命运动形式相对于植物、动物、微生物、人类等运动形式，生命运动形式的特殊矛盾又转变成了生命运动的普遍矛盾，亦即贯穿生命运动的基本矛盾。

1. 生命运动的基本矛盾。生命运动的基本矛盾是什么？在弄清这个问题之前，首先要弄清生命的本质是什么？恩格斯在总结19世纪自然科学成就的基础上，对生命的本质作了精辟的论述，他说："生命是蛋白体的存在方式。这种存在方式本质上就在于这些蛋白体的化学成分的不断的自我更新。"② 在这里，恩

---

① 列宁全集（第55卷）[M]．北京：人民出版社，1990：126，127，128.
② 恩格斯．马克恩恩格斯选集（第3卷）[M]．北京：人民出版社，1995：422，423，462，463.

格斯揭示了生命的物质基础——蛋白体，揭示了生命的本质特征，也揭示了生命运动的内在矛盾——生命不断自我更新。

从现代科学来看，生命的物质基础是蛋白质和核酸。蛋白质在人体内的作用是负责代谢，它是生命功能的执行者，DNA 和 RNA 是遗传信息的载体。核酸的功能主要是负责遗传，即将遗传信息一代又一代遗传下去。蛋白质和核酸二者互相配合、相互制约，其中核酸通过遗传信息去控制蛋白质合成，并决定蛋白质性质，蛋白质的催化作用又控制着核酸的代谢，二者相互作用完成各项生命活动。

恩格斯又进步揭示了生命运动的基本矛盾，他说："生命首先正是在于：生物在每一瞬间是它自身，同时又是别的东西。所以，生命也是存在于物体和过程本身中的不断地自行产生并自行解决的矛盾；矛盾一停止，生命也就停止，死亡就到来。"[1]恩格斯进一步提出："一切生物普遍共有的这些生命现象究竟表现在什么地方呢？首先是在于蛋白体从自己周围摄取其他的适当的物质，把它们同化，而体内其他比较老的部分则分解并被排泄掉。……生命，即通过摄食和排泄来实现的新陈代谢，是一种自我完成的过程，这种过程是它的体现者——蛋白质所固有的，生来就具备的，没有这种过程，蛋白质就不能存在。"[1]在这里，恩格斯揭示了生命运动普遍的，共有的两对基本矛盾：一是生命要从外部摄取适当的营养物质，实际上是指生命和环境之间的矛盾；二是同化和排泄的矛盾，即同化和异化的矛盾。恩格斯还表述了这两对矛盾密不可分的思想，即通过摄食和排泄来实现新陈代谢，不断自我更新。

从现代生物学和医学来看，同化和异化、遗传和变异是生命运动的基本矛盾。当同化居于矛盾主要方面，则生命表现为生长、发育、发展，而当同化居于次要方面，即异化成了矛盾主要方面，则生命开始萎缩、衰退、衰老，这一矛盾的最终解决就是死亡的到来。然而，同化和异化、遗传和变异的矛盾却离不开生命所处的环境（自然环境、社会环境和精神文化环境），因此，生命和环境之间的矛盾成了生命运动中的不可缺少的另一对基本矛盾。正是这些矛盾运动推动着生命的发展。

2. **人类生命运动的基本矛盾**。恩格斯虽然没有提出人类生命运动的基本矛盾，但是，他所提出的生命运动的基本矛盾包含着人类生命运动的基本矛盾。同化和异化的矛盾，生命和环境之间的矛盾是整个生命运动的基本矛盾，也是人类生命运动的基本矛盾。

从现代科学来看，人类的生命运动是处在新陈代谢，不断自我更新的矛盾运动之中。人体同外界不断地进行物质、能量和信息的交换、转换。人体不断利用大自然界中的物质、能量、水、空气等各种营养物质以满足机体的需要，同时人的机体又不断排出许多废物，这一过程称为物质代谢过程。人体对各种营养物质的吸收、消化、转化，不断转化为自身组织的一部分，使机体不断发育、生长、壮大，这是同化代谢或称为合成代谢过程。人的机体、组织、器官中的某些东西衰老、不断死亡和体内的废物又不断地排出体外，这就是分解代谢或称为异化代谢。这两个代谢所经历的中间过程又称之为中间代谢。此外，在人体内还经历着能量代谢过程，即人体从外界吸取的营养物质转化为能量，进行运转和消耗的过程。人体所需要的热能称为基础代谢等等。总之，人体的生命活动有多种多样的新陈代谢过程，在这一过程中有许多矛盾，吸收和排泄、酶的生成和死灭、同化和异化、酸碱的产生与排泄、血细胞的生成和死亡等等矛盾的对立统一，在这诸多矛盾中，不仅贯穿着同化和异化的矛盾，而且它决定着其他的矛盾存在和发展，贯穿在人的整个生命运动过程的始终。因此，人体内的同化和异化的矛盾便是人的生命运动中的基本矛盾。

人类能够生存和发展，人体内同化和异化的新陈代谢能够顺利进行，离不开环境。自然环境提供人体内需要的物质营养，提供人的生命生存和发展的各种条件，社会环境和精神文化环境也为人类生存提供必要条件。因此，人类生命同环境之间的矛盾便成了人的生命运动的基本矛盾。

上述两对矛盾运动推动人的生命生长、发育、成长、衰老、死亡，这是不可抗拒的客观规律。当人体不断从外界吸收营养物质进行合成代谢时，人的机体、器官、组织等就不断生长发育；当人的机体合成代谢和分解代谢处于相对平衡状态时，则人体的生长和发育便停止了；随着人的年龄的不断增长，摄入营养物质合成代谢小于机体利用和消耗的物质时，即分解代谢超过了合成代谢之时，人的脏腑器官生理功能便开始衰退。其实，人体内每时每刻都有大量细胞的建造，即每时每刻都有同化的过程，而每时每刻都有大量细胞的死亡，这就是生和死在人体内的转化，转化的最终结果便是人死亡的到来，这是不可抗拒的客观规律。

上述两对矛盾的运动，在生命体，其中包括人类生命体上表现则为生和死的矛盾，同化过程为生，异化过程为死，同化最终让位于异化，即死亡的到来。生和死是互相依存的，没有生，就没有死；没有死，表明原来就没有生。不仅如此，生和死之间还在一定条件下能够互相转化，由生转化成死是不可抗拒的规律，老一代不断死去，又转化为新一代的产生，社会便是这样生生死死不断地转化着的。同时，生和死也是对立的，水火不容的，生排斥死，死排斥生。这就是生和死的对立统一。

二、老年养生学的基本规律（一）

同化和异化，生命和环境以及由此形成的生和死的矛盾，虽然是整个生命运动，其中包括人类生命运动的基本矛盾，但是，这些矛盾的解决，在人类社会同人以外的生命现象中的解决则是不同的。就是说，人的出生、生长、发育、衰老和死亡同一般事物，同动植物、微生物等生长、衰老、死亡是完全不同的。在自然界中，人以外的一切生命的产生、发展和死亡是由于自然界内部的自发力量起作用的结果，其新陈代谢，自我不断更新是自发地进行着的，即使是具有比较完善神经系统、具有比较发达的感觉和心理的高等动物，其生命健康与否、由生到死也是全靠其体内自我修复功能自发地调节着的，动物的生、老、病、死只能听天由命，只能消极的适应环境，自发地解决其同环境的矛盾。

而人类就不同了，人是有意识、有目的、能够思维的高级动物，人有自觉的能动性，人的一切活动都是由人的意识支配、控制和操纵的。人的由生到死，人与环境的关系，都有人的能动性参与，正如恩格斯指出的："人离开狭义的动物越远，就越是有意识地自己创造自己的历史，未能预见的作用，未能控制的力量对这一历史的影响就越小，历史的结果和预定的目的就越加符合。""在社会历史领域内进行活动的，是具有意识的，经过思虑或凭激情行动的、追求某种目的的人；任何事情的发生都不是没有自觉的意图，没有预期的目的的。"① 人的意识不仅反映客观世界，并且改造客观世界。"改变世界""改造客观世界"是人意识能动性的最高表现。在人的同化和异化、生和死的矛盾运动中，人是不会坐等自己死亡的，在人和环境的互相作用中，人是不会受环境摆布的，不会任凭环境损害人的健康的。相反，人们会发挥主观能动性，增加营养，战胜疾病而获得健康。通过人的自觉能动性，人们能够有效地防病、治病、延缓衰老，获得健康长寿的。

对人的生命威胁最大的就是疾病。在人的一生中，不得任何疾病而仅因衰老就自然死亡是罕见的。老年人机体器官、组织等渐渐衰老，免疫功能下降，更容易受疾病的侵袭。因此，老年人要想获得健康，延缓衰老，延年益寿就必须同疾病作斗争，求得生存，求得长寿。这样，人的生命运动的同化和异化、生和死的矛盾，在老年养生中就表现为健康和疾病的矛盾。这对矛盾不仅贯穿着人的整个生命，而且贯穿着老年养生的始终，并决定老年养生的其他矛盾。因此，健康与疾病的矛盾构成了老年养生中的第一对基本矛盾。

1. **健康和疾病的涵义**。健康和疾病是一对历史的范畴。健康与疾病都是一定历史时期的人对自身认识的反映。当今健康范畴的界定是国际卫生组织于1948年在《宪章》中提出的：健康是指没有疾病和衰弱，在身体上、精神上和社会适应上的完美的良好状态。这个定义表明健康是一个高度综合的系统整体的范畴，即它包括生物的、生理的、心理的、精神的、自然和社会等指标相统一的整体理念。而"疾病是机体在一定病因损害性作用下，因自稳调节紊乱而发生的异常生命活动过程。在多数疾病情况下，机体对病因所引起的损害会发生一系列抗损害反应。自稳调节的紊乱、损害和抗损害反应，表现为疾病过程中各种复杂的

---

① 恩格斯. 马克思恩格斯选集（第4卷）[M]. 北京：人民出版社，1995：247，274.

机能、代谢和形态结构的异常变化，而这些变化又可使机体各器官系统之间以及机体与外界环境之间的协调关系发生障碍，从而引起各种症状、体征和行为异常，特别是对环境适应能力和劳动能力的减弱甚至丧失。"[①]

2. 健康和疾病的辩证关系。健康和疾病是对立统一的辩证关系。一方面，健康和疾病是对立的两极，疾病能够破坏人的机体、组织、器官，使其功能削弱或丧失，疾病能耗散人的精气神，从而损害健康，使人不能长寿。疾病对于老年人来说，更是健康的杀手，它能摧毁老年人的健康，缩短老年人寿命，造成老年人的过早死亡。只有摆脱疾病，老年人才能获得健康。而健康能使老年人更好地抵御疾病，人们愈是健康就愈不会得病，健康能使老年人推迟疾病的发生，推迟老年人的器官、机体衰老，只要老年人能保持健康，就能战胜疾病。因此，健康同疾病是水火不容的。它们之间是一个彼长此消的状态和过程，二者是不能混淆的。

健康和疾病总是处在对立和斗争之中的，从一定意义上说，人类的历史是人类同疾病斗争，战胜疾病并获得健康的历史。在原始社会中，由于生产力水平的低下，人们食不裹腹，居无定处，因而人们的躯体成了疾病攻击的靶子，人类的平均寿命仅约十几岁。但是，人类还是战胜了疾病，存活下来了。人类社会进入农业社会以后，生产力有了提高，使人们生活水平亦得到了提高，抵御疾病的物质基础增强了，人们不断总结同疾病斗争的经验，产生了祖国的中医学说和西方的希波克拉底的体液病理学，产生了养生学说，提高了人们战胜疾病获得健康的水平。随着工业社会的产生，生产力大大向前发展了，又产生了西方的生物医学模式，人们又同各种传染病，诸如鼠疫、霍乱、麻病、结核病、梅毒等展开了斗争，使人类的健康又得到新的发展。社会发展到了今天，科学技术突飞猛进的发展，人类战胜疾病的物质基础，医疗条件大大改善了，人们战胜疾病的斗争又获得了新的胜利。然而，斗争是普遍的绝对的，今后人类还将同疾病进行不懈的斗争，才能使人类健康不断提升到更高的阶段。

可是，健康与疾病又是相辅相成的。如果没有健康，那么也就无所谓疾病；没有疾病，也就无所谓健康，失去了一方另一方也就失去了自己存在的前提了。一生中任何疾病都没有得过的人是罕见的，就是说，降生后永远健康的人是没有的。由于六淫的干扰、七情过盛，或遗传因素或外伤或流行疾病等等的侵扰，常常会打破人体内外的生态的阴阳平衡，而导致人患这样或那样的疾病，疾病在人生中也是不可避免的，健康与疾病是伴随人生的一对矛盾，这对矛盾彻底解决，就意味着死亡的到来。

健康和疾病之间不仅是互相依存的，而且它们之间在一定条件下能够互相转

[①] 王莲芸，邵莉. 现代医学导论 [M]. 北京：科学出版社，2010：4.

化，即健康因一定条件而转化为疾病，疾病在一定条件下也能转化为健康。有些人外表很健康，但实际上潜伏着感染反应的人，一旦接触过敏源，就会处于疾病状态。有的人身体很健康，但是由于长期超负荷的工作，身体免疫功能下降，最后导致了疾病，有的人甚至患了癌症，健康转化成了疾病。当人们患疾病之后，由于治疗及时或养生有方，经过主观努力最后战胜了疾病，疾病又转化成了健康。

然而，健康与疾病之间的相互转化是有条件的，毛泽东早就指出："事物内部矛盾着的两方面，因为一定条件而各向着和自己相反的方面转化了去，向着它的对立方面所处的地位转化了去。""无此一定条件，就不成其为矛盾，不能共居，也不能转化。"① 健康向疾病转化的条件极其复杂，有主观条件和客观条件，主观上的不注意养生，不良的生活方式，七情六欲的过盛等常常是使人得病的重要原因，而六淫的干扰，疫疠之气、各种传染病，不可预见的外伤、环境污染等是使人生病的客观因素。在健康和疾病之间有一个亚健康状态，即它既不是完全健康，又未达到疾病程度。亚健康是指机体虽无器质性病变，但人的生理功能和代谢过程有些失调，适应能力不同程度减退。疾病和健康之间在一定条件下相互转化，是通过亚健康来实现的。健康的人虽然还未患病，但健康水平在下降，降到亚健康状态，即在不同程度上潜在致病危险因素，处在患某种慢性非传染病性的前期状态，一旦在生理上或心理上不良因素的促发下，就会转化为疾病，甚至转化为突发性、危及生命的疾病。疾病向健康转化的条件也是极其复杂的。人体自身有抵御疾病及修复创伤的功能，有的疾病靠人自身的生理功能就能恢复健康，但是，更多的疾病单靠人体自身功能不能恢复健康，还需要主动的养生、治病才能恢复健康，因此，养生、防病、治病就成了疾病转化为健康的重要条件了，没有这个条件，疾病是不会自行转化为健康的。

3. **健康和疾病之间的矛盾运动的规律**。健康和疾病伴随着人的一生。婴儿降生后，他们从母体获得了抗体，自身也带来了人体的防御功能：免疫反应、应激反应、抗冷反应、抗挫折反应和抗感染能力等。但是，由于六淫的侵扰和外部病菌的侵袭，兼之婴儿抗感染能力弱、抵御疾病能力差，所以婴儿也常常得病。然而由于婴儿自身的抗体和很强的生命力，在父母照料下及时进行治疗，使婴儿很快地摆脱了疾病的痛苦，恢复了婴儿机体的内外阴阳平衡的稳态。然而人的有机体内部平衡和内外部平衡是相对的，七情六欲、六淫侵袭、遗传因素和意外损伤等等又经常使人生病，人又以自身的生命力和创造一定的条件去战胜疾病，并同死亡作斗争。人的整个生命就是处在健康—疾病—健康—疾病……的矛盾运动之中。要使人们获得健康，就必须同疾病作斗争，把疾病消灭在萌芽之中，一旦

---

① 毛泽东. 毛泽东选集（第1卷）[M]. 北京：人民出版社，1991：328，333.

得了病，就更加需要创造条件，吃药、打针或进行其他治疗，加强养生使疾病向健康转化。老年人的养生就是在阻止健康向疾病的转化和促使疾病向健康转化，以达到延缓衰老和延年益寿的目的。

在人类进化的历史中，人们不断战胜疾病，获得健康，而疾病也在不断变化、层出不穷，因而又需要人们去战胜疾病，但是要想彻底的征服和消灭疾病，那也只不过是人类的幻想。尽管我们今天人类拥有先进的医疗技术，但我们并没有免除疾病对我们的侵害，我们所面临的许多非传染性疾病，不要说彻底消灭它们，就连治愈都十分困难。即使将来有更精深的医疗技术和更科学的医学，要想彻底根除一切疾病也是不可能的。我们只能在不断战胜疾病中获得健康。因此，健康和疾病伴随着人生，只不过在人的一生中健康总是多于疾病，健康和疾病的程度不同。一旦健康与疾病矛盾的彻底解决，人的死亡也就到来了。

总之，健康和疾病之间既对立又统一，二者既互相依存又互相作用，并在一定条件下互相转化，健康和疾病之间的这种矛盾运动，便形成了老年养生中的基本矛盾。健康和疾病之间的相互作用，本质联系，并在一定条件下互相转化就成了老年养生中必须遵循的基本规律。

三、老年养生学的基本规律（二）

人的健康与疾病的矛盾同其生存的环境密切相联。人的生命系统内部各个组成部分是相互作用、相互联系的统一整体。人的生命系统又是处在与自然环境和社会环境的连续互动之中的。人类的生存和发展离不开环境，人类的健康和疾病也离不开环境。自然界的生态失衡和恶化威协着人类的健康，造成人的生理、心理和精神方面的疾病；社会经济条件的恶化和精神文化环境的堕落也会直接威协人的健康，导致人们生理和心理精神上的疾病。环境不断影响人的健康，健康的人亦不断影响环境和改造环境，健康的人和环境又形成一对矛盾。因此，健康与疾病的概念内涵只能从人类机体系统与环境动态系统中把握。健康是生命机体与环境之间的动态平衡、稳态状态，而疾病则是人的生命机体内环境平衡及机体同外部环境相对稳定性的丧失。现代健康观把人类健康与疾病同其环境联系起来了。要解决人的健康和疾病之间的矛盾，必须先解决健康与环境之间的矛盾，正是环境能导致人们疾病，环境也能促使人的生命健康，因此，人的健康与环境的矛盾又成了人们养生中的基本矛盾，也是老年养生中的基本矛盾。

1. **环境的内涵**。环境在汉语中是指周围的地方、周围的情况和各种条件，即围绕着人类生存和发展的外部条件。所谓环境，是指特定社会的人赖以生存和发展的自然条件、社会条件和精神条件的总和。它包括气候条件、水源条件、矿产条件、动植物资源及其分布、社会生产力水平、经济条件、生产关系性质、人们的精神文化条件等等。

人们的养生环境是指人们在养生过程中所直接接触到的影响人们养生的周围外部条件的总和，它包括人类生存和发展及影响人们养生的一切自然环境、社会环境和精神文化环境三大方面。诸如，地理环境、社会经济条件、社会精神文化条件、社会风气、文化传统等等。因此，养生环境是一个极其复杂的系统。

养生的自然环境是指人类赖以生存和发展的影响人们养生的自然条件总和。它包括大气环境、水环境、岩石、土壤环境、生物环境、地理位置、地表构造、土壤、江河湖海、动植物分布、矿产、各种气候条件等等。养生的社会环境是指人们养生和健身能够存在和发展的社会条件总和。它包括"人化了的自然"环境和人们自己建立的社会关系环境（社会经济环境、政治环境和思想文化环境）。养生的精神文化环境是指人们养生和健身的精神文化条件的总和。总之，自然环境、社会环境和精神文化环境是人们养生不可缺少的条件，三者在养生中综合地起着重要作用。

2. 环境对人健康的作用和影响。人的健康与否是离不开环境的。因此，环境成了生命和健康的必要条件，环境与生命、与人健康密不可分。

首先，人的生存和健康离不开自然环境。自然环境为人类的生存和发展，一是提供了太阳能所产生的适宜的温度，提供了水分、氧气等等条件。二是提供了人们生存、发展和健康所必须的各种物质生活资料；三是提供了各种能源及生产建设的各种资源；四是提供了人们居住条件和活动场所等等。总之，自然环境提供了人类生存、发展和健康的一切条件，没有这些条件，人类便无法生存，更谈不上能保持自己的身心健康了。

自然环境对人的健康有着直接的影响。地球、太阳系、银河系、整个宇宙许多不同层次上的条件的变化，必然直接地和间接地影响着人的健康。太阳系各种天体运行的周期、太阳黑子、地球表面的化学元素的分布和变化，气候的改变、地震、火山爆发、泥石流、生物圈的结构和生态环境的变化，各种污染、农药、化肥的使用等等，都会直接影响人的生理病理的变化。

其次，社会环境、精神文化环境同人们养生、健身有着密切的联系。人总是生活在社会之中的，社会环境是人们生存和发展的必要条件，也是老年养生的必要条件。社会生产力发展的水平，社会经济发展水平直接关系到人们养生、健身。一个经济发达、科学进步的国家，能够为养生提供更好的医疗条件和物质基础，一个生产关系先进、人们之间和谐的社会，有利于人们养生健身活动。任何人的养生都是处在一定的精神文化之中的，社会的传统文化、风俗习惯、传统道德、社会的政治、法律、道德、宗教、艺术、哲学、科学等等社会意识形态对人们养生都有着重要的影响，一个思想文化先进的社会为人们养生、健身提供更多的文化底蕴。相反，经济上和科技上落后的国家，精神上堕落的国家是不利于人们养生和健身的。

3. **人的健康与环境相互作用的规律**。人的健康和环境是人的生命运动中的一对矛盾。健康和环境是两种不同的东西,环境既可以是健康的杀手,也可能是健康的福因,因而两者之间有着矛盾性。

但是,健康与环境之间也是互相依存和互相作用的。首先,环境是人类生存和发展的必要条件,也是人类养生健康的必要条件,这是健康对环境的依赖性。环境对人的健康有着二重性的影响:好的环境,诸如优良的生态环境、和谐的社会环境、进步的积极向上的精神文化环境,有利于人的身心健康,它能使人少得病,甚至不得病。而不良的环境,诸如严重污染的生态环境、颓废落后的社会环境、腐朽、堕落的精神文化环境,对人的身心健康极为有害,它会导致人的生理上、心理上和精神上的疾病。无数事实表明,目前对人类健康最大的威胁正来自人类改造自然的不当行为,诸如温室效应、臭氧层变薄、酸雨、雾霾、形形色色的环境污染等等,是引发各种慢性非传染病的重要因素。人类对生态圈、水圈、大气圈等等的破坏,使人类成了许多所谓"病毒"攻击的靶子,许多人患上了癌症、心血管病等等。因此,人类的生命存在和健康离不开环境,人与环境的协调、和谐是人类获得健康的重要条件,人的生命和健康必须适应环境,适者生存是生命也是人类存在的普遍规律。

但是,人类同一般的生物又是不同的,人类有自觉的能动性,人的健康既依赖环境,而健康的人又反作用于环境。人对环境的影响和作用不仅有选择、有取舍,即人不仅能够避开不好的环境,利用有利的好的环境,而且人能够反作用于环境,这种反作用有二重性:一重是能破坏环境,使环境恶化给人类健康带来灾难;另一重是健康的人类还能改造环境,保护生态环境,创造出适合人类生存,使人获得健康的优美环境。这就是人的健康和环境之间的相互作用。

人的健康同环境之间的相互影响、相互作用,二者之间的本质联系和矛盾运动,从而形成了人类的生命运动的健康同环境之间必须和谐发展的规律。它是人们养生的基本规律,也是老年养生的基本规律。

四、研究和掌握老年养生学基本规律的意义

研究和自觉掌握老年养生学的基本矛盾和基本规律不仅有着重要的理论意义,而且有着重要的实践意义。

1. **理论意义**。老年养生学的研究对象是老年养生的产生、本质及其发展的最一般规律。如果我们不能揭示老年养生产生和发展的最一般规律,那么要想建立老年养生学的科学理论体系,则是不可能的。健康与疾病之间互相作用、互相影响及互相转化的规律,健康与环境之间密不可分、互相作用、互相影响,二者本质联系、和谐发展的规律,是老年养生学中的两个最基本规律,没有这两个规律,就不可能有老年养生的科学理论体系。老年养生的其他规律、原则都是从这

两对矛盾规律派生出来的，也就是说，是在这两个规律基础上形成的。老年养生学的目的、目标，也是为了预防、治疗疾病，战胜疾病，获得健康，延年益寿。为此，人的生命体就要适应环境，同时也要改造环境，使环境有利于人的健康，使人的健康与环境之间形成良性的连续互动。因此，这两个规律在理论上是极其重要的。

这两个规律的原理也是我们反对各种错误思想的理论武器。在健康与疾病的关系上，一些人鼓吹"死生由命，富贵在天"，把人的生死、祸福、疾病、贫富归之为命，归之为"天命"，否定了人的主观能动性。而另一些人鼓吹通过养生、炼丹、服药能够长生不死，夸大了养生中战胜疾病的能动性，否定了健康与疾病之间的矛盾运动的转化和最终矛盾的解决，否定了人的生命产生、发育、成长和最后死亡的客观规律。

2. 现实意义。健康与疾病之间互相作用、相互转化的原理，人的健康与环境之间互相作用，二者必须和谐发展的规律原理对老年养生有着重要指导意义。

健康和疾病是对立的两极，疾病是健康的大敌，老年养生必须把防病、"治未病"放在首位，以顽强的毅力、坚韧不拔精神把疾病消灭在萌芽之中，以获得健康。

健康和疾病之间在一定条件下能够互相转化的规律，而转化又是有条件的，这就要求我们要发挥人的主观能动性，自觉地积极地长期地坚持养生，创造条件，促成疾病向健康转化。有些人本来可以长命百岁，但由于他们忽视养生，并染上许多不良的生活方式，诸如酗酒、抽烟、起居无常、饮食无节、房事无度等等，他们不是创造条件使疾病向健康转化，而是创造条件使健康向疾病转化，致使他们病魔缠身，年仅半百就离去了。相反，有些人得了癌症，但他们求生的欲望非常强烈，保持着乐观精神，积极健身养生，他们自身抗癌能力很强，得了癌症就像得了普通病一样，一点也不惧怕，积极治疗、积极养生、保健、乐观对待，顽强地与癌症斗争，终于战胜了癌症。而有许多人得了癌症以后，就悲观失望，情绪一落千丈，整天闷闷不乐，在等待着死亡，据调查，有50%的癌症患者最终是被吓死的。我们有不少人的死是由于对疾病的无知，对疾病的恐惧心理，对健康知识的不了解和不去积极开展养生造成的。因此，我们应该充分发挥自己的能动作用，积极开展养生，才能获得健康长寿。

健康与环境的关系极为密切，掌握健康与环境互相作用和必须和谐发展的规律能够使我们更好地处理同环境的关系，以获得健康。首先，我们要发挥人的主观能动性，避开有损健康的不好的环境，选择有利于健康的好的优雅的环境居住、养生、健身，以促进人们的健康长寿。其次，要发挥人的能动作用，保护生态环境，改造不好的环境，创造好的有利于人生存、发展，有利于人健康的好的环境，建立一个人的健康与环境和谐发展的互动状态，使环境有利于老年人延缓衰老，延年益寿和健康长寿。

主要参考文献

[1] 田清涞，田枫编．传统与现代养生学［M］．北京：中国社会出版社，2009．

[2] 高伟良．老年科学养生学［M］．北京：中国社会出版社，2009．

[3] 关春芳．登上健康快车［M］．北京：北京出版社，2002．

[4] 刘远明．健康价值行为与责任［M］．北京：中国广播电视出版社，2009．

[5] 洪昭光．养生大讲堂［M］．北京：北京燕京出版社，2006．

[6] 曹长恩，曹大玉．生活方式与健康长寿［M］．北京：原子能出版社，2004．

[7] 石爱桥．中华养生精粹［M］．武汉：湖北人民出版社，2005．

[8] ［苏］费·乌格洛夫，伊·德罗兹多夫．延年益寿荟萃—生命自我管理学［M］．北京：新华出版社，1985．

[9] 孙宗鲁．大学生健康教育教材［M］．北京：北京大学出版社，1994．

[10] 李土生．儒释道论养生［M］．北京：宗教出版社，2002．

第五章　老年的天人相应养生

谈养生，一方面，需要了解和考察两个对象：一个是人的身体，即人体；一个是人所处的环境，即大自然或者说宇宙；另一个方面，就是探讨天人两者之间的关系；最后考虑应该如何正确处理这种关系，从而预防和免除疾病，达到健康长寿的目的。

第一节　老年的天人相应养生

一、人天观

1. 谈"天"

人天观（Anthropic – heaven outlook）是关于人天关系的根本观点，说得更具体些，人天观是关于研究人和环境、人和宇宙相互关系的根本观点、总的观点。

我国关于人天观的思想源远流长。中国古代哲学的"天人之辩"就是研究天与人、天道与人道的关系；中医学的"天人相应"论则具体地论述了人与天的关系。我国著名历史学家司马迁在"报任安书"里说，他撰述太史公书的目的是"欲以究天人之际，通古今之变，成一家之言。"在这里，"究天人之际"就是宇宙观或哲学层次；"通古今之变"是明成败兴衰之理的历史层次；"成一家之言"是达于不朽的文学审美层次。

随着现代科学的发展，特别是钱学森院士提倡的人体科学的兴起，人类对于人、对于宇宙、对于人与天的关系的认识越来越开拓和深化，形成一系列新的观点和理论。1982年钱学森提出，要建立和发展"新的人天观"。新的人天观从人的角度研究人与天的相互关系，并以此为基础研究人的发生和发展、人体功能的调节和发挥的规律。

人天观的研究内容，按照钱学森构建的五观学说包括：胀观、宇观、宏观、微观、渺观，共五个层次的人天观。其典型尺度为：胀观（?）：10^{40}米 = 10^{24}光年、宇观（相对论）：10^{21}米 = 10^{5}光年、宏观（牛顿力学）：10^{2}米、微观（量子力学）：10^{-15} 厘米、渺观（超炫?）：10^{-34} 厘米①。胀观人天观，即根据宇宙膨胀理论，就是说，比我们现在所在的这个宇宙，还有更大的范围的东西存在，也就是我们是处在整个无限的宇宙中。宇观人天观，是以宇宙为背景，研究人的出现、存在、演变同整个宇宙的演化的关系；宏观人天观，是研究人体生命活动与周围直接环境的关系；微观人天观，是从量子层次和量子认识论的角度，研究人通过感觉器官和大脑与环境相互作用的微观关系。目前人天观研究最活跃的是宏观人天观，中医、气功、人体特异功能为研究宏观人天观提供了极为丰富的材料，而人天观在理论上的成就又进一步促进中医、气功、人体特异功能的研究和发展。此外还有胀观人天观和渺观人天观。

人类对其自身生存的关心，关心自己周围生存环境的变化，关心这种变化对自身前途和命运的影响，是一个永恒的话题。马克思恩格斯在《德意志意识形态》一书中，把"人类历史的第一个前提"，确定为是"有生命的个人的存在"和"他们与自然的关系"②。他们认为，"人直接地是自然存在物"③，人是自然界中的一部分。人离不开自然界，要靠自然界生活。自然界是人类生存和发展的外部环境。恩格斯在《反杜林论》一书中明确指出："人本身是自然界的产物，是在自己所处的环境中并且和这个环境一起发展起来的。"④ 对人类来说，自然界即自然环境，或称自然地理环境，它是人类产生和生存、发展的必要的物质基础和不能缺少的前提条件。

通常人们所说的"天"，就是人类赖以产生和存在的大自然，或者说是宇宙，是先于人类而存在的，它具有先在性、物质性和无限性的基本特征，它绝不是唯心者和神学所宣扬和虚构的所谓上帝、神所创造的。须知，人最初是不能将自己同外界区别开来的，随着人能制造较先进的工具而有较高水平的生产，人才能逐渐使自己区别于自然界，并建立自己同自然界对立而又统一的宇宙观。

2. 论人体

人体，按照系统科学的原理来说，是一个开放的复杂巨系统。所谓开放复杂巨系统这个概念，是以钱学森院士为代表的复杂性研究的中国学派的独创。如果一个系统的子系统的种类很多并有层次结构，它们之间关联关系又很复杂，这就是复杂巨系统。开放复杂巨系统的特征是：①它是开放的，它与外界有物质、能量和信息的交换；②它是巨系统，就是子系统成亿、上百亿、上万亿、上亿亿。③它是复杂巨系统，就是子系统的种类非常之多。总之，它是一个层次复杂多变、内部关系非常复杂的系统。生物体、人脑、人体、地理（包括生态）、社

---

① 北京大学现代科学与哲学研究中心．钱学森与现代科技［M］．北京：人民出版社，2001：5．
② 马克思恩格斯全集（第3卷）［M］．北京：人民出版社，1960：23．
③ 马克思恩格斯全集（第42卷）［M］．北京：人民出版社，1979：167．
④ 马克思恩格斯全集（第3卷）［M］．北京：人民出版社，1995：374，325．

会、星系系统，都是开放的复杂巨系统。

(1) 作为开放复杂巨系统的人体。①人脑系统。人脑是开放复杂巨系统。人的行为绝不是什么简单的"条件反射"，它的输入——输出特性随时间而变化。实际上，人脑有 10^{12} 个神经元，还有同样多的胶质细胞，它们之间的互相作用远比一台电子计算机开关复杂得多，可以看作一个计算机关联而成的大计算网络！"人脑主要是思维科学、脑科学研究的对象。②人体系统。人体，同样也是相当复杂的，也是一个开放复杂巨系统。首先，它具有庞大数量的多层次的子系统。据生理学推算一个人体大约有 3.5×10^{13} 即三十五万亿个细胞。一个细胞含有数十万、数百万个生物大分子。而每个大分子都有一个新陈代谢系统和功能系统，不同的大分子组成不同的细胞系统，不同的细胞系统组成不同的器官和生理系统。整个身体就是由数量极大的、复杂程度、功能和层次不同的子系统构成。其次，人体中具有许多不同层次的非常协调、精细的调节控制系统和高级信息处理系统，从而使人体能够进行各类完整统一的活动。再次，人体的各个子系统之间以及子系统与人的整体之间的关联极为复杂①。

(2) 功能态——是人体作为开放复杂巨系统的特征。如何形容人体这个开放复杂巨系统的特征？钱学森指出："人是宇宙环境的超巨系统里面的一个巨系统。现在认识到的核心的问题就是人的功能状态。""总之，核心的思想是：人体是一个开放的巨系统，它的特征是人体的功能状态，包括一些特殊的人体功能状态。人体科学就是研究人和人在客观环境中所处功能态的学问。"② 在系统学中，功能状态是亚稳态，就是在系统的相空间中，它处于一种比较稳定的状态，但不是固定的而是可以调节的，从一种亚稳态可以转入另一种亚稳态。人体有醒觉、睡眠、警觉、气功等功能态。而中医的辨证论治的"证"，用系统科学的语言讲，就是功能状态。辨证是指辨别病人的功能状态，然后开药，用药物使病人从不正常的病态中调整到正常功能状态，也就是健康的功能状态。

(3) 老年人体。老年人由于受生理退变、环境因素和生活方式的影响，导致身体的组织器官的衰老，功能适应性减弱和抵抗力减退，出现毛发、皮肤、容颜、牙齿和形体的变化，即鼻毛变白、脱牙、老年斑、眼睛上的老年环增加等③。老年人生理和生化功能上的变化，表现为：生物调节功能、感觉功能、运动能力减弱。在行为和心理上的变化，表现为：注意力、记忆力、学习能力下降，消极情绪、情感增加，意志力减弱，智力和思维能力下降。由于老年人脑功能趋向衰退过程，躯体的衰老反过来又影响心理，导致性格、情绪和其他心理发生变化。这是自然规律，人们只能延缓（注重养生的原则和养生等措施）或者

---

① 陈信著. 人体科学研究 [M]. 北京，现代出版社，1997：79-81.
② 钱学森. 人体科学与现代科技 [M]. 上海：上海交通大学出版社，1998：93，96.
③ 张力. 中老年养生大全 [M]. 北京，中央编译出版社，1994：72.

促进（违反养生原则等）这个过程，而不可改变这个过程的趋势。其中，预防老年病就是老年养生必须注意的。

系统科学还告诉我们，系统的结构不是固定不变的。系统的结构是受环境的影响在改变，复杂系统的结构也不是一成不变的，系统的功能也在改变，作为开放的复杂巨系统的人体，包括老年人体，也是如此所谓治病或者养生就是设法使人体保持或者恢复到正常功能状态。人体只有与外界的物质、能量和信息的交换，才能保持动态平衡，维持人体的正常功能状态。这里有三种手段：一是与外界进行物质交换，像药物、饮食、呼吸、高压氧等，可以治病，物质交换的范围是很广的。二是信息交换，可以是声波或电磁波，这很复杂。三是人脑产生的意识。意识是人体最高层次的运动，他可以返回来作用较低的层次。钱学森特别谈到："意识作为调节人体功能的一个手段，这非常重要。"[1] 这对于老年养生来说是极为重要的。

二、天人相应

"天人相应""天人合德"，是我国古代的一种哲学思想，儒、道、释三家均有所阐述。其基本思想是人类的生理、伦理、政治等社会现象是自然的直接反映。中医理论考虑到整个系统而且不限于人，它把人和环境这些因素都考虑进去了。"所谓"天人相应"就是考虑了更大的系统中间的关系，人和自然界的整个系统，以至于现在提出的生物钟，就是天文的日月星辰的运转对人是有影响的，这种思想现在看起来确实是很重要的。中医理论的长处是"整体观、系统观，多层次观。我们要开展人体科学恰恰是这个问题即多层次观。"[2]

辩证唯物主义正确科学地揭示和描述天人关系。恩格斯在《自然辩证法》中写道："自然科学与哲学一样，直到今天还全然忽视人的活动对人的思维的影响；他们在一方面只知道自然界，在另一方面又只知道思想。但是，人的思维的最本质的和最切近的基础，正是人所引起的自然界的变化，而不仅仅是自然界本身；人在怎样的程度上学会改变自然界，人的智力就在怎样的程度上发展起来。因此自然主义的历史观，……这种历史观是片面的，它认为只是自然界作用于人，只是自然条件到处决定人的历史发展，它忘记了人也反作用于自然界，改变自然界，为自己创造新的生存条件。"[3]

我们研究老年养生必须破除唯心论和神学论，提倡辩证唯物主义。辩证唯物主义认为自然界的人与天相应，天是第一性的、客观的，它决定着人，作用于人，人的一切活动必须顺应自然界，按自然规律办事。但是，人又是有意识参加

---

[1] 钱学森. 人体科学与现代科技 [M]. 上海：上海交通大学出版社，1998：97.
[2] 钱学森，等. 论人体科学 [M]. 北京，人民军医出版社，1988：58, 59, 60.
[3] 恩格斯. 马克思恩格斯选集（第4卷）[M]. 北京：人民出版社，1995：329, 330.

实践活动的社会的人,人有能动性,人也反作用于自然界、改变着自然界,为自己创造新的生存条件。人和自然界之间就是这样相互作用着,"天人相应"着,它为老年养生学奠定了既唯物又辩证的哲学基础。

三、老年的天人相应养生

我国古代医学家和养生家早就提出了"天人相应"的思想。在医学名著《黄帝内经》的《灵枢·邪客》中,就提出"人与天地相应"的观点。《黄帝内经》阐述了人体与天(即自然)之间的关系,《灵枢经·岁露论》指出:"人与天地相参也,与日月相应也。"《素问·上古天真论》说:"余闻上古有真人者,提挈天地,把握阴阳,呼吸精气,独立守神,肌肉若一,故能寿敝天地,无有终时,此其道生。"中古之时,有至人者"和于阴阳,调于四时";有圣人者,"处天地之和,从八风之理";有贤人者,"法则天地,象似日月,辨别星辰",逆从阴阳,分别四时"等。这种天人关系的观点认为,自然界有四时、朔望、昼夜为标志的年月日周期性、节律性变化,由此产生气候和物候的变化,于是呈现出生长化藏的规律等,那么,影响到人体,这本身就是自然界的产物,它的生理活动也就形成了基本适应的变化。于是,天有三阴三阳六气和五行的变化,人体也有三阴三阳和五脏的运动。因此,人体的生命运动和自然界是紧密相连和息息相关的,所以古人有"人身是一小天地"之说。养生就是采取各种综合措施,适应自然界的变化,延年益寿。《素问·四气调神大论》说:"故阴阳四时者,万物之始终也,死生之根本也,逆之则灾害生,从之则苛疾不起,是谓得道。"[①] 总的意思是要人们顺应自然来养生,按自然界客观规律来养生,而"春夏养阳,秋冬养阴,以从其根"就是这一原则的具体体现。如何做到天人相应? 具体说来:

1. **人应四时**。自然界的一切事物无不处在运动和变化之中,其中四时(季节)的变化对于人体的影响极为明显。对此《黄帝内经》就有阐述,《素问·金匮真言论》说:"五脏应四时,各有所受。"《灵枢·五癃津液别》说:"天暑衣厚则腠理开,故汗出,……天寒则腠理闭,气涩不行,水留于膀胱则溺与气。"意为天热气温高,阳气趋于体表,腠理(指皮肤的纹理和皮下肌肉之间的缝隙。)开泄,人就容易出汗;天寒气温低,腠理密闭,故汗少尿多。同时,在《素问·金匮真言论》中指出疾病的发生与四时有关,说:"春善病鼽衄,仲夏善病胸胁,长夏善病洞泄寒中,秋善病风疟,冬善病痹厥。"在《素问·脉要精微论》中认为人体的脉象与四时变化有关,说:"春日浮,如鱼游在波,夏日在肤,泛泛乎万物有余;秋日下肤,蛰虫将去,冬日在骨,蛰虫周密。"

2. **人应月令(朔望)**。我国古代不仅提出顺应四时养生,而且提出要根据月

[①] 徐芹庭. 细说黄帝内经 [M]. 北京:新世纪出版社,2007:197,362,77,83.

令养生。因为，人体不仅受四时影响，也与月令变化有关。《灵枢·岁露论》中就说："月满则海水西盛，人血气积，肌肉充，皮肤致。"《素问·八正神明论》中指出："月始生，则血气始精，卫气始行；月廓满则血气实，肌肉坚；月廓空，则肌肉减，经络虚。"古代医学家张景岳、李时珍还把妇女月经的周期变化与月令变化联系起来。《本草纲目》中有："女子，阴类也，以血为主。其血上应太阴，下应海潮，月有盈亏，潮有朝夕，月事一月一行，与之相符，故谓之月水、月信、月经。"这都说明，人体功能气血变化与月令有关。

3. 人应时辰。我国古代医学家和养生家不但认为人体与四时、月令相关联，而且在一天之中每个时辰中人体功能也不相同。也就是说，在一日之中，昼夜晨昏的变化对于人的生理、病理也有不同的影响。《素问·生气通天论》说："故阳气者，一日而主外，平旦人气生，日中而阳气隆，日西阳气已虚，气门乃闭。"意思是说，人体阳气在白天时趋向体表，早晨阳气初起，日中最盛，日西渐入里，黄昏则阳气全入里，故气门乃闭。还认为，一日的昼夜阴阳变化与一年的四季相同。《灵枢·顺气一日分为四时》把一天的四个时段比喻为一年的四时，同时，还指出在四时期间人气与病气的相关。说："以一日分为四时，朝则为春，日中为夏，日入为秋，夜半为冬。朝则人气始生，病气衰，故旦慧；日中人气长，长则胜邪，故安；夕则人气始衰，邪气始生，故加；夜半人气入藏，邪气独居于身，故甚也。"①《素问·金匮真言》指出："平旦至日中，天之阳，阳中之阳也；日中至黄昏，天之阳，阳中之阴也；合夜至鸡鸣，天之阴，阴中之阴也；鸡鸣至平旦，天之阴，阴中之阳也，故人亦应之。"这就指出了一昼夜之间阴阳的具体变化，告诉人们应该去适应，这与现代所谓人的"生物钟"和"时间医学"就联系起来了。

4. 人应地域。祖国医学还认为，人体与地理环境有着密切关系。在《素问·异法方宜论》中，明确写道，不同的地理环境对于人的体质、生活习俗的影响和生不同类型病等。"东方之域……鱼盐之地，海滨傍水。其民食鱼而嗜咸……其民皆黑色疏理，其病皆为痈疡，其治宜砭石……。西方者，金玉之域，沙石之处。其民陵居而多风，水土刚强……故邪不能伤其体，其病生于内，其治宜毒药；北方者……其地高陵居，风寒冰冽……藏寒生满病，其治宜灸焫。南方者，天地所长养，阳之所盛处也，其地下，水土弱，雾露之所聚也。……故其民皆致理而赤色，其病挛痹，其治宜微针。"①这些差异的产生，《黄帝内经》明确地把它归结为是地势使然，换言之，即地理环境造成的②。

综上所述，既然四时、月令、时辰和地域，即自然界本身的变化对于人的生

---

① 徐芹庭. 细说黄帝内经[M]. 北京：新世纪出版社，2007：591，595.
② 仓道来. 养生万花楼[M]. 南宁：广西人民出版社，1993：266–269.

理、病理有着直接的重要影响，那么，人的养生，特别是人体朝着衰老方向行进、适应能力逐步下降的老年人的养生，就应该顺应自然界的变化，更加需要遵循"天人相应"原理养生。

第二节　老年四季养生

一、时间节律医学

近些年发展起来的被称为中医"时间生理学"和"时间病理学"，是研究人体的生理和病理随不同的时间节律而发生变化的学问，就是钱学森院士多年前提到的"时间节律学"。他说过："人体开放于宇宙的一个方面就是环境的影响，如昼夜的变化，四季的演变等，这是一门人体的时间节律学。我国古代称之为'子午流注'，近代在国外这方面发展很迅速。它对人体科学是很重要的。"[1] 中医学中的时间节律学历史非常悠久，论述甚为丰富。它是从祖国医学中分化出来的一门科学，它以天人相应的观点为理论基础，是古代医学在认识天时气候、地理环境对人类生命现象的作用过程中发展起来的。因此，它对养生实践有着普遍的指导作用。

《黄帝内经》认为，自然界是产生生命的源泉，自然界为人类提供了赖以生存的必要条件。"天地合气，命之曰人""人以天地之气生，四时之法成。"人体的气血运行与气候的寒热温凉变化相关：天热则气血畅通易行，天寒则气血凝滞沉涩。人体的生理过程与自然界的运动变化存在着同步关系。《灵枢》提出："春生、夏长、秋收、冬藏，是气之常也，人亦应之。"人体与自然万物同受阴阳五行法则制约，并遵循同样的运动变化规律。人与自然万物有着共同的构成物质。人和万物一样，都是天地之气合乎规律的产物。根据中医理论，人生活在自然界中，要靠阴阳五行的作用来调节人与自然的平衡，要因人、因时、因地制宜，做到"春夏养阳，秋冬养阴"，力求"一年之内，春防风，又防寒；夏防暑热，又防因暑而致感寒；长夏防湿；秋防燥；冬防寒，又防风。"《吕氏春秋·尽数》篇中有："天生阴阳寒暑燥湿四时之化，万物之变，莫不为利，莫不为害。圣人察阴阳之宜，辨万物之利以便生，故精神安乎形而寿长焉"。

祖国医学认为，人体内阴阳之气的盛衰消长，有其明显的规律性，并随着季节及昼夜晨昏的变动而出现周期性的变化。"人体阴阳消长的节律与自然界阴阳消长的节律是一致的。人体阴阳消长的周期性节律变化，是人类长期适应环境的

---

[1] 钱学森. 人体科学与现代科技 [M]. 上海：上海交通大学出版社，1998：101.

结果。"① 这是人体经过数以亿万年在特定环境中进化演变,是长期遗传与变异的结果。人体生理随不同的时间节律而发生相应的调整性及应激性变化,从而保证了人体正常的生理功能。然而,这种适应性的变化却是有限的,一旦这种适应机制系统的能力被超越,就会打乱机体内有序的周期性节律状态,从而导致人体阴阳升降、气血、脏腑经络等固有状态的紊乱,出现病态反应。

假如在时序季节"寒暑相推者时之常"的正常转换规律中,人能及时地适应,但自然气候一旦出现反常现象"非其时而有其气"的"寒暑不齐者时之变"时,人体就会发生疾病。正如《内经》所云:"至而不至,来气不及也,未至而至,来气有余也"。这就说明自然界气候的季节性时间节律的变化有两种反常情况:即季节时序的周期已到,可是相应的自然气候却没有应时而替换相生,或者相反,季节时序未到,而不应有的季节性气温已到,从而使气候与时序不相协调,打乱机体内有序的周期性节律状态,导致人体内环境阴阳升降、气血、脏腑经络等固定状态紊乱而出现病理改变。各时序都有它自己的特点和规律,除一般疾病外,还常常诱发一些季节病和时令性流行病。

这就需要人们了解一些中医时间节律医学知识,按照不同的季节和气候的变化来调适自己的身体机制,达到养生健体、预防疾病的目的。而老年人由于各种器官功能的衰退和适应能力的减弱,为防止疾病的发生,更需要特别注意四时季节的变化和及时采取应对措施。

二、老年四季养生的基本原则

1. 春夏养阳,秋冬养阴

"春夏养阳,秋冬养阴"语出《素问·四气调神大论》:"春气则少阳不生,气内变;夏气则太阳不长,气内洞;秋气则太阴不收,气焦满;冬气则少阴不藏,肾气独沉。夫四时阴阳者,万物之根本也。所以,圣人春夏养阳,秋冬养阴,以从其根,故与万物沉浮于生长之门。"因为四时阴阳消长变化是万物生、长、化、收、藏的根本,所以《黄帝内经》说圣人要"春夏养阳,秋冬养阴。"老年人养生也应如此。

为什么春夏要养阳?因为春夏是阳长阴消的阶段,顺应阳长的气化趋势养阳,效果就会比其他时候要好。春夏,阳令也,春时阳生,夏时阳盛。春时阳始生,风寒之邪尚为患,故春时应注意御寒保暖,民间谚语谓春季不宜过早减衣,亦即此理,以养人体之阳。夏时阳极盛,暑热邪盛,大热耗气,气者阳也,故大热亦伤人体之阳。夏夜人们喜纳凉,易受寒湿之邪,寒湿伤阳。夏季炎热,人们喜冷饮,饮食太过则易伤阳,故夏时既要善处阴凉以避大热,又要避免过食冷饮

---

① 印会河,童瑶. 中医基础理论 [M]. 北京:人民卫生出版社,2009:35.

以防伤阳；夏夜纳凉，当避湿露，适当盖覆，以避寒湿。

为什么秋冬要养阴？因为秋冬是阴长阳消的阶段，顺应阴长的气化趋势养阴，效果就会比其他时候要好。秋冬，阴令也，秋时阴收，冬时阴藏。秋冬之时燥邪为患，易伤阴，故秋冬之时宜服用滋阴之品或搽用滋润护肤之品以防燥邪，保持居室空气之湿润也有助于避免燥邪。秋时渐寒，冬时寒盛，人们喜食辛辣好饮酒以御寒。但辛辣之品易生内热，酒易生湿热，饮食太过则伤阴。因此，秋冬之时既要避免燥邪，又要避免过食辛辣和过量饮酒，以防伤阴。

人们常常以为春之温邪、夏之暑邪易伤阴，春夏当养阴；秋之凉邪、冬之寒邪易伤阳，秋冬当养阳。为什么《内经》却强调"春夏养阳，秋冬养阴"呢？春温夏暑易伤阴，秋凉冬寒易伤阳，是人所共知。但是，春夏，人们知养阴而不知养阳；秋冬，人们知养阳而不知养阴。故春夏，有因求养阴却伤及阳者；秋冬，有因求养阳而伤及阴者。《内经》之所以言"圣人春夏养阳，秋冬养阴"，是顺从四时阴阳之变，谓"以从其根"。

2. 春捂秋冻

春天，阳气初生而未盛，阴气初减而未衰，人体肌表开始疏泄，但是抗寒冷的能力较差，故要防春寒，即"春捂"。秋天，气候转凉，阴气初生而未盛，阳气初减而未衰，是人体肌表由疏泄向致密转换过程中，要为阳气收敛创设条件，同时，为增强人体的应激和耐寒能力，故"秋冻"。中国早有俗话说"二八月乱穿衣"，就是指在农历的二月和八月，这两个时间段里人们的衣装打扮容易出现"混乱搭配"的现象，而在阳历上，这两段时间也是冬春换季时和夏秋换季时。

春捂"秋冻"就是说秋季气温稍凉爽，不要过早过多地增加衣服。适宜的凉爽刺激，有助于锻炼耐寒能力，在逐渐降低温度的环境中，经过一定时间的锻炼，能促进身体的物质代谢，增加产热，提高对低温的适应力。同样道理，季节刚开始转换时，气温尚不稳定，暑热尚未退尽，过多过早地增加衣服，一旦气温回升，出汗着风，很容易伤风感冒。

当然凡事皆有个度，过犹不及，"春捂秋冻"并不排除根据气温变化。人们的体温总是要保持恒温，一方面靠自身调节，同时也要靠增减衣服来辅助调节，如果春末和深秋，仍捂得很多或穿得过于单薄，这样的"春捂秋冻"就过分了，每年的3月和11月为什么是呼吸道疾病的高发季节，一方面是气温变化大，同时与衣着调适不当也有很大关系。秋冻秋季又是心脑血管疾病高发的时候。对于有这方面疾病史的中老年人来说，防寒尤其重要。专家表示，这部分人群如果也尝试"春捂秋冻"，将是十分危险的举动。比如穿着拖鞋虽然比较时髦也比较舒服，但末梢循环节奏被打乱，易引发血压升高等症状。气温波动大，体质较弱的人尤其要注意保护头、手、足这三个关键部位。人体下半部血液循环比上半部差，易受风寒侵袭，故寒多自下而生，因此春季穿衣应注意"下厚上薄"。忽冷忽热的三月天，气温变得快，人们的衣着变得更快。

秋冻并非人人适宜，尤其是老年人、儿童、心脑血管病患者、慢性肾脏病人、胃及十二指肠溃疡患者不宜"冻"，健康人群也一定要注意"冻"得适度。

3. 谨防虚邪

《素问·八正神明论》讲："四时者，所以分春秋冬夏之气所在，以时调之也，八正之虚邪而避之勿犯也。"此处"八正"，又称"八纪"，是指二十四节气中的立春、立夏、立秋、立冬、春分、秋分、冬至、夏至八个节气。这正是季节气候变化的关节点，天有所变，人应有所应。如果这个时期，稍不注意防备虚邪侵袭，易生疾病。季节交替时期，谨防虚邪，这是养生的一个重要原则，对于老年人尤为重要。为此，节气日前后几天，要注意保存体力，不要熬夜和过分劳累，尤其不可劳汗当风；同时，还要保持情绪乐观，避免情绪波动太大，勿冲动；饮食要适度，不吃过寒、过热和不易消化之物；及时增减衣服，谨防外邪侵袭。

春夏两季天气由寒转暖，由暖转暑，是人体阳气生长的时候，所以以调养阳气为主。而秋冬天气逐渐变凉，是人体阳气收敛，阴精潜藏于内的时候，所以以保养阴精为主。这是建立在传统医学中阴阳互为存在的根据（阴阳互根）的基础上，采取的措施。张景岳讲，阴根于阳，阳根于阴，阴以阳生，阳以阴长，所以古人春夏养阳以为秋冬之地，秋冬养阴以为春夏之地，皆所以从其根也。今人有春夏不能养阳者，每因风凉生冷伤其阳，以致秋冬多患病泄，此阴脱之为病也。有秋冬不能养阴者，每因纵欲过度伤此阴气，以致春夏多患火症，此阳盛之为病也。

三、老年四季养生要点

按照中医理论，人的五脏和四季气化是完全相通的，具体是：春（风）气通于肝，夏（火）气通于心，长夏（湿）气通于脾，秋（燥）气通于肺，冬（寒）气通于肾。《黄帝内经》早已指出四季养生的方法，而这些方法也是遵循四季阴阳消长的规律进行的。

1. 春季养生

春季，从立春至立夏。《黄帝内经·四气调神大论》讲："春三月，此谓发陈，天地俱生，万物以荣。夜卧早起，广步于庭，被发缓形，以使志生，生而勿杀，予而勿夺，赏而勿罚，此春气之应，养生之道也。逆之则伤肝，夏为寒变，奉长者少。"[①] 春属木，与肝相应。肝主疏泄，在志为怒，恶抑郁而喜调达。春天是阳长阴消的开始，所以应该养阳。春天主生发，万物生发，肝气内应，以养

[①] 唐亦容. 黄帝内经 [M]. 北京：中国文联出版公司，1998：7.

肝为主，其原则是：生而勿杀，以使志生，养神志以欣欣向荣。如伤了肝气，就会降低适应夏天的能力。重点在于养"生"字。

精神调养：老年的精神调养至为重要。一定注意要使自己的精神情志与春季大自然相适应，精神愉快，充满生气，以利于春阳生发。

起居：要夜卧早起，克服倦懒思眠状态；春不忙减衣，老年人不宜顿去棉衣，要"下厚上薄"。春冻未半，下体宁过于暖，上体无妨略减，以养阳气生。

饮食：宜食辛甘发散的食物，不宜食酸收的食物。酸味入肝，并具有收敛之性，不利于阳气生发和肝气疏泄。春天木旺，与肝相应，肝木不及固当用补，但是，肝木太过则又克脾土，故又有"春不食肝"之说。意思是春季肝气旺，此时吃动物的肝脏会使肝气更旺，容易出现脾胃虚弱症状。应当食用辛温升散的食物，如麦、枣、豉、花生、葱、香菜等，少食生冷、油腻和味酸及黏杂食物，免伤脾胃。

运动：入春后应该加强锻炼身体，尽量到户外活动，使阳气生发增长，但在户外，也不可长久默坐，免生抑郁之气，碍于抒发。老人旅游要结伴。因为"百草回生，百病易发"，特别是患有心脑血管病的老人更要小心。春季注意"倒春寒"，当心旧病复发，清明时节当心高血压，谷雨时节当心关节炎①，同时还要防溃疡病、过敏性疾病和维生素缺乏症等。

春季对老人是危险的季节。总之，春季老年养生六宜：调养精神，防风御寒，调节饮食，运动锻炼，预防春困，保健防病。有六忌：忌湿、忌酸、忌净、忌怒、忌妄、忌冻②。

2. 夏季养生

夏季，从立夏至立秋。《黄帝内经·四气调神大论》讲："夏三月，此谓蕃秀，天地气交，万物华实。夜卧早起，无厌于日，使志无怒，使华英成秀，使气得泄，若所爱在外，此夏气之应，养生之道也。逆之则伤心，秋为痎疟，奉收者少，冬至重病。"③夏天属阳、属火，与心相应，是阳长阴消的旺盛时期。夏天主长，万物茂盛，心气内应，以养心为主。要使气得泄，当出汗就让汗出。阳主外，所以汗多。逆之则伤心，秋天就会得呼吸系统的疾病，降低适应秋天的能力。所爱在外，即多到户外活动。夏季养生在于养护阳气，重点在于一个"长"字。

精神调养：要神清气和，心胸宽阔，精神饱满，快乐欢畅，对外界事物要有浓厚的兴趣，培养乐观外向的性格，以利于气机的疏泄。老年人尤其忌懈

---

① 孔令谦. 老年养生堂［M］. 北京，中国华侨出版社，2007：160.
② 梁祥云. 中老年养生宜忌［M］. 北京：北京长寿俱乐部，2-4.
③ 唐亦容. 黄帝内经［M］. 北京：中国文联出版公司，1998：7.

怠厌倦，恼怒忧郁。嵇康《养生论》称：夏季天气炎热"更宜调息静心，常如冰雪在心，炎热亦于吾心少减，不可以热为热，更生热矣。"即"心静自然凉"。

起居：应晚睡早起，顺应自然界阳盛阴衰之变。需安排午睡，一则避热，二则恢复精力。盛夏宜每天用温水洗澡或用温毛巾擦身。睡眠不宜扇类送风，室内外温差不宜太大，要谨访空调病和暑病等。

饮食：炎夏时心火当令，故有"夏不食心"之论。不然，则导致心火过旺，很容易引发心血管病、心情烦躁、失眠、心神不宁等。另外由于汗为心之液，如果吃心太多，则会导致火往上走，人在夏季就会出汗多。因此对于大多数正常人来说，夏季不宜吃心。而味苦之物能助心气而制肺气。夏季出汗多，盐分损失也多，若心肌缺盐，心脏搏动就会出现失常。宜多食酸味，以固表，食咸味以补心。预防"冰箱病"，老年人注意少吃和不吃冰箱内过冷的食物。以免诱发胃病和心脏病。

运动：应在较凉爽时候运动，老年人切忌做过分剧烈的运动。运动出汗过多时候，可以饮用盐开水或绿豆盐汤，不宜大量饮用凉开水，运动后不要立即用凉水冲头和淋浴。

老年人夏季注意防心脏病，防暑、湿毒，当心和预防肠胃病。同时有"冬病夏治"之说，即每逢冬天发作的病，如呼吸系统的病和腹泻、痹症等阳虚证，夏天是最好的防治时间。

总之，老年人夏季要四清：思想清净，饮食清淡，居室清凉，游乐清幽。三不宜：解暑不宜贪凉，解渴不宜贪饮，养性不宜贪睡。

3. 秋季养生

秋季，从立秋至立冬。《黄帝内经·四气调神大论》讲："秋三月，此谓容平，天气以急，地气以明。早卧早起，与鸡俱兴，使志安宁，以缓秋刑，收敛神气，使秋气平，无外其志，使肺气清，此秋气之应，养收之道也。逆之则伤肺，冬为飧泄，奉藏者少。"秋天是阴长阳消的时候，所以要养阴为主。秋天主收，万物收敛，肺气内应，应以养肺为主。收敛神气，逆之则伤肺，降低人体适应冬天的能力。养生着眼于养护阴气，重点在于养"收"字。

精神调养：秋天人们，特别是老年人更易生凄凉、惆怅、烦躁和悲愁之感，为此，应该培养乐观豁达情绪，保持神志安宁畅快，应对自然萧杀之气。

起居：应早睡早起。衣服酌情增加，不宜一下着衣过多，消弱适应能力，要避免受凉感冒，感冒会给老年人带来严重后果。深秋时节，注意及时加衣。

饮食：酸味收敛补肺，辛味发散泻肺，秋天宜收不宜散，故应适当多食酸味果蔬，少食辛味食物，按照"秋不食肺"之说，秋季燥气当令，易伤津液，故饮食应以滋阴润肺为宜。

运动：秋季是锻炼身体的好季节。可以根据个人不同情况来选择锻炼项目，老年人除打太极拳等运动外，还可以做秋季养生功法，即秋季吐纳健身法，对于养生有一定好处。老年人秋季要预防感冒；寒露当心冷空气，"寒露脚不露"；霜降当心哮喘复发。

总之，秋季老人有三宜：宜增加光照，宜多活动，宜自我控制。重在养肺，防燥，护阴。要四戒：戒性情懒惰，戒过于疲劳，戒饱餐多食，戒遇事发怒。

4. 冬季养生

冬季，从立冬至立春。《黄帝内经·四气调神大论》讲："冬三月，此谓闭藏，水冰地坼，无扰乎阳。早卧晚起，必待日光，使志若伏若匿，若已有得，去寒就温，无泄皮肤，使气亟夺，此秋气之应，养藏之道也。逆之则伤肾，春为痿厥，奉生者少。"① 冬天，大地收藏，万物皆伏，肾气内应而主藏，应以养肾为主，要让神气内守，要避寒就温，少出汗。逆之则伤肾，降低了适应春天的能力，春天会生痿病。养生应着眼于一个"藏"字。

精神调养：冬季精神宜安静内守，控制情志，减少活动，养精蓄锐，待来春阳气生发。

起居："冬时天地气闭，血气伏藏，不可作劳汗出，发泄阳气，有损于人也。"（备急千金要方·道林养性）老年人应早睡晚起，日出而作，日落而息，保证睡眠充足。多晒太阳，足背要保暖。衣着要防寒保暖，但不可过多过厚，致使腠理开泄，阳气不得潜藏致使寒邪入侵。老年人要特别注意预防感冒，因为感冒发烧易引起肺炎、心脏病、肾病等综合症。一旦患上感冒应及时就医，以免引起严重后果。

饮食：遵循"秋冬养阴"的原则，既不宜食生冷，也不宜食燥热食物，应适当多食滋阴潜阳、热量较高的食物。应减少食盐摄入量，增加苦味食物以养肾养心。小寒火锅别乱吃，进补因人而异。

运动：冬季锻炼应持之以恒。应注意"逆温"现象，即天气上层气温高，地表气温低，上下不对流，致使空气污染，这时室外锻炼不如室内。

冬季衣服要随天气变化及时增减，切不可急穿急脱，忽冷忽热。预防抑郁症、痛风等。

总之，老人冬季养生宜重藏。应早睡晚起，避寒就温；饮食宜温，减咸增苦；冬练三九，预防疾病；食药调理，辨证进补。

---

① 唐亦容. 黄帝内经 [M]. 北京：中国文联出版公司，1998：7.

第三节　老年起居养生

《素问·上古天真论》第一篇中说:"上古之人,其知道者,法于阴阳,和于术数,食饮有节,起居有常,不妄作劳,故能形与神俱,而尽终其天年,度百岁乃去。"[1] 说明"起居有常"对于人健康的重要性。老年起居养生,包括的范围很广,诸如衣食住行、坐卧站立、劳逸动静等都属于起居作息范畴。下面简单谈起居有常、劳逸适度、排便科学方面。

一、"生命钟"与衰老机制

2009年诺贝尔生理学或医学奖授予美国科学家伊丽莎白·布莱克本、卡萝尔·格雷德和杰克·绍斯塔克,以表彰他们"发现端粒和端粒酶是如何保护染色体的"。据称,这三位科学家的发现解决了一个生物学的重要课题,即染色体在细胞分裂过程中是怎样实现完全复制,同时染色体如何受到保护而不至于发生降解。布莱克本和绍斯塔克发现,端粒中有一个特定的D.A序列保护染色体不被降解,而布莱克本和格雷德则鉴别出了端粒酶。

在新细胞中,细胞每分裂一次,端粒就缩短一次,当端粒不能再缩短时,细胞就无法继续分裂而死亡。伊丽莎白·布莱克本和杰克·绍斯塔克发现端粒的一种独特DNA序列能保护染色体免于退化。卡萝尔·格雷德和伊丽莎白·布莱克本则确定了端粒酶,端粒酶是形成端粒DNA的成分。这些发现解释了染色体的末端是如何受到端粒的保护的,而且端粒是由端粒酶形成的。

当端粒酶处于休眠状态时,细胞每分裂一次,端粒就短一些,直到细胞死亡。在正常成年人的几乎所有细胞中,端粒酶转为休眠状态。在胚胎干细胞等频繁分裂的细胞内,端粒酶处于活跃状态。癌细胞通常能获得重新激活端粒酶的能力。"睡醒"后的端粒酶允许癌细胞无限复制,继而出现癌症的典型特征,即癌细胞"生生不息"。大约90%的癌细胞都有着不断增长的端粒以及相对来说数量较多的端粒酶。若给端粒酶贴个标签,可以写成"一半是魔鬼,一半是天使"。因为端粒酶的活跃,癌细胞不停增殖;但是,如果能够调控正常细胞的端粒酶,使之具备相当的活性,那么正常细胞的寿命就可能延长,起到延缓衰老的作用。

于是,端粒就像一顶高帽子置于染色体头上,被科学家称作"生命时钟"。

现代老年医学通过对人类衰老变化与衰老机理的研究认为,不同种类的生物具有不同的寿命期限,这种期限与遗传有关。"每种生物的寿命在遗传基因中都

---

[1] 徐芹庭. 细说黄帝内经 [M]. 北京:新世纪出版社,2007.76.

按出生、生长、发育、成熟、衰老、死亡这一过程，预先做了程序安排。这种生命过程的安排，被称为'生命钟'，即按'生命钟'的规律演变展现一系列的生命过程，决定着生物寿命的长短。虽然人体后天的周期性节律变化受生物钟的控制，但更为现实的是在于训练和培养。"①

换言之，假如一个人寿命的最长期限是由基因预先设定的，在一般情况下，人力是无法或者无力延长的，所以有的帝王妄想自己长生不老，是无法实现的梦想。但是，人们后天活动对于生命期限的减少以及减少程度的大小，那却是人为的，是后天自己能够控制的。有研究者提出，人的健康因素中，遗传因素占15%，社会因素占10%，医疗条件占8%，气候影响占7%，而后天自身因素占60%。（见前边注释）我们提倡和重视养生，其根本道理就在这个后天自身的因素。

二、老年起居养生要点

1. 起居有常

起居，主要是指作息，也包括平常对各种生活细节的安排。中医学认为，要想健康长寿，必须有一套符合生理要求的作息制度，并养成按时作息的良好习惯，日常生活的各个方面，要有一定的规律，而且这个规律是符合人体生理与自然界变化规律的。

（1）起居有常的益处：①可以调养神气。《素问·生气通天论》讲："起居如惊，神气乃浮。"清代名医张隐庵讲："起居有常，养其神也，不妄作劳，养其精也。夫神气去，形独居，人乃死。"清代养生家石天基在《养生镜》中提出了每日调摄、每夜调摄、四时调摄、行旅调摄、酒后调摄等方面的保养安求。曹慈山的《老老恒言》对作息之安寝、盥洗、散步、昼卧、夜坐、燕居、见客、出门，衣着之衣、帽、带、袜、鞋，卧室之房、床、帐、枕、席、被、褥、便器，一一分析宜忌、利弊，指导取舍。太仓沈子复曾病至羸瘠，经三年摄养，集己心得，著成《养病庸言》，介绍了不少病后起居调摄的经验。

②调整人体与环境适应的能力。起居养生的指导思想是天人相应理论，即人与自然界是一个统一整体，要想健康长寿，就要使身体这个子系统与环境大系统相适应。自然界本身是有规律的，所以人的活动也要养成一定的节律。有规律的作息，在大脑神经中枢可以建立各种复杂的条件反射，这种条件反射一旦建立，就形成比较稳定的联系，生活作息就形成习惯，反过来，它又促使人体的生理活动机制符合这个规律，形成互相促进的良性循环。

（2）起居失常的危害：《管子·形势篇》说："起居时，饮食节，寒暑适，

---

① 王玉川，刘占文，袁立人. 中医养生学 [M]. 上海：上海科学技术出版社，1992：70.

则身利而寿命益；起居不时，饮食不节，寒暑不适，则形累而寿命损。"《内经》告诫人们，起居失常"以酒为浆，以妄为常，醉以入房，以欲竭其精，以耗散其真，不知持满，不时御神，务快其心，逆于生乐，起居无常，故半百而衰也。"孙思邈讲："善摄生者卧起有四时之早晚，兴居有至和之常制。"现代研究认为，人体进入成熟以后，随着年龄的不断增长，身体的形态、结构及其功能开始出现一系列退行性变化。例如适应能力减退、抵抗能力下降、发病率增加等，这些变化统称为老化。老化是一个比较漫长的过程，衰老多发生在老化过程的后期，是老化的结果。生理性衰老是生命过程的必然。但仍可通过养生延缓衰老；病理性衰老则可结合保健防病加以控制。假如生活作息很不规律，夜卧晨起没有定时，贪图一时舒适，四体不勤，放纵淫欲，其结果必致加速老化和衰老，并进而导致死亡。生活规律破坏，起居失调，则精神紊乱，脏腑功能损坏，身体各组织器官都可产生疾病。特别是年老体弱者，生活作息失常对身体的损害更为明显。据现代研究资料表明：在同等年龄组内，退休工人比在职工人发病率高达三倍之多。说明只有建立合理的作息制度，休息、劳动、饮食、睡眠，皆有规律，并持之以恒，才能增进健康，延年益寿。

有规律的周期性变化是宇宙间的普遍现象，从天体的运行，到人体的生命活动，无不有内在的规律或者节律。人的生命活动都是遵循着一定的周期或节律展开的，包括人的情绪、体力、智力等都有一定的时间规律，这是人体与环境长期互相作用和演变的结果，只有顺从它，不能违背它。比如，早晨阳气始生，日中而盛，日暮而收，夜半而藏。为了资助阳气的发生，早晨应多开展室外活动，吐故纳新，疏通气血，旺盛生机；晚日落，阳气开始潜藏，于是要相应减少活动，避免风寒和雾露之气的侵袭。"是故暮而收拒，无扰筋骨，无见雾露。"这就是传统养生所追求的人的形与神、人与天地自然的和谐状态。

2. 劳逸适度

劳和逸之间是人体的辩证统一的状态，二者都是人体的生理需要。人体必须有劳有逸，但过犹不及，既不能过劳，也不能过逸。孙思邈《备急千金要方·道林养性》说："养生之道，常欲小劳，但莫疲及强所不能堪耳"。我国古人一直主张劳逸"中和"，有常有节。实践表明，劳逸适度对养生起着重要作用。

（1）劳逸适度的益处：①可以调节人体气血的运行。人体只有动静结合，劳逸适度，才能起到保健作用。适当从事一定的体力劳动，有利于活动筋骨，通畅气血，强健体魄，增强体质，从而保持生命活动的能力。现代医学研究证实，适当的劳作对心血管、内分泌、神经、精神以及运动和肌肉等系统都有好处。适当的休息是消除疲劳、恢复体力和精力，调节身心必不可缺的方法。现代实验证明，疲劳能降低生物的抗病能力，易于受到病菌的侵袭。②增强智力，预防早衰。劳作，劳动，这里不仅指体力劳动，还包括脑力劳动，科学的用脑也是养生的重要方面，但是，用脑也要适度。人们假如勤于用脑，注重训练脑力的功能和开发其潜能，又要注重对脑的保养，防止疲劳作业。善于用脑，劳而不倦，保持大脑常用不衰。经常合理地用脑，不但不会加速衰老，反而可以预防脑的老化和早衰。实验证明，在相同年龄组的人群中，经常用脑与不用脑的人相比，其脑萎缩少，空洞体积小。结论是，经常合理用脑，可以延缓衰老，增加智力，尤其是能够预防老年痴呆症。

（2）劳逸失度的害处。劳动本来应该是人类的"第一需要"，但劳役过度，又可以损伤脏腑，导致疾病的产生。正如《庄子·刻意》说："形劳而不休则弊，精用而不已则劳，劳则竭"。又如《素问·宣明五气篇》所说："五劳所伤，久视伤血，久卧伤气，久坐伤肉，久立伤骨，久行伤筋。"即过度劳倦与内伤密切相关。李东垣在《脾胃论》中提出，劳役过度可致脾胃内伤百病由生。《医宗必读》说："后天之本在脾"。因而脾胃伤则气血亏少，诸疾蜂起。人到老年，气血渐衰，尤当注意劳逸适度，慎防劳伤。

反之，贪逸无度，导致气机郁滞，同样可以致病。缺乏劳动和体育锻炼的人，易引起气机不畅，升降出入失常。而升降出入是人体气机运动的基本形式。人体脏腑经络气血阴阳的运动变化，无不依赖于气机的升降出入。气机失常可影响到五脏六腑、表里内外、四肢九窍，而发生种种病理变化。根据生物"用进废退"的道理，若过逸不劳，则气机不畅，人体功能活动衰退，也会损害人体健康。

长寿老人往往是不断地适当劳作之人。正确处理劳逸之间的关系，对于养生起着重要作用。所以，体力劳动要根据个人情况，轻重相宜；要脑力劳动与体力活动相结合；家务劳动要力求秩序化；休息保养要多样化。总之，劳逸适度，精力充沛，不感到疲劳，又使生活充满乐趣。

3. 排便科学

排便是人体子系统与外界环境大系统进行的物质交换，是人体新陈代谢的主要形式之一。排便正常与否，直接影响到人体的健康。养成良好的排便习惯，对养生具有很重要的意义，万勿不可忽视。要做到科学排便：

（1）科学排大便。①大便要通畅。汉代王充在《论衡》中指出："欲得长生，肠中常清，欲得不死，肠中无滓"。朱丹溪说："五味入口，即入于胃，留毒不散，积聚既久，致伤冲和，诸病生焉"。肠中残渣、浊物要及时排出体外，才能保证机体正常的生理功能。反之，如大便经常秘结不畅，可导致浊气上扰，气血逆乱，脏腑功能失调，因而产生或诱发多种疾病。现代衰老理论中，有一种称为"自家中毒"学说，认为衰老是由于生物体在自身代谢过程中，不断产生毒素，逐渐使机体发生慢性中毒产生的。大便不通畅，最易使机体产生慢性中毒而出现衰老。要养成按时上厕所的习惯，保持大便畅通。②排便不强忍、不强挣。养生家曹慈山在论述排便时说："养生之过，惟贵自然"。要做到小便不强忍，大便不强挣。"强忍"和"强挣"都易损伤人体正气，引起痔疮等病。忍便不解则使粪便部分毒素会被肠组织黏膜吸收，危害机体。排便时，强挣努责，会过度增高腹内压，导致血压上升，特别对高血压、动脉硬化者不利，容易诱发中风病。另外，由于腹内压增高，痔静脉充血，还容易引起痔疮、肛瘘等病。所以，年老患者尤当注意。此外，还要注意肛门卫生和便后调理等等。

(2) 科学排小便。①老年人小便要通利。小便是水液代谢后排除糟粕的活动，与肺、脾、肾、膀胱等脏腑的关系极为密切。在水液代谢的整个过程中，肾气是新陈代谢的原动力，调节着每一环节的功能活动，故有"肾主水"之称。水液代谢的好坏反映了机体脏腑功能的正常与否，特别是肾气是否健旺。小便通利，则人体健康；反之，则说明人有疾患。苏东坡在《养生杂记》中说："要长生，小便清；要长活，小便洁"。老年人要做到少食、素食、食久后饮、渴而才饮，以此来保证小便清利。此外，保持情绪乐观、节制房事和适当保健运动和锻炼，诸如导引壮肾、按摩、仰卧摩腹等，也有利于小便通利。

②老年禁忌强忍不尿和努力强排。排尿是肾与膀胱气化功能的一种正常的生理现象，禁忌有尿强忍和无尿强排，否则会损伤肾与膀胱之气，引起病变。《备急千金要方·道林养性》说："忍尿不便，膝冷成痹"。《老老恒言·便器》讲："欲溺便溺，不可忍，亦不可努力，愈努力则愈数而少，肾气窒塞，或致癃闭"。总之，排尿要顺其自然。

同时，老年男子排尿时的姿势也有宜忌。《千金要方·道林养性》说："凡人饥欲坐小便，若饱则立小便，慎之无病"。《老老恒言》解释其道理说："饱欲其通利，饥欲其收摄也"。饥时要蹲坐，饱时要站立，以防止"排尿性晕厥症"，即在排尿时由于血管舒张和收缩障碍，造成大脑一时供血不足而致的突然晕倒的病症。

此外，老年人还要注意睡眠和着装。古人有"药补不如食补，食补不如睡补"之说，有诗称"华山处士如相见，不觅仙方觅睡方。"睡眠对于养生，特别是老年养生是非常重要的。睡眠姿势要正确，确保睡眠质量高，要先睡心，再睡身；切忌衬衣穿多、被子过厚、蒙头睡、饮浓茶和紧闭窗睡觉。着装要避免三紧，即脖子、腰和脚踝部位不可太紧，要适当宽松些①。

第四节　老年环境养生

环境与养生的关系非常密切。因为人类本身就是自然界的产物，是在自己所

---

① 杨力．杨力谈老年养生［M］．北京：中国长安出版社，2007：19．

处的环境中产生并且和这个环境一起发展起来的。人与环境的关系，犹如鱼与水的关系。自然界是人类生存和发展不可须臾离开的环境。人类不同的环境是人类不同历史时期的特征，它标志着人类进化和社会文明的发展水平。

我们讲环境养生，指的是人来挑选、适应和改造环境，注意人的自我调适，特别注意养生中精神与人体的关系——这也是老年养生的一个核心问题。

一、环境

人体是一个开放的系统，这个系统与外界是有交往的。……它不是一个小系统，也不是一个大系统，而是比大系统还要大的巨系统。这个系统除了自己本身组成的部分各不相同，它们之间作用异常复杂外，还与外界进行物质、能量和信息的交换。比如，通过呼吸、饮食、排泄等，与外界进行物质、能量的交换；通过视觉、听觉、味觉、嗅觉、触觉等与外界进行信息的交往。人是受环境影响的，环境对于人有正负两面作用。老年的环境养生，就是要利用其有利的方面，避免或者消除其不利的方面。

环境科学告诉我们，在地球的生态系统中，物质和能量的循环总是不断进行着，物质和能量的输出与输入，生物种群的组成和数量的比例，处于一种相对稳定的状态，这种平衡状态，叫做生态平衡。生态平衡是动态的平衡，作为系统的环境——大自然，与它所包括的各个子系统相比较，要稳定得多。而能平衡各个子系统的作用，包括消除人类活动造成的污染，在一般情况下，环境自己还具有一种属性，即"自净"能力。但是，一旦当环境污染超过这种自净能力的限度，就将导致人类灾难。流行病学研究证明，人类的疾病70%~90%与环境有关[1]。

二、自然环境与老年养生

环境分为自然环境和社会环境。所谓社会环境是指人类社会这个开放的复杂超巨系统。按照唯物史观，主要包括社会生产力和生产关系，社会经济基础和上层建筑，其中社会生产力、生产关系、社会的根本制度与养生关系极大。在历史上，我国因人口平均预期寿命短曾经被西方列强称为"东亚病夫"，而现代中国人民的平均预期寿命大大超过发展中国家人口的平均寿命，而接近发达国家。可见社会制度对于人的健康和寿命有着很大的关系。这是从基本社会制度而言，从小的方面，自己所处的小范围的社会环境也非常重要。对于老年人，首先要有一个比较和善的老伴或温馨的家庭；其次是有几个友好的伙伴；第三是有一个互相关心、互相爱护的和谐的集体。

---

[1] 王玉川，刘占文，袁立人. 中医养生学 [M]. 上海：上海科学技术出版社，1992：59.（本文所引用的其他数据和资料，除注明者外，均出自本书，特此说明）

自然环境与老年养生的关系极为密切。我国自古以来，就一直强调人与自然的和谐关系，人作为万物之灵应该选择适宜自己生存和发展的环境。

什么样的自然环境适合老年养生呢？结合我国传统养生的精华，及现代科学研究的成果，适宜人类生存和居住的自然环境是：水源洁净、充足，空气新鲜，阳光充沛，植被良好以及景观幽静秀丽等。

而目前所知不适宜的自然环境因素有哪些呢？（1）地理条件异常：包括地壳化学元素的分布异常，如微量元素的过多或过少，都可以产生地方病，对此早在《素问·异法方宜论》中就有论述；有害的放射性物质，也可以使人生病。现代社会过度的城市化，无限制地向掠夺自然资源，人为破坏生态环境，耕地和森林覆盖面积大量减少，草原退化，水土流失，气候恶化等，都会使整个自然环境的质量下降，不适宜人类的生存和健康。（2）大气污染：向大气排放非固有的气体、微粒等物质，超过大气成分的正常组成，而大气自净能力又不能消除的时候，导致大气污染。目前可知的污染源，主要是因为能源的利用，如煤和石油的燃烧所大量的排放污染物，可造成人体急性或慢性中毒。其它还包括生产性污染、交通运输性污染和生活性污染等。（3）水源污染：水源，又称水体。天然的水体因含有微生物，能接纳一定量的污染物予以自净，使水质成分保持在平衡状态，称为水环境容量。但是，人类活动过程所排入江河湖海、水库和地下水的污染物，超过水体的自净能力，致使水质、底泥的理化性状和生物种群发生变化，降低水体使用价值，造成水体污染。

对于不适合养生的自然环境应该采取什么措施？对于自然环境的养生原则，在现有既定的条件下，应该尽量避开不利于人体健康的地理条件，如避开高压线、强磁场、有超声波和放射线的地方营建长期的生活区。减少有害微量元素的摄入量，补充缺乏的微量元素。最主要是，也是最重要的，是国家和政府应加强环境意识和生态意识，切实抵制国内生产总值（GDP）崇拜，抵制享乐主义，例如不考虑中国国情，片面宣扬"小汽车进入寻常百姓家"，导致不少的青年人在购买小汽车方面互相攀比，造成城市交通堵塞和大气严重污染。要加强治理废气、废水、固体废弃物，减轻环境污染，改善环境质量。

总之，老人不要在空气污浊、人声嘈杂、白天无声、光线不适、色彩纷杂、气候恶劣和刺激惊险的环境中久待。

三、居住环境与老年养生

人生一大半的时间是在住宅中度过的，因此住宅与养生关系极大。我国古代对于住宅环境的选择非常讲究，比如《太平御览》中就有"居处"一章，《遵生八笺》有"居室安处"一条，都是论述居住环境的。

理想的居住环境应该是什么样的？根据我国的传统文化和现代科学知识，理想的居住环境，一般来说，住宅的选择是依山傍水，住宅的朝向是有利于室温调节和有利于采光。当然，还需要因地制宜的设计。

1. 导致居住环境不良的因素。目前所知，主要为两个：一是异臭；二是噪声。异臭，是指能刺激嗅觉器官引起不舒服的臭气。产生臭气的物质称之为异臭物。异臭物的来源有两个，一是天然来源，主要是动植物蛋白质被细菌腐败分解产生，尤其是停滞不动的污水和沼泽地。二是人工来源，主要是石油、化工、造纸厂、动物饲养和"三废"（废气、废水、固体废弃物）所产生。经常接触异臭会使人身体不适，导致嗅觉疲劳以致丧失，长期刺激脑神经，可使大脑皮层的兴奋和抑制调节功能丧失，影响判断力和记忆力。噪声，是一类引起人烦躁、或音量过强而危害人体健康的声音。噪声是仅次于大气污染和水污染的第三大公害。我国有关标准规定，居民区白天不超过50分贝，夜间应低于40分贝。

2. 预防保健措施　对于环境的预防保健措施，主要包括绿化环境、搞好环境卫生和治理污染。老年人在此需要注意的是，在一般情况下不要经常更换住宅。人在一个住处生活比较长时间以后，就与周围环境建立了一种比较固定而又复杂的联系（人体系统与周围环境的物质、能量和信息的交换联系），人体就逐渐慢慢地适应了这个环境。如果更换住宅，原来人体与周围环境的比较固定和复杂的联系就会中断，需要重新建立新的联系，这就需要人体来调节。青年人易于调节自身以适应新环境，而老年人则比较困难，尤其是当老年人变更住宅后感到很不舒服的时候，更需要注意。当然由于各种复杂的原因（特别是精神因素），自己在新的居处感到比较舒适的话，那另当别论。

四、室内环境与老年养生

室内环境与居住环境一起综合作用于人体，它的作用是长期的和缓慢的，与人体健康关系是复杂和密切的。

1. 理想的室内环境应该是：（1）居室面积要适中和宽敞。居室既不要太高大，也不要太矮小，反之，阴阳偏颇，会生疾病。（2）居室内微小气候温暖适度。居室微小气候要掌握在保证人体的温热平衡，主要是掌握不使人体的体温调节机制长期处于紧张状态，保证有良好的温热感觉和正常的作息。夏季室温适宜在21℃~32℃，最适温度在24℃~26℃；气湿（相对湿度）为30%~65%，气流速度为0.2~0.5m/s，最大不超过3m/s，《室内空气质量标准》规定，冬季有采暖的场所为16~24℃，根据北京的实际情况，供暖温度达到18℃以上比较合适，东北地区冬季室温适宜在16~20℃，不应该使室内外温差过大；气湿为30%~45%，气流速度为0.1~0.5m/s[①]。（3）室内采光要明暗适中，随时调节。

---

① 王玉川，刘占文，袁立人. 中医养生学 [M]. 上海科学技术出版社，1992：66，67.

室内光照，包括室内日照和人工照明。室内日照指通过门窗进入室内的阳光照射，其中紫外线起到杀菌消毒作用，北方冬季南向的居室每天至少应有3个小时的日照，夏季则尽量减少日照，防止室温过高。人工照明要保持光线足够、稳定、分布均匀；避免刺眼和光源组成接近日光以及防止过热、空气污染等。（4）居室要保证自然通风。自然通风可以保持室内空气清洁，排除湿热恶浊之气，输入清新空气，加快蒸发散热，优化作息环境。老年人要特别注意预防空调病。

2. 不良的室内环境是： 所谓不良的室内环境，主要有两方面：一是潮湿阴暗，一是空气污浊。室内微小气候变化较大时，人的机体调节机制就会长期处于紧张状态，影响到人体生理功能，降低抵抗力，易于患病。由于老年人体温调节功能不如青年人强，加之体内产热少，对温度变化的感觉不敏感，有时室温过于低而感觉不到，当体温降至35℃时，就会产生"老年低体温症"[①]，表现血压下降，心跳过缓或心律不齐，甚至意识障碍，颈项强直。而在高温多湿的环境中，人则会感到闷热难熬，疲倦乏力，容易中暑乃至死亡。居室光线阴暗，人的视力调节紧张，易引起近视。缺乏日照，紫外线照射不足，人也会致病。

3. 预防保健措施： （1）房屋结构要合理。（2）自然通风养成习惯。（3）防止室内污染。厨房是主要的污染源，煤气炉灶要安装吸风罩，做饭前，要先打开窗户、关好居室的门后再点燃，等。（4）美化居室环境。根据居室使用性质，空间大小，光照强度、家居摆设和个人爱好予以合理安排。要讲究色彩的调配，色彩是室内空间的精神。要摆设绿色植物以清新空气和观赏，等。（5）以用香味包括焚香来净化空气，但要适度，以防止化学香精中毒。

总之，环境与人体是辩证统一的关系，两者互相依存，互相制约。环境和大自然最初提供了人的生存和活动的前提条件，但是，由于人类活动和环境自身的变化等原因，发生了不再适宜人的许多变化。这样，一方面人要适应改变了的环境，同时，人也要改造不适宜的环境。环境养生，就是在正确处理人与环境的关系上，一种主动、积极和自觉的行为。

主要参考文献

[1] 徐芹庭．细说黄帝内经［M］．北京：新世纪出版社，2007.

[2]（清）曹庭栋撰，王振国，刘瑞霞整理．老老恒言［M］．北京：人民卫生出版社，2006.

[3] 钱学森．人体科学与现代科技［M］．上海：上海交通大学出版社，1998.

[4] 佘振苏、倪志勇．人体复杂系统科学探索［M］．北京：科学出版

社，2012.

［5］叶峻，胡良贵，薛玉国. 人天观初探［M］. 成都：四川教育出版社，1989.

［6］王玉川，刘占文，袁立人. 中医养生学［M］. 上海：上海科学技术出版社，1992.

［7］吕维善. 老年养生妙术［M］. 北京：北京出版社，1990.

［8］仓道来. 养生万花楼［M］. 南宁：广西人民出版社，1993.

［9］奚中和. 中医老年养生［M］. 苏州：苏州大学出版社，2004.

［10］何扬子、沈英森. 老年养生必读［M］. 广州：暨南大学出版社，2005.

［11］孔令谦. 老年养生堂［M］. 北京：中国华侨出版社，2007.

第六章 老年的饮食养生

人到老年最关心的问题莫过于如何祛病延年了。众所周知,饮食与人的身体健康息息相关。饮食养生是祖国医学"不治已病治未病"的重要内容。隋唐名医孙思邈奠定了我国食疗食养学的基础,他说:"安身之本,必资于食;救急之道,必凭于药。不知食宜者,不足以存生也。不明药忌者,不能以除病也。是故食能排邪而安脏腑,悦神爽志,以益气血,若能用食平疴,释情遣病者,可谓良工。"[①] 说明饮食不仅是人们生存的需要,还是防病治病的重要手段。提高科学养生的意识,学习并实践科学饮食养生,是老年人健康长寿的重要问题。

第一节 营养与老年的健康长寿

一、营养与健康

俗话说民以食为天,维持生命必须依靠饮食。营养学家的研究指出,人的一生要吃掉40吨左右的食物。现在科技高度发达,生活节奏加快,饮食作为一种科学、作为一种文化,越来越被人们重视。因为人们发现,虽然人人都在吃,都在喝,可是人们的生活质量并不一样,有人长寿,有人早逝,有人健康,有人疾病缠身。因而,怎样吃、怎样喝、什么时候吃、吃多少合适,什么季节吃什么,什么环境吃什么,什么症状吃什么,这都是有学问的。吃对了,身体才能健康;吃不对,各种毛病都会找上门来。

现在处于60多岁的老年人,年轻时只知道工作,不大懂得保养,在特殊的时代背景下也不敢提保健养生的问题,正因如此,很多人是不大懂养生的,而且所了解的营养学知识偏少或过于片面,以至于日常营养摄入不足或是过剩。身体多病、虚弱,这两种极端化的表现均会影响身体健康,缩短寿命。因而,怎样通过饮食调理使身体保持健康,安度晚年,这是老年朋友越来越关注的问题。

1. **营养对人体的作用**

营养对于人体来说是非常重要的,其重要作用如下:

---

① 林乾良,刘正才. 养生寿老集 [M]. 上海:上海科学技术出版社,1982:11.

（1）营养是人体生存和发展的基础。人体要健康就必须有营养，营养是人体不断从外界摄取食物，经过消化、吸收、代谢和利用食物中的营养物质来维持生命的生理过程。人体所需要的营养素有四五十种，可概括为七大类：即蛋白质、脂类、碳水化合物（糖类）、维生素、矿物质（含微量元素）、膳食纤维和水。它们各有独特的生理功能，任何一种都不可缺少，且在体内必须种类齐全、数量适度，并按一定比例保持平衡，才能密切配合，相互制约，共同完成其营养功能。

不同的营养素对人的身体机能起着不同的滋养作用。例如，蛋白质是细胞生成和恢复的营养素；碳水化合物则可以转化为热能；维生素 A 可维护视力及皮肤；维生素 D 和钙能延缓骨骼衰老；食物纤维有益于降低动脉硬化、冠心病的发病率……，而这些营养物质都广泛分布于动、植物性食品之中。增加蛋白质和维生素 C、E、A、B 及钙、磷、铁、锌、硒等营养素的摄入，就可以增强机体对外界的应激性和对疾病的抵抗力。

（2）营养为人们提供工作、学习、劳动必须的热量、能量。是人赖以生存的根本保障。

（3）缺乏营养，人们就会罹患各种疾病。有些人认为吃糖就会长胖、得糖尿病，其实并非如此，糖类是人体不可缺乏的营养物质。维持机体正常生理活动所需热能的 60% 以上是糖类提供的。糖类的另一重要作用是维持人体血糖的水平。没有任何一种营养素能像糖类那样快速、有效地提升和维持血糖。糖类可以节约体内蛋白质的消耗。体内如果缺乏维生素和矿物质则容易出现炎症，缺乏微量元素容易导致癌症发生，缺少蛋白质会使肌肉衰减，从而导致肌肉数量和力量减少；又如缺钙是引起高血压的重要因素，而钙缺乏骨骼肌的收缩功能减弱，人体就会感到疲倦乏力。维生素缺少易患口腔疾病。总之，缺乏营养就会导致疾病，乃至威胁生命。对于老年人，营养更是不可缺乏的。老年人身体的各种器官已经老化，抵抗力下降，更需要各种营养物质，保持健康，维持生命，延缓衰老。

2. 老年人的生理特点与营养

随着年龄的增长，人体内许多器官组织的功能减弱，代谢活动缓慢，细胞再生能力下降，细胞数量减少，适应能力下降，抗病力减弱。与营养直接有关的主要器官的功能变化如下：

（1）代谢功能降低，维持基本生命活动所消耗的能量有所减少。分解代谢大于合成代谢。因此，不应大量地摄取脂肪类的食物，要减少碳水化合物的食用量。

（2）消化功能随年龄的增长而有不同程度的下降。胃肠蠕动和排空减慢，食物在肠内停留时间长，经细菌发酵产生的气体常引起腹部胀满；胃液酸度降低,胃蛋白酶不足,消化液分泌减少,造成对营养素的消化吸收能力降低,容易发生消化功能障碍;同时可能引起营养性贫血。为此适当地增加纤维素含量高的食品就很有必要。

(3)肝脏重量减轻。肝胆功能减退,肝细胞的酶的活性、解毒功能和代谢功能都降低。老年人胆囊缩小,弹性降低,胆汁久贮而浓缩,易于形成结石或导致胆囊炎。

(4)肾脏重量减轻。人从30岁起,肾单位每10年大约减少10%。肾单位再生能力下降。由肾脏清除代谢废物、浓缩尿液和吸收的功能都有所下降。所以饮水量要加以控制。

(5)心脏随年龄增长重量逐渐减轻。心肌收缩能力减弱,搏出血量减少,致使各器官和组织的血流量减少从而导致氧气供应受到影响。所以老年饮食中必须增加能够促进血液循环的食物。

(6)内分泌激素平衡失调,导致骨骼中有机质减少,无机质过度沉着,骨质疏松,易于发生骨折;另外胰岛素分泌减少,胰岛功能减退,铬含量不足,导致糖耐量降低,糖尿病发生率有所增加;甲状腺功能降低,代谢率下降,激素平衡失调,都导致应激能力减退。

(7)感觉器官衰退,如视力减退,暗适应能力降低;嗅觉细胞和味蕾减少,嗅觉不灵、味觉减退、听力下降。因此,一些有助于提高感觉功能的营养素供给量应充裕。

(8)免疫系统功能下降,癌细胞、细菌、病毒等得以自由活动并增殖,从而增加老年人发生感染与肿瘤的可能性。在饮食中注意摄取抗癌的食物,促使免疫细胞的活化与复壮,才能延缓衰老、恢复青春活力。

因此,应注意老年人生理、心理的变化,根据老年人的特点调整饮食结构,否则就会增加各种器官的负担,导致各种疾病的发生。

二、老年人需要的营养物质及其作用

《黄帝内经·素问》指出"五谷为养,五果为助,五畜为益,五菜为充。气味合而服之,补精益气"[1]。说明了人体所需的营养及各种食物的作用,五谷是用来作主食营养的,五果是用来作为辅助的,五畜之肉是用来补益的,五菜是用来充实营养的。将谷果肉菜配餐食用,就可以补精养气。人体究竟需要哪些营养物质?它们的作用如何?老年人在吸取营养物质时有什么特点?现代营养学对这些问题进行了大量的研究。

---

[1] 贾振明.图解文释黄帝内经[M].呼和浩特:远方出版社,2009:90,91.

1. 人体需要的营养物质

（1）热量：人体各种器官、各种组织功能随年龄增大而减退。老年人因为基础代谢降低，体力活动减少，脂肪性组织增加，因而对热量的需要比青年少。日需具体数量为：60岁以上男性8400~10500千焦（2000~2500千卡），女性7140~8820千焦（1700~2100千卡）；70岁以上男性7560~8400千焦（1800~2000千卡），女性6720~7560千焦（1600~1800千卡）；80岁以上男性6720千焦（1600千卡），女性5880千焦（1400千卡）。

老年人热能供给量是否合适，可由体重来衡量。一般可用下列公式粗略判断：

老年男性体重标准值（公斤）＝［身高（厘米）－100］×0.9

老年女性体重标准值（公斤）＝［身高（厘米）－105］×0.92

实测体重在上述标准值±5%以内属正常体重，大于10%为超重，大于20%为肥胖，低于10%为减重，低于20%为瘦削，在±5%~±10%局限内为偏高或偏低。流行病学调查资料表明，体重超常或减重、消瘦的老年人各类疾病的发病率明显高于体重正常者。所以老年人应设法调节热量摄入，节制体重在标准之内，以减少疾病发生。

（2）蛋白质：50岁以上的中老年人，常常头发脱落、指甲断裂、肌肉松弛、额上出现皱纹，衰老逐渐明显。许多人以为这是必然现象，其实不然，这主要是因为蛋白摄取量不足。因为头发、指甲、肌肉都由蛋白质构成，要维持它们的弹性和光泽，必须供给适量的蛋白质。如供给高蛋白饮食，上述现象即可以改善，代谢性疾病发病率也可以延缓或减少。中老年人每日蛋白质的供给量要比成年人增加10%。

（3）碳水化合物：对老年人做葡萄糖耐量试验证明，老年人血糖要比青年人标准量高很多，因此，碳水化合物的适宜供给量应为每日250~300g，其主要食物来源有：蔗糖、谷物、水果、坚果、蔬菜等。

（4）钙：根据钙平衡实验测知，50岁以上的中老年人每日钙的需要量为1000mg，这说明钙对老年人具有特殊意义。老年人缺钙易引起骨质疏松症，老年妇女更易患此病。骨质疏松的影响是多方面的，可引起腰痛、腿痛、驼背、内分泌障碍、甲状腺肿及甲状旁腺肿大、坏血病、风湿性关节炎、失眠等等。每日口服高钙2000mg，虽有可能调整体内缺钙的问题，但效果并不理想，血钙升高只是暂时的。因此，经常保证食物中钙的摄入量才是长久之计。牛奶中含钙丰富，又最容易吸收，对老年人极为有利。因钙能镇静神经，所以老年人晚间喝一杯热牛奶，不但补钙还可安眠。

（5）铁：铁是血红蛋白的活性中心，血液为细胞输运氧气，搬走代谢产物二氧化碳有关。摄入足够的铁元素。对造血机能减弱的老年人，就更重要。妇女按体重每公斤每日需 1.3mg,绝经后不需增加。50 岁以上的中老年人每日铁适宜供给量为 15mg。

(6) 维生素:50 岁以上的中老年人每日维生素的需要量和成年人差不多,但由于老年人对热能需要减少,因此核黄素(B_2)、硫胺素(B_1)尼克酸(烟酸)需要量可适当降低。但维生素 D 对老年人却非常重要,因老年人皮肤变薄,使内源性维生素 D 合成降低,色素沉着干扰紫外线照射深度,因此供给适量的维生素 D,能促使钙质很好地吸收,从而避免老年人过早地脱落牙齿,降低髋骨骨折发生率。但维生素 D 亦不应摄入过多,过量可引起维生素 D 中毒症,反而影响钙的吸收;维生素 C 对中老年人更为重要,因为它能降低胆固醇,防止血管硬化。在膳食供应上应多供给些蔬菜、水果。但老年人由于牙齿不好、咀嚼能力差,蔬菜必须烧烂,水果必须蒸煮才喜欢吃,但这样维生素 C 破坏损失很多。水果生食较好,可用果汁机制成鲜果汁饮用。每日摄取维生素 C 以 100mg 为宜;维生素 E 也是必要的,它是一种有效的抗氧化剂,能减少体内脂质过氧化物的发生。根据组织细胞学研究,人体细胞从产生到灭亡,可分裂 50 次,每次分裂周期大约 2.4 年,所以人的天然寿命应为 120 年左右。体外细胞培育试验证实,维生素 E 可使细胞分裂次数增至 120 次以上,且使细胞保持年青的状况,故维生素 E 具有抗衰老、延年益寿的功效。维生素 E 还能消除皮肤褐斑并改善皮肤弹性。此外,维生素 E 还能降低血胆固醇浓度、加强机体免疫功能,具有抗癌功能。我国规定老年人维生素 E 每日供给量标准为 12mg,各种植物油是其最好来源。口服维生素 E 制剂每日剂量小于 300mg,对多数人来说是安全的。

(7) 水:人体是由 25% 的干物质和 75% 的水构成的,据研究,大脑组织的 85% 是水。水是生命之源,有水才有生命。许多疾病是因为人体对水的补充不足或不正确,造成人体的细胞和脏器的慢性脱水症而引起的,例如心脑血管疾病,以及各种疼痛,包括消化不良引起的胃痛、关节痛、头痛和高血压等。老年人每天至少要饮用 6~8 杯干净的水,大约 2000~2500ml 左右,而不能用果汁或咖啡等饮料代替[①]。

2. 食物的功能及其对老年人的作用

人体所需要的营养物质在平时的食物中就能获取。各类食物对于人们的营养价值分别为:

(1) 谷类、薯类。谷类、薯类的主要成分是淀粉,也含有一定数量的蛋白质,是日常生活中不可缺少的食物。薯类(如甜薯、马玲薯)所含赖氨酸特别丰富。玉米中缺乏赖氨酸和色氨酸;马玲薯和小米中色氨酸较多。因此,将多种谷类混合食用,并配以薯类,这样就可互补氨基酸之不足。这种作用,称为蛋白

---

① F. 巴特曼. 水是最好的药 [M]. 吉林:吉林文史出版社,2006.

质的互补作用。它可以使食物中所含氨基酸达到平衡,提高谷类、薯类食物蛋白质的营养价值。

老年人选择谷物食品时,除细粮外,最好要搭配些小米、玉米面、甘薯和马铃薯。甘薯内还含有粮食所缺少的胡萝卜素和维生素C。

(2) 豆类。豆类品种很多,主要有大豆、豌豆、蚕豆、绿豆、赤豆等,其中以大豆的营养成分最好。大豆中蛋白质含量为36%,还含有8种人体必需的氨基酸,每种氨基酸所占比例也很适当,并且富含丰富的赖氨酸。因此,被称为优质蛋白质。

大豆中的脂肪含量约为18%~22%,其中不饱和脂肪酸占85%左右,完全没有胆固醇,而且含有亚油酸、亚麻酸、花生四烯酸等三种人体必需的脂肪酸。这些脂肪酸能调节生理功能。如果缺乏必需的脂肪酸,易造成中枢神经系统、视网膜和血小板异常。而缺乏亚麻酸时,易导致动脉粥样硬化。大豆脂肪中还含有大量维生素E,维生素E可延缓衰老,防治心血管疾病等。

大豆中的磷脂具有保护细胞膜的作用。磷脂也是大脑和神经系统不可缺少的物质。如果脑内磷脂缺乏,会使人记忆力减退,精神不稳定。此外,磷脂还可以阻止血胆固醇在血管壁沉积,因此对改善血液循环,防治心血管病和脂肪肝等疾病有利。

大豆中还含有大量的维生素B族,尤以维生素B_1最丰富。大豆中还含有低聚糖,又称为寡糖。低聚糖能促进双歧杆菌的生长繁殖。双歧杆菌能抑制有害细菌如志贺氏菌、沙门氏菌等的生长,因此,可以防止腹泻或其他肠道疾病。

绿豆、豌豆、蚕豆、扁豆、豇豆等所含的八种氨基素都比大豆低。但和大米、面粉等一起食用,可以提高膳食中蛋白质的质和量,增加维生素和无机盐,对改善老年人的营养状况,是一个比较经济和实惠的方法。

(3) 蔬菜类。蔬菜在膳食中占有重要的地位。人体所需的维生素C(抗坏血酸)胡萝卜素、维生素B_2及无机盐等,多由蔬菜供给。

绿叶菜类含维生素C、胡萝卜素和钙、铁、钾等为最丰富。钾、钙、铁等无机盐,对维持人体内的酸碱平衡有着重要的作用。蔬菜内还含有食物纤维(包括纤维素、半纤维素、木质素、果胶等),能促进胃肠蠕动,有利于粪便排出;同时能减轻有害物质对机体的损害,有利于毒物消除;还能阻止或减少胆固醇的吸收、有利于增强肝脏$7-\alpha-$羟化酶的活力并能抑制动脉粥样硬化的发生和发展。从生化、生理、药物学等方面讲,蔬菜对人体营养和保健都有它不可替代的作用。

(4) 水果类。水果类食品含有人体所需要的大量维生素C和无机盐。含维生素C特别丰富的水果有猕猴桃、刺梨、沙棘、酸枣、山楂、柑橘、柠檬和柚子等。水果的无机盐对维持人体内的酸碱平衡很重要。粮食、豆类、肉类、蛋类、鱼类等食物含硫和磷较多，在人体内代谢后呈酸性反应。水果含大量钾、钠、镁，在人体内代谢后呈碱性反应。此外，水果中还含有柠檬酸、酒石酸、苹果酸等。这些有机酸对人体摄入的营养素的吸收有促进作用。水果中还含有果胶和纤维素，它们能促进肠蠕动，有利于粪便排出。果胶能使体内铅排泄量增加，还可以降低血糖、降低血中胆固醇含量，从而防止老年人血管硬化。

（5）干果类。①祖国医学认为桃仁能补气养血，润燥化痰，润肺补肾，平喘止咳。桃仁还可治疗便秘，与香油、白糖搅拌服用可治疗尿结石等。②核桃能补益大脑细胞和脑组织，有抗衰老及益智的作用，中老年人应多服用。③芝麻种子中的脂肪含量约55%，蛋白质含量约25%，其中含氨基酸17种，尤以蛋氨酸、谷氨酸等7种必需氨基酸的含量最为丰富。此外，还含有多种矿物质和维生素，可称得上高能食物。服后对五脏有益，能增加气力，有益脑神经。对治疗神经衰弱、失眠、便秘，防治动脉硬化，都有一定的药物作用。此外，对延缓衰老、避免脱发与白发也有一定的作用。④花生仁富含脂肪和蛋白质。花生仁含丰富的维生素B_1、B_2、尼克酸、维生素E、钾、镁、铁、锌、硒等。花生热量很高，每100g炒熟的花生仁可供给热量580千卡左右，因此肥胖的中老年人应少吃或不吃。⑤红枣，其干枣含蛋白质2%～3%，含碳水化合物约70%。并含维生素B_1、B_2、尼克酸、铁、硒等。中医认为枣肉味甘性温，可补脾和胃，有养气生精，养血安神的作用。可作为滋补品，从营养学的角度看有补血、调剂睡眠、增加热量的功用，对人体有一定保健作用。

（6）海藻和食用菌类。①食用的海藻有海带、紫菜、石花菜等。海藻类因含碘高而著称。是防治甲状腺肿大的优良食品。另外，含钙量也较高，可防止血液酸化，有利于防癌；因含钾量较高，可保护心肌的健康；同时含一定量的固醇，有降低血胆固醇的作用；还含有铁和维生素B_{12}，有补血的功用。紫菜含蛋白质、脂肪、多缩戊糖等。紫菜叶的背面能分泌一种类似琼脂的黏液，炖汤食用时有滑润感。其药物作用有止呕止泻痢的功用，还有助于降低血压。有人认为海藻类有降血糖的作用，老年人常食藻类，有利于心血管病和糖尿病的防治。②食用菌味鲜美并有一定的营养价值。每100g黑木耳内含钙357mg、铁185mg、钾773mg。白木耳含钾987mg、碳水化合物78%，其蛋白质、钙、磷、铁、B族维生素的含量都比黑木耳低。从营养成分的总和上说，白木耳不如黑白耳。不过，白木耳含甘露糖、多缩戊糖、麦角甾醇、海藻糖等，对于治疗高血压、血管硬化等症，则有一定的功效。

（7）水产类。鱼肉的营养价值与畜肉相似。鱼肉的蛋白质一般在15%～20%左右。鱼肌纤维较短、水分较多、脂肪量少，肉质细嫩，容易消化。海鱼的碘、钙含量要比畜类高。鱼肝内含有丰富的维生素A，无论是海水鱼，还是淡水鱼,都是老年人的保健佳品。鱼肉营养丰富、肉质鲜嫩、易于消化吸收,更不会引起血管硬化、冠心病等心血管病变。

(8) 肉类。肉类食品包括牲畜的肌肉、内脏及其制品。肉类食品能供给人体优良的蛋白质、脂肪、无机盐和维生素。肉类消化吸收率高,饱和作用强,能制成各种菜肴,食用价值高。肥肉中90%是脂肪,其主要成分是各种脂肪酸、甘油三酯及卵磷脂。瘦肉中含蛋白质16%左右,其必需的氨基酸的含量与利用率与鸡蛋相近。瘦肉还含有丰富的B族维生素、铁、钾及其他微量元素。动物内脏等含蛋白质、B族维生素及维生A很丰富,尤其是铁,是补血的好食品,但是其含胆固醇较高,不宜多吃。

(9) 禽肉类。禽肉一般指鸡、鸭、鹅肉和野禽肉。它们所含的营养成分与肉类相似,禽肉中脂肪熔点低,容易消化。因此比牲畜肉味美、鲜嫩,且容易消化。

(10) 禽蛋类。各种禽蛋在结构和营养成分组合上大致相同。蛋黄占32%,蛋清占57%,蛋黄中含脂肪约有32%,其中39%是中性脂肪,15%是卵磷脂,3%~5%是胆固醇,蛋中含较丰富的无机盐,钙、磷、铁较多,维生素A、D、B_2的含量也较高,大部分分布在蛋黄里。蛋清的主要成分是蛋白质,为96%。鸡蛋中的卵磷脂,经人体消化吸收后,还能释放乙酰胆碱,而乙酰胆碱则是神经细胞中传递信息的一种化学物质。它在脑中含量越多,传递信息越快,对增进人的记忆力也越有裨益。

(11) 乳类。乳类所含的营养比较完全。鲜奶的成分为蛋白质3.3%、脂肪4%、碳水化合物5%、无机盐0.7%、水分87%。每100ml供给热量69kg。牛奶含的钙、磷、钾很丰富,其中钙最容易被人体吸收。鲜奶内还含有维生素B_1、维生素B_2。酸奶是由鲜牛奶加乳酸菌发酵制成。酸奶比牛奶容易消化。

(12) 饮料。咖啡内含咖啡碱,对神经有兴奋和刺激作用,因此,老年人不宜喝浓咖啡,夜间尤其不能饮用。茶叶中含有茶碱、鞣酸、粗蛋白、粗纤维、维生素、矿物质、芳香物质、茶色素等。这些成分对人体都有些益处。茶碱能增加人的活力,使思维敏捷,还能兴奋脊髓反射中枢,减少疲劳感,使肌肉伸缩有力。茶碱和茶中含有多种维生素,此外,从总体上看,茶叶的成分有助于防止血管硬化。常喝绿茶,具有防癌抗癌作用。

(13) 酒类。①黄酒,含有丰富的维生素和氨基酸、矿物质和微量元素,可防止血压升高和血栓形成。②啤酒含有大量的二氧化碳、蛋白质,分解后形成约17种氨基酸,还含有丰富的维生素B_1、B_6、B_{12}、泛酸、叶酸、尼克酸、生物素及维生素C等。此外啤酒内还有钙、磷、镁、钾、钠等无机盐。③葡萄酒含有250多种成分,如多种糖、蛋白质、有机酸、无机盐、维生素等。现代医学证明,葡萄酒中含有的多酚类物质,可降低血黏度、降低胆固醇、低密度脂蛋白,对冠心病和心肌梗死有防治作用[1]。还可保护心肌、利尿、补血（红葡萄酒含有铁盐）。老年人晚间喝一小杯葡萄酒，可以起到活血及安眠作用。

第二节　老年科学饮食养生

科学饮食养生是科学养生的重要内容。

一、科学饮食养生及其基本原则

1. 科学饮食养生要素

科学饮食养生的三要素就是营养要全面，要均衡，要因人、因时而异。所谓因人而异，就是要根据各自身体的状况和变化来选择食物。人的身体状况不是一成不变的，特别是老年人变化可能较快，这样就需要及时调节饮食结构，不能千篇一律。不同的时间、不同的地点，不同的季节饮食都应该有区别。总之，要依据个人的身体状况、体质选择营养物才能实现科学养生。全面、均衡的科学饮食提供合理的营养，从而提高人体的健康水平，防治疾病，保持充沛精力，延缓衰老进程。反之，无论是过之还是不及都会造成营养不良，促使早衰、诱发疾病、甚至缩短寿命。

2. 科学饮食养生的基本原则

中国的饮食文化源远流长，积累了丰富的饮食养生经验，形成了饮食养生的基本原则：

（1）饮食合理，确保平衡。饮食合理，确保平衡是饮食养生最基本的原则。这个原则强调的是人们从自然界摄取的营养物质和人体的需要保持相对的平衡。自然界为人类提供了丰富的营养物质，但是，只有根据自身体质的需要来摄取，才是合理正确的。

蛋白质、脂肪、碳水化合物三大营养素除了各自有其独特的生理功能之外，还都是产生能量的营养素，在能量代谢过程中，既相互配合又相互制约。脂肪必须有碳水化合物的存在，才能彻底氧化而不至于因产生酮体而导致酸中毒。当能量摄入超过消耗，不论这些多余的能量是来自脂肪，还是来自蛋白质，或碳水化合物，都会转化成脂肪积存在体内，若过多就造成肥胖。碳水化合物和脂肪在体内可以互相转化，互相替代，而蛋白质是不能由脂肪或碳水化合物替代的。但充裕的脂肪和碳水化合物的供给，可避免蛋白质被当做能量的来源。在膳食中，必须合理搭配这三种营养素，保持三者平衡，才能使能量供给处于最佳状态。

---

[1] 索颖. 养生与食疗 [M]. 北京：学苑出版社，2001.

日本的人类综合科学大学熊谷修教授指出：70岁以上老人中约有1／6的人处于低营养状态。因此，老年人不要单吃粗粮，粗粮虽然有益健康，还需搭配优质蛋白质。主食之外，不仅要食用对身体有益的蔬菜、水果，还要食用适量的肉、鱼、蛋、牛奶、豆类、薯类、海藻、油脂等。

有些老年朋友认为吃素可以长寿，因此，拒绝吃肉，从而造成营养不良。肉食、海鲜都要适量地吃一些，但要限量，因为海鲜属于寒性食品，多吃会伤胃。

（2）饮食搭配，营养齐全。人体作为一个有机的整体需要各种营养素。人们越来越重视饮食的多样性。饮食如何搭配，才能保证营养齐全？首先要做到粗精兼备，五谷俱全。粗粮和细粮混食、干稀搭配。其次，要荤素搭配，有荤有素，切忌暴饮暴食。再次，蔬菜要多样化，以保证有多种维生素。关于膳食平衡，有些专家建议：五谷，每周要吃5～6种；五豆，每周要吃2～3种；五干菜，木耳、银耳、香菇、海带等，每周要吃6～7种；五果，每周要吃4～5种；五畜，包括禽、蛋、鱼、贝，每周要吃4～5种。其中鱼类最重要。人们可根据不同地区的情况而增减，总之应该全面多样。荤素以3：7为宜，只要坚持这样去做，而不偏食，一般都不会出现营养失衡以及营养素，矿物质，纤维素等不足的现象。

（3）用食平疴，适情遣病。包含以下几点：①饮食养生与药物养生一样，必须对症。食物入口，和药之治病同为一理。合则有宜，可去病，不合则有损脏腑，反而增病促死。②要注意食物的五味，即酸、甘、苦、辛、咸的不同作用。"辛酸苦甘咸，各有所利，或散、或收、或缓、或急、或坚、或软，四时五脏，病随五味所宜也"①。祖国医学认为，"谨调五味，骨正筋柔，气血以流，腠理以密"①。色味与人体的五脏紧密相连，"白当肺、辛，赤当心、苦，青当肝、酸，黄当脾、甘，黑当肾、咸。故白当皮，赤当脉，青当筋，黄当肉，黑当骨"①。④饮食要注意五味和五色均衡。如果过食咸味，会使血脉凝塞不畅；过食苦味，就会使皮肤枯槁，毫毛脱落；过食辛味，则使筋脉劲急而爪甲枯干；过食酸味，会使肌肉粗厚皱缩而口唇掀揭；过食甘味，则使骨骼疼痛而头发脱落。因此，力戒饮食单调和吃偏食，以免引起不良后果。

（4）定时定量，注意卫生。这是饮食养生的重要原则。《饮食通鉴》早有阐述，书中指出"饮食定时，饥饱得中，水经变化，汗气和融，精血以生，营且以行，脏腑调平，神志安宁，正气充实于内，元气通合于外"②。饮食不定时定量，势必破坏营养物质的体内需要和摄取之间的平衡，轻则出现胃病，重则导致其他严重疾病。因此，定时定量是防病、延年益寿的重要条件。在饮食定量上，根据

---

① 贾振明. 图解文释黄帝内经 [M]. 呼和浩特：远方出版社，2009：12，41，91.
② 仓道来，宋冠琴. 养生万花楼 [M]. 南宁：广西人民出版社，1993：264.

当代生活的特点，人们总结出"早上要吃饱，中午要吃好，晚上要吃少"的经验，这是有一定的科学道理的。特别值得注意的是不能不吃早饭和睡前酒足饭饱。

注意饮食卫生、养成良好的饮食卫生习惯，也是保证健康长寿的重要条件。"食不言，寝不语"就是说吃饭时不要分心，不要一边吃饭一边说话、看报或看电视，因为吃饭分心，会影响食欲和消化酶的分泌，对健康不利。另外吃饭时要细嚼慢咽，不可囫囵吞枣。因为咀嚼越细口腔中分泌的消化酶越多，食物越容易消化，吸收也越好。同时，不要吃霉烂食物。有些老年朋友一生勤俭持家，剩菜剩饭吃几顿，这是不利健康的，因为食物在放置过程和反复加热时，可能产生细菌和致癌物质。

二、饮食养生与调节情绪

人生在世难免会有一些不顺心之事，情绪对身体的影响是显而易见的。坏情绪来临时该怎么办呢？灵丹妙药可能就在你的冰箱里，美国《女性挚友》杂志刊登的一篇最新文章指出，某些食物能帮你赶走坏心情。有几种食物可供选择：

1. **紧张时吃巧克力**。刊登在美国《蛋白质组研究杂志》上的一项研究发现，巧克力（特别是黑巧克力）有助于减少体内应激激素水平，缓解紧张情绪。吃一块40g的巧克力就可以有效减轻紧张不适感。

2. **悲伤时吃全麦食物**。饮食缺少维生素D会令人沮丧，泰特鲍姆博士表示维生素D对于人体产生"好感觉激素"至关重要。吃全麦食物是此时的理想选择[1]。

3. **倦怠时吃菠菜**。医学博士乔纳森·多戈夫指出，叶酸有助于减少体内半胱氨酸水平。该物质过高会损坏血管健康，并干扰血流及营养向大脑的输送，菠菜等绿叶蔬菜、土豆、强化面包和谷物、豆类及蘑菇等都含有丰富的叶酸。

4. **暴躁时吃花生酱**。暴躁可能是身体缺乏能量的信号，多戈夫博士表示，增加适量脂肪和蛋白质可减缓消化过程，让血糖和能量较长时间保持稳定水平。吃花生酱是最好的选择。

5. **焦虑时吃三文鱼**。三文鱼含有丰富的欧米茄-3脂肪酸，有助于抵御焦虑，《抑郁症治疗》一书作者斯帝芬·伊拉迪博士表示，多项研究发现，经常摄入该脂肪酸有助于防治抑郁症。

6. **生气时喝绿茶**。营养学家雅各布·泰特鲍姆博士表示，绿茶中的茶氨酸有助平稳情绪，理清思路。生气时喝茶比喝咖啡更好，因为前者含咖啡因更少。

7. "南瓜子含有胡萝卜素、蛋白质以及维生素等人体所需要的营养成分，能

---

[1] 陈宗伦. 吃掉七种坏心情［N］. 健康文摘报，2010-9-21.

缓解精神紧张，提高耐温能力"①。

通过饮食来调节情绪可以避免疾病的发生，何乐不为。

三、季节与饮食养生

根据中医的阴阳五行学说，饮食与四季变化有对应关系。五行的相生关系是：木生火，火生土，土生金，金生水，水生木；五行的相克关系是：木克土、土克水，水克火，火克金，金克木。只要记住五行与五脏的对应关系，饮食养生的根据就一清二楚了②。

1. **春天**。五行属木，与肝气相应，故春主肝，应多吃些助益肝气的食物，通常以辛味为主，比如香菜、茼蒿、蒿子秆、韭菜、豆芽、芹菜等。因为辛味主发散，符合春天之气的生发特性。多吃富有营养而又容易消化的清淡食物，不吃或尽量少吃生冷食品，以免刺激胃肠引发疾病，胃寒者早晚喝点姜糖水，有御寒暖胃和防治感冒的双重功能。并且少食酸性食物。因为酸性食物是主收敛的，就不利于肝的疏泄。在养肝的同时不忘健脾。根据中医的五行理论，肝属木、脾属土，而木克土，也就是肝旺的话，会伤及脾气，影响脾胃的消化吸收功能。所以这个时节还应多吃些甘甜的食物，这样可使肝气柔和地生发，并同时补益人体的脾胃之气，比如黑米、糯米、燕麦等谷物以及木瓜、大枣、胡萝卜、南瓜、白菜等。

2. **夏季**。天气炎热、潮湿，夏属火，与心相对应，火克金，因而心气旺、肺气弱；火生土，土克水，故脾气较强而肾气弱。因而夏季应特别注意养护肝肺肾。而人体此时新陈代谢旺盛，体力消耗大，能量消耗大，夏天人体毛孔张开，最容易感受外邪，辛味是发散的，能帮助我们祛除表邪，不让它们停留在体内。辛味有上升发散的作用，辛香四溢能行气、发散、活血、化瘀、能促进气血流通，即促进人体的新陈代谢。辛味入肺和大肠，能宣发肺气，气行则血行，气血瘀滞的人就要用辛味，让气血流动起来，让一潭死水变成活水，才能有生机。辛味补的是肾阳；肾阴虚的人，也就是夜里盗汗、总觉得手心脚心发热的人，不要多吃辛味。而肾阳虚的人，特别是老年体质虚寒，手脚冰冷的人可以用辛味来补。当归辛温，补血的作用很强，人人爱喝的菊花茶也是辛味的，菊花辛凉，能散风明目。

3. **秋季**。阳气渐衰，阴气渐盛，空气中的湿气已经在悄悄地变少，气候干燥，多风多尘，因而易伤津耗气。初秋多温燥，深秋多凉燥。秋属金，人体应肺。故秋令宜选用具有滋阴润肺濡肠的食品。秋季在调整肺脏功能的同时，也要兼顾脾肾两脏，健脾益肺的有黄芪、党参、人参、白术、莲子；补肾纳气、敛肺平喘可吃核桃。秋食鲤鱼汤能补脾健胃。鲤鱼含有高质量蛋白质，人体消化吸收

---

① 段玛瑙. 南瓜子，缓解紧张情绪［N］. 生命时报，2008-6-10.
② 吕嘉戈. 中国哲学方法［M］. 北京：中国文联出版社，2003：144.

率可达96%，鲤鱼的脂肪多为不饱和脂肪酸，能降低胆固醇，防治动脉硬化、冠心病。秋季应该多吃酸味食物来养肝。酸味能促进肝血和胆汁的生成。酸味入肝，能平息肝火，有利于疏泄肝胆湿热。酸味补肝血，老年人气血不足，需要多食用酸味食品。酸味入胆，促使胆汁分泌，可以解油腻、降血脂。

4. **冬季**。属水，是最缺火的季节。冬天当养肾，吃点苦温的东西，苦温主坚，燥湿利水，有强壮肾脏的作用。冬天应多吃"地下蔬菜"，生长在地下土质环境的蔬菜，如土豆、山药、各种萝卜、芦笋、藕、薯类、牛蒡等，既美味又营养。接触的农药更少。"地下蔬菜"蓄积的营养更多。它们是属于秋季成熟冬季进食的越冬蔬菜。俗话说：春生夏长秋收冬藏。这些敛天地之精华慢速成熟的地下蔬菜，接触阳光少，温差相对小，生长时间比较长，所以蓄积的营养也多，更何况根茎是能量的居所。地下蔬菜是天然的耐寒营养剂。因为这些靠根茎生长的蔬菜，储藏了淀粉，富含维生素 A，可以帮助人体在冬季抗击寒冷。例如土豆，纤维素含量比芹菜还高，尤其适合容易便秘的老人；萝卜是去火开胃的佳品；长期胃口不好，牛蒡可助消化；芦笋富含甘露醇可以抗癌、抗氧化、防早衰；山药益肾，清热解毒，有助预防冬季感冒；红薯的营养全面，尤其可以防癌[①]。

第三节　延缓衰老的饮食养生

养生之道，在于运动，更在于调养。老年人的生理特点是不适宜用刚烈之药的，加之化学药品大多对人体有副作用，因而不宜多吃药。而食物既不苦口，又不伤肤，取材便利，因而，通过食疗食补提高身体素质，延缓衰老，强身壮体，是最适合老年人的。

一、食补食疗的作用

唐代医学大家孙思邈早就指出：不知食宜者，不足以存生。认为安身之本，必资于食，饮食且有"排邪而安脏腑"等作用。孙思邈还强调：五味不欲偏多，食欲数而少，常食淡食和不进陈腐之食等等，都很适合老年人生理特点。通过食疗食补进一步促使身体健康，延缓衰老。

1. 通过食补保证吸收足够的营养物质

有些老年朋友认为吃粗粮才有助于健康，事实上并不是这样。我国现在80%的人达不到国家建议的蛋白质摄入量。人们以为只要少吃肉类，降低胆固醇就能拥有健康。但是，人们还没有意识到蛋白质摄入不足会给身体带来更多的问

---

① 叶依文．冬天多吃"地下蔬菜"[N]．健康时报，2010 – 12 – 6.

题。研究表明，蛋白质的摄入量不足会直接影响肠胃功能，导致胃肠功能紊乱。临床很多常见的胃肠疾病，如胃炎、肠炎、溃疡病等都较难治愈，主要是因为蛋白质等原料不够，因而无法发挥胃肠黏膜上皮细胞的再生能力。而补充了足够的蛋白质等原料后，胃肠病则较快治愈。

我们身体的器官分为生命器官和非生命器官，大脑、心、肝、肺和肾是人的五大生命器官，没有了它人就活不了，剩下的就是非生命器官，胃肠道也是非生命器官。因为保命是第一位的，所以身体会不惜一切代价保证生命器官的正常运行。当人体缺乏蛋白质时，就会调动胃肠道的蛋白质给生命器官使用。因此，体内蛋白质等原料不够时，能够分配到胃肠道的就更少。胃肠就很容易生病了。在动物蛋白中，鸡肉的蛋白质含量最高，在植物蛋白中，黄豆的蛋白质含量最高[1]。我们千万不能忽视蛋白质的摄入。

2. 食疗食补能延缓衰老，预防疾病。

食疗食补对于延缓衰老有重要作用，可注意从以下几个方面进行调节：

（1）蔬菜和水果中，含有多种维生素，矿物质及植物化学物，具有抗氧化能力，可以预防钾、镁等矿物质缺乏引起的疲劳状态。同时喝足够的水，可以帮助营养成分的吸收，加速体内有毒物质的排泄。在疲劳时喝杯凉开水，非常有益于身体健康。

（2）适当补充粗粮。粗粮能较好地保存谷物的矿物质和维生素 B_1，同时含有较多的膳食纤维，维生素 B_1 对产生能量和维持神经系统的功能有重要作用。长期缺乏维生素 B_1 可使人产生慢性疲劳。同时我们也都知道膳食纤维素的好处很多：可以预防便秘和肠癌，还可增加未吸收的糖和脂肪的排出，从而预防现代人的许多富贵病，如糖尿病、高血脂、肥胖等。但膳食纤维的不足之处在于它比较粗糙，在胃肠道容易膨胀，还容易发酵产气，一次摄入较多容易腹胀。因此，有人提出蔬菜、水果可以代替粗粮。事实是蔬菜和水果不能替代粗粮。因为，膳食纤维分为可溶性和不可溶性两类，它们在人体内的作用有一定的差异。蔬菜和水果中多为不可溶性膳食纤维，而粗粮含有较高的可溶性膳食纤维。它可以促进肠道蠕动，对预防肠癌、便秘、糖尿病和高血脂有很好的效果。

（3）正确喝水。现在很多人已经重视喝水问题了。但是并不等于会喝水。不挑时间地喝、不计较内容地喝、不注意喝水的量等等都是不会喝水的表现。老年人患有不同的疾病，身体有不同的症状，因此，不同的情况有不同的处理方法。①当咳嗽，有痰时，老年人会感到憋气、难受、痰液难以咳出，这时最好的方法就是要多喝水，尤其要喝热水。②心脏病是老年人常见的疾病，这样的人要养成睡前一杯水的习惯。这样可以预防容易在凌晨出现的心绞痛、心肌梗死。心

---

[1] 吴为群. 蛋白质摄入不足胃肠生病 [M]. 文摘报，2011-9-13.

肌梗死等疾病是由于血液的黏稠度高而引起的，当人熟睡时，由于出汗，身体的水分会丢失，血液的黏稠度会很高。因此，睡前喝一杯水，可以减少血液的黏稠度，从而降低心脏病突发的危险。③便秘是老年人经常出现的问题，便秘的成因主要有两点：一是体内有宿便，缺乏水分；二是肠道等器官缺少排泄力。大口大口地喝水，吞咽的动作快一些，这样水就能够尽快地到达肠道，刺激肠蠕动，促进排便。便秘的人同时补充膳食纤维效果更好，所以最好每天喝一杯高纤蔬菜汁。④肥胖的人，可以在饭前半小时左右喝一杯水，增加饱腹感；饭后半小时，再喝一杯水，加强身体的消化功能。⑤高尿酸血症算得上是吃出来的病，高蛋白、高脂肪、高热量食品在饮食结构中的比重逐渐增加，动物内脏、海鲜、蘑菇、豆子等食物富含嘌呤，虽然都是营养丰富的好东西，吃多了却会引起尿酸增高。老年人由于机体功能退化，肾脏功能减弱，没有能力及时排泄尿酸，就会导致血液中的尿酸值增高，从而导致痛风症。要想真正远离高尿酸，就要多喝水，如果发现自己尿酸过高，每天至少喝水2000ml，以增加尿量，尽可能把过多的尿酸排出去，夏季应适当增量；多吃碱性食物，比如蔬菜、牛奶、水果、米面等，增加体内碱储量，有助降低尿酸，特别是夏天用玉米须和玉米苞叶煮水后饮用，降尿酸效果最好。

(4) 吃猪蹄一直被认为是大补气血的食疗佳品。中医认为人到一定的年龄，肾精虚损、腰酸腿软、驼背、步履蹒跚等现象就会发生，这时如果食用猪蹄，能使双脚有劲，填肾精而使腰、脚健。猪蹄营养丰富，每100g猪蹄中含蛋白质15.8g，脂肪26.3g，碳水化合物1.7g。另外，猪蹄中还含有一定量的钙、磷、铁、多种维生素特别是猪蹄中的蛋白质水解后所产生的半胱氨酸、精氨酸等11种氨基酸之含量均与熊掌不相上下。猪蹄中含有丰富的大分子胶原蛋白质，对改善肌体各脏器的生理功能和抗衰老都有一定的功效。另外，猪蹄中胶原蛋白质被人吸收后，能促进皮肤细胞吸收和贮存水分，防止皮肤干涩起皱，使面部皮肤显得丰满有光泽。胶原蛋白质还可以促进毛发、指甲生长，保持皮肤柔软、细腻，指甲有光泽。经常食用猪蹄，还可有效防止营养障碍，对消化道出血、失血性休克有一定疗效，并改善全身的微循环，从而能预防或减轻冠心病和缺血性脑病的发生。对于大手术后重病人，有利于组织细胞正常生理恢复①。

(5) 硒是"不老丹"，硒具有很强的抗氧化作用，被誉为微量元素中的"抗衰老明星"。富含硒的食物有鱼类、坚果和谷物等，特别是小米，硒含量非常丰富。板栗中的硒含量也很高。

3. 食疗食补有助于身体器官的健康

(1) 养肾补肾。肾脏对于人体的健康十分重要，中医认为"肾为先天之本"

---

① 于惠中. 冬食猪蹄赛熊掌 [M]. 北京青年报，2009–11–27.

"肾藏精，主生长，发育，生殖""肾主骨，生髓，通脑""肾主纳气，肾主水液""肾司二便""肾为腰之府"等等。古人已把人的生长、发育与肾的关系说得十分到位。如果肾虚了，就会出现一系列衰老的现象，很多老年人腰疼，二便不畅。而可以吃食物以养肾补肾：干贝、味甘咸，能补肾滋阴，故肾阴虚者宜常食用；鲈鱼，味甘，既能补脾胃，又可补肝肾，益筋骨；栗子，味甘，除有补脾健胃作用外，更有补肾壮腰之功，肾虚腰痛者最宜食用；黑芝麻性平味甘，有补肝肾，润五脏的作用，对因肝肾经血不足引起的眩晕、白发、脱发、腰膝酸软、肠燥便秘等有较好的食疗保健作用；核桃具有补肾固精、利尿消石、润肠通便、温肺定喘的作用；黑豆被古人誉为肾之谷，味甘性平，不仅形状像肾，还有补肾强身、活血利水、解毒、润肤的功效，特别适合肾虚患者；黑米具有滋阴补肾、健脾暖肝、补益脾胃、益气活血、养肝明目等疗效。经常食用黑米，有利于防治头昏、目眩、贫血、白发、眼疾、腰膝酸软、肺燥咳嗽、大便秘结、小便不利、肾虚水肿、食欲不振、脾胃虚弱等症。

（2）养肝护肝。肝脏是人体中最大的消化腺，也是新陈代谢最旺盛的器官，它像一个巨大的"化工厂"，每天要发生1500种以上的化学反应。因此，护肝就十分重要。而护肝的关键是，必须为它提供充足的营养，主要有脂肪、蛋白质、糖、维生素A、B族维生素、维生素E和绿色食物。

脂肪是肝脏必不可少的营养素。有些患者得了脂肪肝，就只吃蔬菜和水果，这是很大的误区，专家指出，即使得了脂肪肝，也不用与肉类彻底告别。要养肝护肝，每天吃的食物中，脂肪和蛋白质的比例最好分别占20%，剩下的60%为碳水化合物，也就是主食等。肝脏需要脂肪，但不可过多，所以瘦肉、低脂牛奶、虾等低脂食物是首选。

鸡蛋、豆腐、牛奶、鱼、鸡肉、芝麻、松子等"高蛋白、低热量"的食物对肝脏最有利。这些食物中丰富的蛋白质，能起到修复肝细胞，促进肝细胞再生的作用。对于肝功能受到损害以及减弱的人，适当多吃高蛋白的食物更有利与肝脏恢复健康。糖是保护肝脏的重要物质。

糖能合成肝糖原的物质，储存在肝脏中可以防止摄入体内的毒素对肝细胞的损害。除糖尿病患者外，普通人每天按每公斤体重可摄取1g糖。一般来说，糖类的主要来源有米饭、面食、白糖、蜂蜜、果汁、水果等。一大勺果酱约含糖15g，一罐可乐约含糖37g，3小块巧克力约含糖9g。

肝脏是人体储存维生素的"仓库"。当肝脏受损时"仓库"储存维生素的能力也会下降。维生素A能保护肝脏，阻止和抑制肝脏中癌细胞的增生，它能使正常组织恢复功能，还能帮助化疗病人降低癌症的复发率。每天食用一根胡萝卜、65g鸡肝、200g金枪鱼罐头或一杯牛奶就可以满足维生素A的需要。

B族维生素就像体内的"油库"。它能加速物质代谢，让它们转化成能量，不仅能给肝脏加油,还能修复肝功能、防止肝脂肪变性,进而起到预防脂肪肝的作用。由于 B 族维生素能溶解在水里,在体内滞留的时间只有几个小时,因此必须每天补充。猪肉、黄豆、大米、香菇等食物含有丰富的 B 族维生素。

维生素 E 能起到阻止肝组织老化的作用。麦芽、大豆、植物油、坚果类、绿叶蔬菜中,都富含维生素 E。健康人每天摄入 12mg 即可,相当于 2 匙葵花油,杏仁、核桃、花生等坚果 30~50g。

绿色食物有益肝气循环、代谢,还能消除疲劳、舒缓肝郁。多吃深色或绿色的食物,能起到养肝和护肝的作用,比如西兰花、菠菜、青苹果[1]。

(3) 养护心脑血管。对心血管疾病发生的危险性试验表明,食用橄榄油可降低 25%,食用花生油及花生制品可降低 21% 的心血管疾病患病率。常食用花生制品可缓解心脑血管疾病的发生,降低血小板积聚,抑制肿瘤及肥胖疾病生成。美国科学家在花生中发现了一种生物活性很强的天然多酚类物质—白藜芦醇,其含量是葡萄含量的 908 倍。这种物质是肿瘤类疾病的化学预防剂,具有抗氧化和稀释血液的性能,有助于改善心血管健康。它有效延长了果蝇和酵母的寿命,是一种有潜力的抗衰老天然化合物[2]。

花生是中国人喜欢的传统食品,有一定的药用价值和保健功能,被古人称之为"人参果"。花生的脂肪含量高达 43%~45%。其脂肪是由脂肪酸构成,脂肪酸中的油酸可降低总胆固醇、有害胆固醇时,却不降低高密度蛋白胆固醇(有益胆固醇)。因此油酸含量的多少,是评定食用油品质的重要标志。在人类食用油中,油酸含量高的是橄榄油和花生油,分别达到 72%~80% 和 58%~68%。同时中国预防医学院检验结果显示:每百克花生油含锌量达到 8.48mg,是色拉油的 7 倍,豆油的 7 倍,菜籽油的 16 倍。锌能激活中老年人的脑细胞,对延缓衰老有特殊作用。

二、食疗食补应注意的问题

1. 食疗食补要对症

事物都是共性与个性的统一。对于饮食,也是如此。人们要了解自己的身体,要知道哪些食品适合自己,哪些食品不适合自己。以常见的豆浆、花生为例:

(1) 豆浆。一般来说豆浆的营养价值很高。但是,并非人人适宜。因为其性偏寒,对于消化不良、呃逆和肾功能不好的人,最好少喝豆浆。另外,豆浆在酶的作用下能产气,所以腹胀、腹泻的人最好别喝豆浆。大豆里面含嘌呤成分很高,所以有痛风症状、乏力、体虚、精神疲倦等症状的虚寒体质者,都不适合饮

---

[1] 王月. 脂肪不是肝脏的敌人 [N]. 生命时报,2010-11-30.
[2] 索萌. 花生降醇抗癌防衰老 [N]. 羊城晚报,2010-12-27.

用豆浆。

（2）花生。花生是高脂肪、高热量的食物，要特别注意食用量。①对于冠心病等心脑血管疾病的人，多吃只能加重病情，甚至危及生命。②糖尿病人需控制每日摄入的总能量，因此，每天使用炒菜油不能超过三汤匙（30g）。但是18粒花生就相当于一勺油（10g），能够产生90千卡的热量。③高脂蛋白质症患者，饮食结构的不合理是导致高脂蛋白血症的重要原因，因此饮食治疗的原则是限制热量、减少饱和脂肪酸和胆固醇的摄入。④痛风患者，痛风是一组嘌呤代谢紊乱所致的疾病，患者均有高尿酸血症。由于高脂饮食会减少尿酸排出，加重病情，所以痛风急性发作期应禁食花生，痛风缓解期也只能适量进食。⑤对于胆石症患者也不宜。胆汁对于脂肪的消化和吸收有重要意义。人吃饭后，胆囊收缩，将胆汁排入十二指肠以利消化吸收。高蛋白和高脂肪的食物对胆囊刺激最强，就会使胆汁大量排放。胆囊切除后，胆汁无法储存，势必影响对花生等油料作物中脂肪的消化。⑥胃溃疡、慢性胃炎、慢性肠炎患者，此类患者多有慢性腹痛、腹泻或消化不良等症状，饮食上宜小量多餐、清淡少油。花生属坚果类，蛋白质和脂肪的含量过高，很难消化吸收，此类患者应禁食。

2. 食疗食补要适度

任何事物的发生发展都存在一定的限度，食补也必须遵守适度的原则。要少量多餐，美国最终寿命研究中心主席尼克·德尔加博士指出，一次进食吃到饱胀，会使体内大量血液聚集到胃部，造成皮肤供血不足，加速皮肤衰老。只有少量多餐，才能对皮肤起到保健作用。

水果因有诱人的颜色、芳香的气味、酸甜的口味，深受人们的喜爱。又因为水果含有大量的人体必需的维生素、矿物质、膳食纤维，而得到消费者的青睐。但是，不能因此就盲目地多吃，吃水果也应该避免一些误区。苹果中含有糖分和钾盐，吃多了会加重心脏负荷，因此患有冠心病、心肌梗死、肾炎的人就不宜多吃苹果。柑橘性凉，胃、肠、肾、肺虚寒的老人不可多吃，以免诱发腹痛、腰膝酸软等症状。梨子含糖较多，糖尿病患者吃多了会引起血糖升高。

有些老年人喜欢用水果代替蔬菜，这也是不对的。尽管水果富含多种维生素，但其含量远低于蔬菜。例如维生素C的含量，白菜、菠菜要比苹果、桃、梨等果品高出10倍左右，而辣椒甚至高近20倍。正确的吃法是每顿吃蔬菜，每天吃水果。蔬菜和水果按一定的比例食用。意大利的科学家发现，如果每天至少吃一份生蔬菜，就可以延长寿命2年。

美国洛玛连达大学的科学家对一群长寿人群的生活习惯进行跟踪后发现，那些每周吃5次坚果的人能够多活将近3年，每天吃50g左右对心脏健康有益的坚果，比如核桃等。榛子被称为"坚果之王"。榛子中不饱和脂肪酸和蛋白质含量非常高，多种维生素和微量元素的含量也十分可观。榛子虽然富含油脂，但都是对人体有益的，有助于降血压、降血脂、保护视力以及延缓衰老。其富含的油脂非常有利于其中脂溶性维生素在人体内的吸收，对体弱、病后虚弱、易饥饿的人有很好的补养作用。榛子还含有抗癌化学成分紫杉酚。它是红豆醇中的活跃成分，这种物质可治疗卵巢癌和乳腺癌以及其他癌症，可延长病人的生命期。

三、老年饮食防癌

癌症现已成为人类生存的大敌，老年人成为癌症高发人群，这与老年人机体逐渐衰老、抵抗力不断下降，病原体容易入侵相关联。现代科学发展已经揭示了一些致癌因素，发现癌症与我们的饮食息息相关。不当的饮食可致癌，而防癌的食物也不断被发现，因此，注重科学饮食，预防癌症，减少它的发病率则是完全可以做到的。

1. 饮食与致癌

现代医学研究表明，致癌的因素主要有两方面：体内因素和体外因素。体内因素包括：内分泌失调，神经功能紊乱、免疫机能障碍，遗传等等。体外因素包括：物理原因，如紫外线、放射性、创伤性严重刺激等；化学原因，如多环碳氢化合物、偶氮化合物、亚硝酸胺类、某些霉菌毒素等。

1969 年博伊兰德根据肿瘤病因的分析，提出了"人类肿瘤 80%～85% 是化学因素造成的"结论。到 1978 年为止，已经查明能引起人体肿瘤的化合物约有 3000 多种。在致癌的化合物中，亚硝酸胺化合物具有很强的致癌作用。研究表明食物不新鲜或霉烂时，亚硝酸盐和二级胺的含量就增高，搁置过久、隔夜的菜都会产生这种物质，故不宜食用。

在霉菌毒素中，尤以黄曲霉素致癌最甚，它不仅在花生上寄生产毒，而且在其他农产品上产毒，即可以在玉米、高粱、小米、豆类以及蔬菜瓜果上生长和产毒。因此，一旦发现这类食品发霉、变质，就要妥善处理。

2. 饮食与防癌

在自然界中既有致癌物质，也有治癌和防癌物质，它们之间相互对立，又相互制约。饮食疗法在防癌中占有重要位置。研究表明癌症除了遗传、基因突变、环境因素，约有一半是吃出来的，而且，癌症和体内缺乏某些物质也有关。有以下几种情况比较常见：(1) 缺 β-胡萝卜素：肺癌除了和吸烟有关外，女性习惯高温起油锅以致吸入太多含致癌物的油烟；营养不良尤其是缺乏 β-胡萝卜素、维生素 A、C、E 与微量元素硒等，也是致病的主要原因。人们应多吃富含以上物质的食物，如绿色蔬菜、甘薯、胡萝卜、芒果、木瓜等，可减少罹患癌症的概率。(2) 蛋白质缺乏可致癌。根据流行病学的调查，胃癌与膳食营养有关，特别是和摄入蛋白质较少、优质蛋白质比例较低关系密切。不过，近年来报道中国胃癌发病率主要与食盐摄取量高有关。此外，多吃腌制的咸鱼、咸菜等含有亚硝胺等致癌物的食物也是重要因素。（3）膳食纤维缺少亦可致癌。现在人们所吃食物中高脂肪、高蛋白的比重越来越大，膳食纤维摄入量日渐减少。前者分解产物中所含的致癌物要比纤维素高得多，当其产物长时间与肠黏膜接触时，则易诱发结肠癌变。所以人们要多吃膳食纤维丰富的食物，如大麦、豆类、胡萝卜、柑橘、燕麦等。（4）维生素 D 缺乏致癌：多项调查都表明，乳癌、结肠癌病人体内维生素 D 水平较低。鱼、牛肉、猪肝和鸡蛋黄等天然食品含有丰富的维生素D，要适当食用；晒太阳也能帮助人体合成更多的维生素 D[1]。

很多天然食物具有抗癌作用，常见的防癌食物有：（1）木瓜。木瓜叶提取物能杀死癌细胞，提取物浓度越高，抗癌效果越明显。木瓜提取物对正常细胞没有不良影响。（2）香菇是防癌蔬菜中的佼佼者，因为香菇富含多醣物质，具有提高免疫力的作用。怎么吃呢？将香菇洗干净，然后放入冷开水中，泡 1~2 天即可当茶饮用。饮用时，只喝茶水，不吃香菇[2]。

还有一类癌症是由老年斑引起的，值得老年人特别注意。老年斑的医学名称叫老年性色素斑，俗称"寿斑"，典型多发的老年斑有 5 种，包括老年性血管瘤、老年性雀斑、老年性点状白斑、老年疣和老年角化病。这些症状多表现在皮肤表面，如在 6 个月内皮疹迅速扩大，数目增多或伴有明显瘙痒者，有并发恶性病变的可能。老年角化病又叫日光性角化病，多发于面部、突发的脱顶部或手背等暴露部位，表现为黄豆至蚕豆大、孤立的丘疹或隆起性结节，表面粗糙。质地较硬，覆以乌褐色或黑褐色痂皮，不易剥掉，用力剥易出血。这种症状为癌前期病变之一，可发展为鳞癌。

从老年斑的形成机理看，调整日常膳食结构当为首要举措。一要少吃脂肪，将脂肪摄入量减到每天 50~60g 或更少，且以植物脂肪为主；二要增加富含维生素 C、E 等抗氧化物的食物，如蔬菜、水果、植物油、大豆、芝麻、花生、核桃、瓜子仁、动物肝肾、奶制品等。三要多运动。体育运动可有效地阻止脂褐素向血管壁沉积，保护血管免受老年斑之害。另外，建议人们每天咀嚼口香糖10~15 分钟，进餐时细嚼慢咽，以改善面部血液循环和皮肤代谢。最后，在医生的指导下服用抗衰老的中药，如人参、黄芪、灵芝、银耳、山楂等，对抑制和消除老年斑预防癌变也有一定效果[3]。

对老年人来说，以积极乐观的态度对待晚年生活，注意饮食防癌，完全可以达到健康安度晚年的共同心愿。

---

[1] 何裕民. 缺什么营养得什么癌 [N]. 生命时报, 2010 – 2 – 16.
[2] 张联. 饮食小提示 [N]. 文摘报, 2010 – 12 – 14.
[3] 井超. 老年斑有无风险 [J]. 中国老年, 2010, 12.

主要参考文献

[1] 贾振明.黄帝内经[M].呼和浩特：远方出版社,2009.
[2] 赵素行,毕庶杰,井爱平.百岁养生[M].济南：山东人民出版社,2000.
[3] 卢祥之.中国药粥谱[M].北京：科学技术文献出版社,2000.
[4] 杜冠华,李学军.维生素及矿物质[M].郑州：河南科学技术出版社,2002.
[5] 林乾良,刘正才.养生寿老集[M].上海：上海科学技术出版社,1982.
[6] 索颖.养生与食疗[M].北京：学苑出版社,2001.

第七章 老年的精神养生

古今中外医家和养生家都十分强调精神养生，特别是强调老年人精神养生，以延年益寿。在当今高科技知识经济的时代，精神养生成了诸多养生中的重要方面。现代医学的统计表明，大约有70%的疾病同不良的精神因素有关。因此，精神养生，特别是老年人精神养生就是很重要的了。

何谓精神？精神是相对物质说的。自从人类产生以后，整个世界分两大类：一类为物质世界，另一类是精神世界。精神世界是物质世界长期发展的产物，是物质世界在人头脑中的反映。因此，精神是指人的主观世界的思想、意识、思维活动和一般心理状态。

所谓精神养生是指调摄人的精神、意识、思想、即指调摄人的主观思想。它包括思想道德的修养，精神心理情绪的调适、七情六欲的自我控制，意志的锻炼和情操的陶冶等等。通过调适人的精神，以达到防疾、治病、强体健身和延年益寿的目的。因此，精神养生是养育人的生命的重要方法，也是老年人延缓衰老、延年益寿和健康长寿的重要方法。

第一节 我国古代精神养生的理论和方法

精神、心理养生是我国传统养生的重要方法。我国古代的养生家极为重视精神、心理养生。他们认为："形神合一""精充""气足""神全"是健康长寿的重要保证。

相传轩辕氏时的广成子善于养生，黄帝曾向他请教养生之道。广成子提出精神养生法。他说：无视无听，抱神以静，形将自正。必清必静，毋劳汝形，毋摇汝精，乃可长生。其意是说，在精神上能保持恬淡虚无，精神安静，则可以长生。

我国的春秋时期，诸家蜂起，百家争鸣，在吕不韦编撰的《吕氏春秋》中已有精神养生思想："圣人察阴阳之宜，辨万物之利以便生，故精神安乎形，而年寿长焉。"老子是精神养生派的倡导者，他提出了精神静养："清静无为，清心寡欲""返朴归真""修道而养寿"的养生理论。他认为用静和无为来保养精神，便能达到长寿。老子道家学派的继承者庄子，提出了少私寡欲、清静的精神养生之道。他认为，私是万恶之源，百病之根；人心终日不得安宁，思想不得止息，定会百病丛生。他主张守神养生，即"纯素之道，惟神是守，守而勿失，与神合一"。庄子还提出了着重要做到"无已"，他说："至人无已，神人无功，圣人无名，"如果一个人能做到"无已""无功""无名"，便达到了"忘我"的境界，达到了"天地与我并生，万物与我为一"的至高境界。接着他提出了"去欲"，庄子认为：要去掉富贵严显名利六者、容动色理气意六者、恶欲喜怒哀乐六者、去就取与知能六者。此四六者不满胸中则正，正则静，静则明，明则虚，虚则无为而无不为也。庄子认为去掉这些欲望，才能达到"清和其心，条畅其气"达到"内养"求长寿。孔子主张坦荡、静养，他强调内省、道德修养、陶冶情操，他说：智者乐山，仁者乐水；智者动而仁者静。智者乐，仁者寿。其意是说心静、仁德，静如山，便能长寿。

战国时期的孟子能活到83岁，同他"善养吾浩然之气"密切相联。孟子主张"存心见性""善养吾浩然之气。"要"勿忘勿助""直养无害"，即养生要循序渐进，要"正心诚意，寡欲"，他说："养心莫善于寡欲，其为人多欲，难有存焉者寡矣"。管子认为：凡人之生也必以其欢，忧则失纪，怒则失端。忧悲喜怒，道乃无处。爱欲静之，遇乱正之。勿引勿摧，福将自归。

战国时期的《黄帝内经》对精神心理养生做了系统全面的阐述，诸如"呼吸精气，独立守神""积精全神""得神者昌，失神者亡"。《黄帝内经》中提出了七情的激情和心境能使人致病。书中说："嗜欲无穷而犹患不止，精气驰坏，荣泣卫除，故神去之而病不愈也"。"余知百病生于气也。怒则气上，喜则气缓，悲则气消，恐则气下……惊则气乱……思则气结。"其意是说，情志变化会导致气机紊乱，使人患病。《灵枢·口问篇》指出："悲哀忧愁则心动，心动则五脏、六腑皆摇。"就是说，伤心可以引起五脏六腑失调。鉴于上述，《黄帝内经》一书提出了精神心理养生，即养生要"恬淡虚无、真气从之，精神内守，病安从来""智者之养生也……和喜怒而安居处，节阴阳而调刚柔。如是则僻邪不歪，长生见视。"要调养精神，必须做到"内无思想之患，以恬愉为务""静则神藏，躁则消亡。"其意是说，要心情愉快，坦荡无忧，就能延年益寿。

汉武帝时，淮南王刘安集宾客写了《淮南子》一书，强调思想道德养生，书中说："夫喜怒者，道之邪也。忧悲者，德之失也。好憎者，心之过也。嗜欲者，性之累也。人大怒破阴，大喜坠阳。大忧内崩，大怖生狂。故心不忧乐，德之至也。通而不便，静之至也。嗜欲不载，虚之至也。无所好憎，平之至也。不与物散，粹之至也。能此五者，则通于神明。道于神明，得其内者也。"[①] 这就精辟地提出了喜、怒、惊、恐刺激量过大，过猛会造成人致病的见解。针对此种

---

① 仓道来，宋冠琴. 养生万花楼 [M]. 南宁：广西人民出版社，1993：362，363.

情况，《淮南子》提出了调养精神的方法：神清志平，百节皆宁，养性之本也；肥肌肤，供嗜欲养性之本也。

我国魏晋时期的哲学家，养生家嵇康在《答向子其难养生论》中提出了："养生有五难，名利不去为一难，喜怒不除为二难，声色不去为三难，滋味不绝为四难，神虑精散为五难。""五者无于胸中，则信顺日跻，道德日全，不祈善而有福，不求寿而自延，此养生之大旨也。"①嵇康提出的养生五难中属于心理养生的有四难，嵇康在《养生论》中认为人可以长寿，要长寿就必须懂得养生之道，且要付诸实践，持之以恒。他强调养生重在养神，"清虚无为"。可见，古代养生家已经认识到了精神养生在健康和老年人益寿中的重要作用了。

隋唐时期，精神养生有了进一步发展，唐代名医孙思邈对精神养生有着重要的贡献。他指出："怒盛偏伤气，思多太伤神。神疲心易役，气弱病相侵，勿使悲欢极。……安神当悦乐，惜气保和纯，寿命休论命，修行在本人。若能遵此理，平地可朝真。"他还反复强调："多思则神殆，多念则志散，多欲则志昏，多事则形劳，多语则气乏，多笑则脏伤，多愁则心慑，多乐则语溢，多喜则志忘昏乱，多怒则百脉不定，多好则专迷不理，多恶则憔悴无厌。"这就是说，七情过盛，会导致疾病，因此，善养生者，必须控制自己的七情。为要控制七情，他在《千金方要》中提出了三戒；大怒，大欲，并大醉，三者若还有一焉须防损失真元气。

宋元明清时期养生家和医家十分重视精神养生。明代李杲的《保养说》提倡避风邪，节劳逸，正思虑，薄滋味，寡言语等养生法；张景岳在《治形论》中颇有创见地提出善养生者，不仅要养性，还要注意养神，即调养精神，他说："怒气伤肝，动肝火则火载气，上动肝气，则气逆为血奔……忧虑过度，损伤心脾，亦致吐血咯血。"这就是说，血症与情志有密切关系。同时，他还认为，精神因素能引起腹泻，《景岳全书》指出："气泄症，凡遇怒气便作泄泻者。"明代医家龚廷贤在《寿世保元》中收集了大量的延年益寿方，并指出："谦和辞让，敬人持已，可以延年。"关于心理因素引起眩晕症状，《丹溪心法》书中认为："或其情郁而生痰动火，随气上厥，此七情致虚而眩运也。"关于情绪异常与虚劳的关系，徐春甫认为："七情者，喜、怒、忧、思、悲、恐、惊七情过伤是也。惟述于思者，多成痨瘵，今之痨瘵而多起于脾肾之劳，忧思之过者也。"精神、心理因素能引起血症，朱震享说："怒气逆甚则呕血。"《医学入门》中说："内伤七情，暴喜动心，不能主血。暴怒伤肝，不能藏血，积忧伤肺，过思伤脾、失志伤肾，皆能动血。"清代医家喻昌认为："志意和，精神定，悔怒不起，魂魄不散，五脏俱宁，邪亦安从奈我何哉？"清代医家沈金鳌在《杂病源流犀烛》中

---

① 林乾良，刘正才. 养生寿老集［M］. 上海：上海科学技术出版社，1982：261.

认为:"或由于有所大悲大喜,大忧大惊,以致失神之为患也。"① 由此可见,在我国,精神养生历史源远流长,历代养生家和医家都高度重视精神心理养生。

第二节　老年精神养生与健康长寿

人的精神、心理因素同人的健康关系极为密切。我国著名的心理学家潘菽教授曾指出:"事实表明,不仅有害的物质因素能造成各种各样的身体疾病和精神疾病,有害的心理因素也同时可以引起这样的作用。所谓心身疾病或心理生理疾病或如大家所熟悉的所谓医源性疾病,就是明显的不良心理因素造成的。"①

一、老年精神养生的紧迫性

当今社会,竞争激烈,人们的精神健康面临着巨大的挑战,全世界每七分钟就有一人患痴呆症,其中老人尤甚。英国《自然》周刊的一篇文章中指出,精神疾病、神经性疾病以及因滥用致癌物质而引发的各种疾病的发病率占全球疾病总量的13%,其比例高于癌症和心血管疾病。20世纪末,我国有一项统计显示,约有5%的人存在不同程度的心理障碍,1.3%的人患有重症精神疾病,患神经官能症的人约为10%~20%,许多躯体疾病患者,都伴有心理失衡②。在我国1.8亿多的老年人中,很多人心理健康存在着较为严重的问题。全国政协一项调查显示:目前我国老年疾病患者中有50%~80%是源自老年心理疾病,约70%的心理疾病是由于老年人缺少精神关怀引起的。我国目前已有85%以上的老人存在不同程度的心理问题,其中27%的老人有明显焦虑、忧郁等心理障碍,0.34%的老人有一定的精神分裂症状,0.75%的老人患有老年痴呆。在我国的自杀人群中,55岁以上的占人群的36%,其中农村老人自杀率是世界平均水平的4~5倍。在每年的老年自杀者中,农村老人占自杀总数的94%。可见,老年人的心理问题比中青年人更为突出,精神养生对于老年人来说更是迫在眉睫。

(1)人到老年,身体各器官和神经系统,尤其大脑都逐渐衰退。有的科学工作者认为,人在30岁以后,大脑开始衰弱,60岁时急转直下,70岁时脑的重量相当于青年的95%,80岁时下降到90%,90岁下降到80%。随着年龄增长,脑回变窄,脑沟增宽,脑量增大,脑血管发生不同程序的硬化。随之而来的是老年人的气力下降,记忆衰退,反应迟钝,生活适应能力减退,免疫功能不断下

---

① 仓道来,宋冠琴.养生万花楼[M].南宁:广西人民出版社,1993:363-365.
② 曹长恩,曹大玉.生活方式与健康长寿[M].北京:原子能出版社,2004:131.

降,疾病也在不断增加。因此,老年人心理发生了急剧的变化,使老人产生了"风疾侵凌临老头,血凝筋滞不调柔""夕阳无限好,只是近黄昏"等感叹,这种伤老的心理情绪,使人活力和心理自我调整能力下降,使人容易失去心理平衡。

(2)人到老年,从工作岗位上退下来,即从一个负有社会责任的人,变成了赋闲居家的"隐士",从家庭的主宰变成了"附属",老年人几十年来形成的行为模式、思维模式、生活习惯和人际关系都发生了巨大的变化,使一些老年人陷入"多余之感"的精神紧张状态。他们常常觉得自己被社会遗忘了,一种孤独、空虚、枯燥、单调、无聊思想、伤感之情常常会涌上心头。因此,老年人常常会感到无所事事,容易产生被社会遗弃的失落、自悲和空虚等消极情绪。

(3)随着社会经济的发展和独生子女政策的贯彻,我国的核心家庭成了主导的模式,两位子女要照顾四位、甚至八位老人,而社会激烈的竞争造成子女工作繁忙,无力照顾老人,兼之由于老年人同中青年之间在生活习惯和思想上有着明显的代沟,许多老人喜欢过独居生活。因此,空巢老人越来越多,他们感到生活寂寞,孤独感和寂寞感随之产生。同时,城市化规模的不断发展,老人住进了公寓、别墅,人们之间的交往减少,老人活动圈子越来越小,邻里之间鸡犬之声相闻,老死不相往来。许多老人处在寂寞、孤独之中。因此,老年人的心理问题愈来愈多,也愈来愈复杂了。

老年人的上述种种不良情绪,能使他们身体各个系统的机能失调。在神经系统方面,可能引起失眠、多梦、健忘、心烦意乱等;在心血管系统方面,可能引起心动过速、心律不齐、血压升高、心身疾病等;在呼吸系统方面,可引起气短、胸闷等;在消化系统方面,可引起食欲减退、恶心、呕吐、便秘、肠胃病等;在泌尿系统方面,可能引起尿急、尿频、尿失禁、排尿困难、肾病等;在内分泌方面,可能引起甲状腺机能亢进等。老年人的消极情绪,如愤怒、悲哀、惊慌等,在特定条件下,能引起冠心病猝死。因此,老年人的精神养生,迫在眉睫,它是直接关系到老年人的健康长寿、社会和谐和国家经济建设的大问题。

二、精神因素在健康长寿中的作用

精神、心理因素也能致病,岂不是唯心哲理?其实不然。在唯物辩证哲理看来,物质决定精神精神、心理的东西是人脑的机能对物质世界的反映。

但是,精神、心理的东西一经产生,又具有能动性,它能反作用于物质世界,反作用于人体和大脑。因为人体各器官、组织等均受人的大脑的思想、意识控制和调节的。不良的心理因素能使大脑皮层功能失常,从而导致内脏功能发生一系列的病理变化。这些变化又反过来影响大脑皮层，导致其功能紊乱，加重不良心理变化，使心理——生理变化处在恶性循环之中。事实上每一个人对自身的健康或疾病都不是听其自然或无能为力的，都是通过自己的精神的、心理的和肉体的种种因素，而参与了疾病的发生发展的，如有些人长期坚持超负荷的工作和过度的精神心理紧张或长期焦虑、忧郁，使身体和精神都得不到松弛，于是积劳成疾。由于他们没有认识到自己肉体和精神的极限，于是就参与了自身疾病的发生和发展。实践表明，事业的失败，婚姻的变化、职位升降、经济的困难等等所造成的人的精神、心理上的压力，能使人致病。美国一家医院门诊部对前来就诊的病人加以研究，发现65%的病人的疾病与社会逆境有关，35%的病人在很大程度上是情绪不好而引起的；美国另一家医院调查了500名肠胃病患者，发现其中因情绪不好而造成的占75%；英国一位医生调查了250名癌症患者，发现其中156人在患病之前受过重大精神打击，他得出结论："压抑情绪容易生癌。"现代医学发现，人在生气、恐惧和激动的情绪影响下，胃液分泌量和酸度增加，长期忧愁或恐惧，能造成胃酸持续升高，引起胃黏膜糜烂，直至造成胃溃疡。

　　精神、心理因素对人体还有另一种作用，即积极的精神，良好的意念能使人战胜疾病，恢复人的健康。一个人的精神饱满，情绪乐观，意志坚强，不但能保持身心健康，而且能促使人们以坚韧不拔的精神、毅力去战胜疾病。人的这种生存的意志力就能转化为强大的物质力量，使人战胜疾病，达到健康的目的。人们发现，被医生判定为死刑的某些癌症患者，经过一段治疗后被遣送回家，估计寿命不长了，但是几年以后，他们居然奇迹般地活得很健康，人们和医生都大为震惊。询问其原因，他们都表达了自己不怕死的精神和要活下去的坚强意志。这种意志力使他们与癌症进行了殊死的拼搏，终于战胜了癌症。相反，有些人的疾病并不严重，可是却疑神疑鬼，精神颓废，情绪消极，意志薄弱，病情越来越恶化，终于离开人间，人们和医生都为之感叹、惋惜。两种不同的心理精神状态，导致了两种不同的结果。在医生治疗的实践中，经常给病人解除精神、心理上的恐惧，这种"安慰剂"竟能起到同药物一样的效果。这就是精神、心理因素的治疗作用，也是精神、心理因素在医学实践中的能动作用。

　　为什么精神状态好坏会直接影响人的健康呢？美国的生理学家爱尔马曾做过一个实验：他把一些玻璃试管插在有水和冰混合物的容器中，让不同情绪状态下的人呼气形成"气水"，结果发现：那些心平气和的人呼出的气变成水后是澄清透明，无杂质无色的；那些悲痛之人呼出的气变成水时有白色的沉淀物；那些生气憎恨的人呼出的气变水时有紫色的沉淀物。当他把人生气时呼出的"生气水"注射在大白鼠身上，几分钟后大白鼠便死去了。实验后，他得出结论："生气几分钟会消耗人体大量精力，其程度不亚于参加一次3000米赛跑；生气时的生理反应十分激烈，分泌比任何情绪都复杂，都更具有毒性。因此，动辄生气的人是很难健康的。"① 生态文明研究所所长傅荆原研究员在谈到"精神状态对身体的影响"时说："据研究，一个人心情好的时候，大脑就会出现α波；并生成一种被称为β内啡肽的荷尔蒙。这种荷尔蒙就是我们所说的'脑内吗啡'。好心情让大脑产生出更多的脑内吗啡，而产生出更多的脑内吗啡，就会出现更好的心情，这就是一种良性循环；而心情不好，就会产生毒素，毒素的产生又引起不好的心情，就形成一种恶性循环。而这种毒素，对人体内的有益菌群以及微生态平衡都会产生巨大的破坏作用。由此可见，上述两点因素中，精神状况（心态）是更为关键的因素。因为微生态平衡在相当程度上也有赖于良好的心态。可以说，精神状况好，全身皆受益；精神状况差，全身皆受损。"他举例说："癌症不是病菌和病素感染所致，而是正常细胞因'繁殖密码'发生紊乱所导致的无节制繁殖。……'繁殖密码'为什么会发生紊乱？外在致癌物质的影响固然不可忽视，但人体自身的调节机能由于受到压抑和干扰而不能正常动作因素才是根本的。致癌物质品类繁多，分布甚广，在同样接触致癌物质的人群中，有人患癌，有人不患癌，这跟个人的体质差异固然有关，而跟个人的精神状况则有非常密切的关系。精神抑郁者易患癌症，精神开朗者不易患癌症，这已基本上已成定论。"②

我们承认精神因素在健康中的重要作用，但也反对夸大精神因素作用的错误观点。有的医学专家说，一个人的一切取决于心态，心诚一变，整个世界就会在你眼中发生彻底改变。一个人的一切怎么就能够取决于心态呢？心态一变怎么可能整个世界就会在你眼中发生彻底改变呢？想、心态、精神、心理在老年养生和健康中确有极其重要作用，但夸大了，说过了头就远离真理了，真理向前跨一小步，真理转化成了谬误。

三、老年人的精神养生与健康长寿

俗话说："笑口常开，青春常在""笑一笑十年少，愁一愁白了头"。相传春秋时期楚国的伍子胥为了躲避暴君的迫害逃到了韶关，由于关上有重兵把守，难以过关，因焦虑忧愁，七八天就白了头，后来就有"伍子胥过韶关一夜愁白了头"的夸张说法。愁一愁真能白了头吗？从医学的角度来看，人的忧愁能使供应头发的血管发生挛缩，继而使发根部的毛乳头制造黑色素的功能发生障碍，故能使人在短时间内产生大量的白发。

现代医学表明，精神因素既能使人健康长寿，也能使人得病、衰老和死亡

1. 良好的心境能使老年人健康长寿。愉快的心境，爽朗的笑声，能使人健康。正如前苏联杰出的生理学家巴甫洛夫指出："愉快可以使你的生命的每一跳

---

① 田清涞，田枫. 传统与现代养生学 [M]. 北京：中国社会出版社，2009：120.
② 洪昭光. 养生大讲堂 [M]. 北京：燕山出版社，2009. 55-57.

动,对于生活的每一印象易于感受,不论躯体和精神上的愉快都是如此,可以使身体发展,身体健康。""一切顽固沉重的忧悒和焦虑,足以给这种疾病大开方便之门。"① 愉快、快乐的情绪能使人的大脑处于最佳的活动状态,使体内各个系统、器官的活动协调一致,并提高人的免疫系统的功能,使体内生化反应趋于平衡,从而增强人的抗病能力。

喜、怒、哀、乐、忧、思、惊恐、悲等情绪都是人的正常生理心理活动,都是人的心理激动的状态,没有这些情感、情绪是不正常的。这些情绪、情感只要适当,不过度,也是正常的、有益的。例如适度的恐惧能使人进入紧张状态,使交感神经兴奋,肾上腺分泌增加,心跳加快,血压、血糖和血中含氧量升高,血液循环加快,从而把大量营养物质运往大脑和各器官、组织,使人的身体有更多的能量来应付危急情况。但是,喜、怒、忧、思等情绪过盛,即超过了度,则对人的健康会带来危害,特别是老年人的七情过盛,如大喜能导致心脏病患者血管破裂,导致心肌梗死而死亡。

国内外许多从事老年学研究的学者,通过对长寿者的调查和研究,得出一个结论:思想开朗,精神愉快、乐观豁达是老年人长寿的重要条件。世界卫生组织曾经组织科学家研究长寿问题,他们找到长寿的诀窍:快乐、心情舒畅。学者们对 204 个成年人跟踪调查 40 年,结果发现在 21~46 岁之间,心情舒畅、快乐的 59 人中,仅有 2 人在 53 岁时患重病,其中 1 人死亡;而心情不悦的 48 人中就有 18 人得了重病,其中一些人死亡。因此,快乐、心情舒畅能使人健康。

实践表明,性格开朗能使老年人健康长寿。1978 年对上海 618 名 80 岁以上的老寿星调查表明,性格开朗乐观者占 56.6%,从容温和者占 28.3%,精神不振者占 15.1%。有一位记者访问了 156 岁的伊朗老寿星阿巴期·哈萨,探索长寿之谜,老寿星回答了一句话:"我有乐观的性格。"美国的莱·路森和弗里德曼在研究时将人的心理性格分为 A 型和 B 型。A 型的心理性格表现为急躁、易怒、易激动,缺乏耐心,节奏快,喜当众人之首,有竞争的心理;B 型的心理性格,表现为悠闲而不好强,温和平静,从容不迫,深思熟虑,不慕功名等等。他们的研究表明:A 型患冠心病的比 B 型多两倍。我国上海的华东医院老年医学研究室调查发现:上海长寿老人 B 型心理性格的占 83%,B 型的有可能少患心血管病,而心血管病是我国十项主要死因之首,若能消除此病,可使 70 岁男子平均多活 16.8 年,70 岁女子多活 14.4 年。现代医学指出,经常处于紧张状态的人,往往易患高血压、溃疡病或神经衰弱,而乐观、心情愉快和无畏精神,能增强人体的抗病能力,积极的情绪可以增强人体免疫和防御反映的能力。据北京、长沙、长春等地调查发现,长寿老人个个乐观,性格开朗,对生活充满信心,不为区区小

---

① 仓道来,宋冠琴. 养生万花楼 [M]. 南宁:广西人民出版社,1993:367.

事而耿耿于怀。在湖北88位百岁老人中,仅5.5%的老人性格孤僻。这种愉快的心情有助于神经系统和体液的调节,使人的生理功能正常;健康的生理功能又促进正常的心理活动,使人健康长寿。

2. 老年人精神失调的危害性。一般来说,人的精神、心理同人的机体保持着平衡,但是,如果人的精神、心理失调、失控,形成不良的情绪:情绪过盛,强烈持久的消极情绪,就会导致人的大脑、脏腑功能紊乱,而形成疾病。

不良精神、心理因素能易使老年人患肝病。当一个人大怒不止,会使肝气横逆,造成肝功能紊乱。因此,大悲伤肝,还能导致吐血、昏厥、突然失明和耳聋,甚至患肝炎、肝癌。精神、心理因素能导致老年人患忧郁症等多种疾病。如果一个人长期忧虑,情绪消沉,萎靡不振,会使人体免疫功能下降,大脑功能紊乱,内分泌功能失调,内脏功能衰退,导致心脏病、高血压、神经病,长期忧虑,会使人患忧郁症。古典名籍《红楼梦》中的聪明秀丽,颇具才华的林黛玉自幼失去双亲,在她的心底留下了严重的精神创伤,入贾府寄人篱下,自怨命薄,感到"我不如人",她的意中人贾宝玉同薛宝钗定了亲,又一次使她受到了严重的精神打击,她的一切希望都破灭了,于是患了忧郁症,整天"泪珠儿断断点点""不如早些死了",忧郁症使她用了半月连续绝食的方法,终于早夭废命。有些老人因失去伴侣或因其他原因,长期闷闷不乐、孤独,就很容易患忧郁症或其他疾病。因此,老年人要调整好自己的心态。

不良的精神、心理因素能引起老年人患肠胃疾病。有关资料表明,大约有10%的人在一生中某个时期曾患肠或十二指肠溃疡病,因怒而致肠胃病的达74%,因为大怒时,肠胃肌肉骤然收缩,会造成肠胃疾病。消极的情绪对溃汤病的发生起着很大的作用。恐惧、焦虑、愤怒等的情绪存在,就会使大脑皮层内的机能降低,同时,比较低的神经中枢的机能反而亢进,造成胃和十二指肠的功能不正常,引起胃酸分泌增多,胃部肌肉紧张性增强,蠕动增快,供应胃和十二指肠血液的血管痉挛等,最后导致胃和十二肠溃疡。情绪紧张能引起精神性腹泻,如有的老人一遇精神紧张就会腹泻,而当引起精神紧张因素消失,腹泻也就停止了。

不良的心理因素能致老年人患癌。我国学者研究表明,多疑善感、情绪抑郁,易躁易怒,性情孤僻,悲观失望等等情绪,能抑制人体的免疫功能,干扰"自控细胞群"的作用,使人体的"免疫监视作用降低,因此易患癌症"。美国医生伯斯曾对心理因素同癌症的关系进行了系统的研究,他在《癌症的心理生物学》一书中认为:一个人突然失业,或失去安全保障,或心爱的人死去,都可能诱发癌症。河北、河南、山东、山西及北京市在食道癌的普查工作中发现,精神因素与食道癌关系密切:山西统计,食道癌患者中69%有忧虑、急躁的消极情绪;河北统计,性情急躁者占69%;山东统计,个性倔强、暴躁者占64.7%;

在发病前半年内有重大精神刺激的占57%。这些统计表明，心理因素影响癌症的发病率，因为消极的心理状态，能通过人的高级神经活动降低机体的生理功能，使内分泌功能失调，削弱人体对癌症的免疫能力，在一定条件下，不良的心理因素会导致抗癌因素向致癌因素转化。这就是老年人患癌几率较高的原因之一。

不良的精神心理因素能导致老年人血压升高和患心脏病。紧张情绪的持续和精神过度疲劳、易怒、过于躁动、恐惧、生闷气，常常能引起心血管疾病，甚至能导老年人因患冠心病、高血压病而死亡。实验证明，在愤怒情绪下，红细胞数急剧增加，外周血管阻力增加，能导致舒张压的明显升高。在恐惧的情绪下，血输出量的增加则可使收缩压的上升。在激动时，往往也能使血压升高，心跳加快，甚至于能造成心肌梗死而猝死。我校出版社的一位编审因一时激动，抢救无效而与世长辞了，年仅60多岁。英国著名的生理学家亨特，性情急躁，冠动脉不良，他说我将死在惹我真正动怒人的手里。后来，在一次医学会议的争论中，他受了精神刺激，在盛怒下，心脏病猝发，当场死亡。有的学者研究发现，性格易激动者，其冠心病的发病率比遇事冷静者大约高6倍。这说明，情绪激动，可能会导致老年人心脏病，甚至于死亡。

总之，老年人精神、心理上的失调，若听之任之，轻则使身体受到伤害，重则能威胁老年人的生命。因此，注意调节精神、心理，对于老年人的健康长寿是十分重要的。

第三节 老年精神养生的主要内容

关于精神养生包括哪些内容？我国古代的养生家和医家有过精辟的论述。明代养生家胡文焕在《养生要诀》中提出了四养："戒暴怒以养其性，少思虑以养其神，省言语以养其气，绝私念以养其心"[1] 养生家嵇康在《养生论》中提出："修性以保神，安心以全身，爱憎不栖于情，忧喜不留于意，泊然无感，而体气和平。又呼吸吐纳，服食养身，使形神相亲，表里俱济出。"[2] 这些思想包含着精神养生的许多重要内容。

但是，社会发展到了今天，古代养生家关于精神养生的思想内容已经远远不够了。在已出版的养生书籍中关于精神养生之内容也显得贫乏、不全。我们认为，老年精神养生应包含更加丰富的内容，概括起来，主要有如下几个方面：

---

[1] 翟昌礼，柳明. 养生与长寿 [M]. 北京：科学普及出版社，1985：51.
[2] 林乾良，刘正才. 养生寿老集 [M]. 上海：上海科学技术出版社，1982：252，253.

一、要提高自己的认识

提高认识是老年养生的重要内容,因为人的一切行动受思想认识支配,正确的认识导致人们的正确行动,而错误认识则把人引入错误的泥坑。因此老年人对养生的认识直接关系到老年人的行动是否正确,关系到老年人能否健康长寿。

人的认识有两大方面:感性认识和理性认识,其中最重要的是理性认识。而理性认识又有很多表现,诸如如何认识生命?如何认识自己?如何认识健康?如何认识疾病?老年人如何养生等等。老年人的精神养生更要正确地认识自我和正确认识客观规律。古希腊哲学家苏格拉底有句名言:"你需知道自己。"说实在的,正确认识自己是很不容易的事。一般说来,老年人经历了几十年的风风雨雨,具有丰富的社会经验,他们是能够认识自己的,但是老年人从工作岗位退下之后,他们却有一个对自我重新认识和调整自我心态的问题。①老年人要认识到生老病死是自然界不可抗拒的客观规律,一个人从工作到离退休也是无法抗拒的规律,因此,老年人不必因为离开工作岗位而感到悲观和消极,也不必对自己过去的成功或失败去沾沾自喜或遗憾自责,因为既往的成功和失败已成历史。老年人要向前看,要确立新的追求,即设计自己未来新的奋斗目标,以使自己的晚年生活更有意义。在条件允许的情况下,不断加强学习,继续为社会创造价值,推进社会的发展。②老年人要正确认识自己的身体,选择适合自己养生的方法和做法,而不能照抄照搬他人的养生方法和做法。只有这样才能搞好自己的养生,有效地预防和治疗疾病,达到健康长寿的目的。③老年人要重新认识人际关系。老年人离退休之后,人际关系发生了很大的变化,他们已经丧失了竞争的角色,因此与人际间利益相关的矛盾和困难也随之基本消失,人情冷暖也必然发生变化。这时,老年人要改变几十年形成的思想模式和活动方式,保持良好的人际关系,进行良好的人际交往,从实际生活中寻找真正的友谊、精神寄托和生活的动力。老年人决不能禁锢在一个小天地里,决不能朋友越来越少,而应该积极地参加一些社会活动,广泛地结交一些新朋友,使自己融于集体之中。只有这样,才能使自己同他人处在不断地交流之中,有效地摆脱老人孤独的状态,使自己的精神得到愉悦,从而有利于健康长寿。

二、要树立崇高的理想和信念

理想、信念和信心是人们精神世界中深层次东西,它是推动人们事业成功和健康长寿的精神动力。老年人在离退休以后,仍然应树立崇高的理想,诸如树立为社会继续奉献的理想,健康长寿的理想,追求美好生活的理想,追求道德人格,保持晚节的理想……。这些都是人们保持健康的心理、保持旺盛精力的巨大精神力量,它能促使人们去努力锻炼身体,战胜疾病,获得健康和长寿。

信念是人们在一定认识基础上确立的对某种理论，主张或思想见解及理想的坚信无疑，并要努力身体力行的精神状态。信念是人们精神活动的重要内容，是一种强大的精神驱动和激励的力量。有了正确的信念，就有了坚强的意志，就会使人以坚韧不拔的精神去战胜一切困难。老年人在晚年生活中会遇到各种各样的困难，尤其是疾病的侵扰，坚定的战胜疾病的信念，坚强的意志就能使老人克服重重困难，战胜疾病，获得健康。坚定的健康长寿的信念能使老年人有奋发向上的精神，有充满深厚的生活气息，使老年人"满目青山夕阳明。"

坚定的正确的信念能使人健康长寿，美国医学家对加利福尼亚洲七千名成年人调查发现，凡是没有健康的情绪，没有坚定信念的人，其死亡率比情绪正常的人高出一倍。现代生理学研究，坚强的意志和信念，能够影响内分泌的变化，改善生理功能，增强抵抗力。总之，树立崇高理想，树立正确的信念是老年养生不可缺少的组成部分。

三、要调适好自己的心理

心理健康是人类健康的重要组成部分。随着社会的发展，心理健康越来越受到人们的重视。心理是客观现实在人头脑中的反映，客观现实的变化必然引起人们心理上的变化。人的心理现象有许多，诸如感觉、知觉、记忆、情感、情绪、意志、能力、需要、兴趣、性格、思维等等。人的心理活动的过程，是人脑对客观现实的反映过程，它包括认知，情感和意志三个方面，由于每一个人的年龄不同、生活条件不同、环境不同，地位不同等等，因而由此形成的人脑的反映特点也就有所不同，因此每个人的心理活动都带有自己的特点，这些特点表现在兴趣、能力、需要、气质和性格方面也不同。

老年人从工作岗位上退了下来，生理上逐渐走向衰老，社会角色发生了转变，社会地位也发生了变化，生活环境有了改变，人际关系也有了变化……。这一切都使老年人在思想上、心理上、生活习惯上产生种种不适应，因此，调适好自己的心理就成了老年精神养生首当其冲的了。

1. 要正视现实，辩证应对。客观现实是不以人的意志和心理而转移的，因此，面对客观现实，我们只能"听自然的话，按自然行事"，辩证地应对。首先，在进入老年以后，人的生理功能，器官、组织、机体逐渐的衰老、退化，这是不可抗拒的客观规律。人的感觉、知觉渐渐衰退，人的听觉、视觉随着年龄增长而不断变化，人的记忆和能力也渐渐衰退，……。老年人要正视这一现实，认识到衰老是不可避免的客观规律。但是，也要辩证地应对，要认识到发挥人的能动性，衰老是可以推迟的，延年益寿和健康长寿也是可以实现的。因此，老年人要自尊、自爱、自重，要有平和的心态，消除自己的消极情绪，千方百计地创造条件去延缓衰老，去获得健康长寿。

其次，期望要客观，要实事求是。老年人退下来以后，总有一些期望实现的愿望和目标。期望是人的精神与物质的要求，它是激发人的积极性、推动人们去努力奋斗的精神力量，因而老年人应该确立自己的期望。但老年人的期望能否实现，取决于客观情况许可的程度，也取决于主观的努力。在这两方面条件都具备的情况下，期望才能实现。因此，老年人在确立自己的期望时要实事求是，切不可建构脱离实际的期望，否则就有可能使期望落空，影响老年人的健康。

2. 要调适好自己的心态。 心理学家威廉·詹姆斯说过：改变一个人的心态就可以改变一个人的命运。人有正确的人生观、良好的心态，就可以正确对待生活中的种种问题，包括生与死。老年人能否保持良好的心态是直接关系到老年人的身心健康的大问题。首先，老年人要人老，心不老。人老是自然规律，但人老不等于自己的心态就老。要树立一种心理年龄比生理年龄小 5~10 岁的心态，这样就会使你人老心不老，有效地防止未老先衰、未老心先老的心态。有的老人心态很老，刚到 60 岁就叹息："哎，老了。"其结果表现出老气横秋，老态龙钟的样子。这种消极的自我暗示，给大脑输入了加速衰老的信息，结果衰老就更加快了。有的心理学家把心理衰老视为通向死亡的"催化剂"，是颇有见地的。因此，老年人要以积极心态看待衰老，要人老心不老，这样有利于老年人的延年益寿和健康长寿。

其次，要高高兴兴地过好每一天。老年人都爱回忆自己的过去，这是很正常的现象。但要多回忆那些美好的、有意义、值得回忆的高兴的事物，不要回忆那些苦恼的、痛苦的、失败的、不愉快的事物；在观看节目和阅读书刊时，多看些喜剧性、欢乐性节目和书刊，不看那些悲伤、痛苦、恐惧性的节目和书刊；对现实要无贪无求，即不贪求那些功名利禄、荣华富贵，不与他人攀比，知足常乐，高高兴兴地生活；对未来要无忧无虑，因为对未来的忧虑是徒劳无益、枉费心神的；对待疾病要取乐观态度，既来之则安之，生老病死乃自然规律，怨天尤人是无济于事的；死亡是辩证法的胜利，人迟早会死的，死亡并不可怕，死亡是一种解脱，即一切都解脱了。总之，老年人要高高兴兴、愉愉快快地生活，要从内心深处去体验愉悦舒展、内心平静的美好感受，多一分愉快，就多一分幸福。只要人的整个身心都处在全面持久的愉悦最佳状态，人的各种机能就能得到有效的发挥，免疫功能也就处在最佳状态，人的疾病自然就会少之又少，健康长寿也就得到了最有效的保障。

3. 要摆脱一切烦恼和切莫轻易。 烦恼和生气是健康的大敌，也是老年人健康的大敌。说实在的，烦恼和生气是伴随人的，没有任何烦恼和从不生气的人大概是没有的。但是，如果人们，特别是老年人要真想摆脱烦恼，不轻易生气，不去"自寻烦恼"也不是没有办法。

摆脱烦恼并不是说人们就遇不上烦恼，遇不上生气之事，而是说当烦恼和惹人生气之事到来之时，要靠自己去化解烦恼，不去生气。当一个人，特别是老年人摆脱了令人烦恼和生气的事，其整个身心就会处于愉快的最佳状态，自然有助于老年人的身心健康和延年益寿。有句名言："比大海更广阔的是天空，比天空更广阔的是胸怀。"如果我们老年人的胸怀能比天空还要广阔，那么我们就会摆脱一切烦恼，更不会因区区小事而生气了。

四、要控制好自己的情绪

情绪是人们对客观世界的一种特殊反映的形式，是人们对客观事物是否符合自己需要的态度的主观体验。情绪的产生和形成是极其复杂的，它不是主观自生的东西，即它有客观事物，外部条件等的作用，但它又具有独特的主观体验，即它具有极其复杂的神经、生理、生化等的机理。情绪在人的心理活动中具有动力的性质，它对人的健康有着重要的作用，因此，调节和控制人的情绪就是很重要的了。

人的情绪有积极情绪和消极情绪两大类。前者有利人的健康长寿，后者不利于人的健康长寿。老年人的情绪极为复杂，一般来说，老年人对生活很满意或较满意的占绝大多数，他们的积极情绪占主导地位。他们退休后没有了工作上的压力，也没有复杂人际关系的束缚，他们可以自主地从事自己愿意干的事情。因此，自由感、轻松感和解放感是许多老人共有的情绪和情感。老年人贡献了自己毕生的精力，为社会、国家和家庭作出了贡献，因此，绝大多数老人都有满足感和成就感。老年人的这些积极情绪使老年人沉浸在快乐、幸福之中，它有利于老年人的健康长寿。

但是，由于环境条件变化的影响和个性中不健康因素的影响，也造成了一些老年人产生消极情绪，诸如从工作岗位退下来后的失落感，被社会遗弃感；离退休之后接触人少了，无人谈心的孤独感；由于健康状况不尽人意，疾病不断增加而产生的焦虑感和抑郁感；对儿女照顾不周，对社会腐败现象等的不满情绪而大发牢骚的愤怒、气愤感；离退休之后，担心别人对自己的看法和评价，担心儿女、家人嫌弃自己而产生的疑虑感等等。老年人的这些消极情绪任其发展，直接危及老年人的身心健康。

一般来说，老年人有着丰富的阅历和丰富的生活经验，他们比中青年更善于控制自己的情绪，但是，由于环境的变化和年龄增长及其他因素，也常使一些老人控制不住自己的情绪，天长日久就会损害老年人的健康。老年人一定要控制好自己的情绪，不能因为年龄增加、地位变化、角色改变，疾病增多而让孤独、失落、自悲、焦虑、抑郁等等不良情绪困扰自己，损害自己的健康。老年人要善于调节和控制自己的情绪，消除不良的消极情绪，发挥积极情绪的作用，保持自己的心理平衡。

怎样控制自己的情绪呢：我国古代的养生家和医家提出了以下几种有效方法：

①以情制情法。金元时期的名医朱丹溪指出："怒伤，以忧胜之，以恐解之；喜伤，以恐胜之，以怒解之；忧伤，以喜胜之，以怒解之；恐伤，以思胜之，以忧解之；惊伤，以忧胜之，以恐解之。此法唯贤者能用。"上述"以情胜情"的调养精神之法，至今仍有重要参考价值，也可供老年人调养精神之用。

②自我控制法。当喜事临门时，老年人要控制自己的感情，不要过分激动，这时要把嘴巴闭上，心里默念"要镇静""喜伤心"，也可以用降温法："是否搞错了？"以此来缓解自己惊喜的程度，稳定自己的情绪。这种方法能预防老年冠心病、高血压，预防因激动而猝死。

③转移法。当老年人遇到愤怒刺激时，不要发火，立刻离开受到刺激的现场，换个环境，压压心中的怒火。清代著名养生家曹庭栋指出："事当值可怒，当思事与身孰重，一转意向，可以涣然冰释。"

④诉说法。当老年人苦闷、忧愁和烦恼时，千万不要闷在心里，要找知己的朋友诉说一番，把心里的苦闷、忧愁和烦恼统统倾吐出来，这样定能缓和心情，朋友听了你的倾诉，定会帮你排忧解难，定会以宽心慰之。这种"安慰剂"是一种精神力量，可以缓解人的心头之苦，有利于身心健康。

⑤摆脱法。当老年人思虑过度时，应立即停止对问题的思虑，到野外游山玩水，欣赏大自然的风光，使自己沉浸在美的享受之中；也可以看看电影，听听音乐，跳跳舞，沉浸在欢乐之中，以摆脱思虑和精神上的烦恼。这样做定能使思维功能得以恢复，摆脱思虑，有益于身心健康。

五、要调适好自己的情志

人是有感情的动物。人有七情：喜、怒、忧、思、悲、恐、惊。正常的情绪活动是人对外界的刺激和体内刺激的保护性的反映，因而正常的情绪有益于人的身心健康。如喜的意识，即快乐的情志能促进人的健康，《黄帝内经》中说：喜则气和志达，营卫通利。我们平时说的："生气催人老，笑笑变年少。"就是指喜、愉快对人身心健康的积极作用。据国外调查 80 岁以上老人，96% 长寿者是乐观者。

老年人情志养生的关键是要精神愉快，思想开朗，情绪稳定，湖北省宜昌市老中医 116 的林淮成总结了自己精神养生法有三要；一是宽心，他把"天下无不可了之事"作为座右铭。他认为遇事要想得开，"钻牛角尖"和"死胡同"会伤气，易致病，死得快；二是要有忍性，锻炼性格，遇事不怒，从容不迫；三是乐观,他说:"整天无忧无虑,精神爽快,心情旷达,病从何来。"① 因此,要想延年益寿,必须调适好自己的情志。

但是,如果人的情志过度、过盛,那么就能伤身体,损害人的身心健康。《素问·举痛论》中说:"百病生于气也。怒则气上,喜则气缓,悲则气消,恐则气下,寒则气收,炅则气泄,惊则气乱,劳则气耗、思则气结。九气不同,何病之生。"② 其意是说七情过盛能造成气机紊乱,故使人生病。

一般来说,老年人比中青年更能控制自己的七情。但是,老年人从工作岗位退下来以后,容易产生孤独感、悲伤感,也会产生过度忧郁、思虑,产生对社会现实的不满而形成愤愤不平。因此,老年人养生一定要控制好自己的七情,使七情限制在一定范围内,这样有利于老年人的身心健康和延年益寿。

六、要修身养德

古人云:"养生莫如养性,养性莫若养德。""有德则乐,乐则能久。"被推崇为实学的四书之一《中庸》中说:"健身以道,修道以仁。仁者,人也,亲亲为大。""大德必得其位,……,必得其寿。"③ 其意是说,有大德的人才能获得高寿。

养德何以能延年益寿呢?从现代科学来看,道德卑劣,做坏事,心术不正,就能使一个人的精神处在不安之中,使人的心理、生理失去平衡,就能使人免疫功能下降,影响人的健康,甚至使人生病早夭;而道德高尚能使人心胸坦然,增强人体的免疫功能,就能有效地抵御疾病,使人获得健康长寿。

心胸坦荡,清心寡欲是修身养德的最重要方面。我国古代的养生家认为,心胸坦荡,清心寡欲是调养精神,延年益寿的重要内容。孔子说:君子坦荡荡,小人长戚戚。从养生角度来看,心胸宽广、坦荡的人,乐观长寿,而经常忧愁、心胸狭窄的人容易得病,难以健康长寿。老年人要心胸坦荡,对他人要有容忍、宽容的态度,不要强加于人,己所不欲,勿施于人,要宽容大度,虚怀若谷,要有宰相肚里能行船的胸怀,对己严格要求,不谋私利,光明磊落,如澄澈见底的清流。

其次,要清静无为,清心寡欲。道家创始人老子主张精神养生要"恬淡虚无""清静无为""清心寡欲""修道而静养"等,以达到"清和其心,条畅其气",达到长寿之目的。《太上老君养生诀》中提出了:"夫善摄生者,要当先除六害,然后可以保性命延驻百年。何者是也?一者薄名利,二者禁声色,三者廉

---

① 仓道来,宋冠琴.养生万花楼[M].南宁:广西人民出版社,1993:380.
② 唐亦容.黄帝内经[M].北京:中国文联出版公司,1998:206.
③ 四书五经(上卷)[M].四川:巴蜀书社,1996:36,37.

货财，四者捐滋味，五者除佞妄，六者去妒忌。"① 其意是说，除去名利、声色、货财、滋味、佞妄、妒忌六者，才能延驻百年。

第四节　老年精神养生的方法

一、平衡心理长寿法

人生坎坷不平，不如意之事常有八九，坎坷曲折时有之。现实生活中，常有各种"风浪"袭来，在人的心灵深处激起大大小小的浪花。老年人虽然从工作岗位退了下来，但生活中的"风浪"还是常有的。大文学家苏东坡说得好："人有悲欢离合，月有阴晴圆缺，此事古难全。"是的，生死离别，吉凶祸福，七情六淫，常常使人的精神不协调，但人的精神的这种平衡是相对的，不平衡则是绝对的，人的精神就是处在平衡和不平衡的矛盾运动中。就人的一生来说，平衡总是多于失衡，因为平衡是生命存在、发展的必要条件，平衡是必不可少的。

平衡心理法是印度著名诗人泰戈尔（1861年—1941年）健康长寿的养生方法。在诗人80年的生涯中，既有五年内连续死去慈父、贤妻、爱子和高徒等5位亲人的大哀，也有获得诺贝尔文学奖的大喜，大喜大悲对于他来说都是严峻的考验，他极善于控制自己的喜、怒、哀、乐等七情，使自己的精神保持稳定的平衡状态。这是他长寿的最主要的秘诀。他的最小的儿子在13岁时患霍乱而死，使他受到沉重的打击，他用转移法，即将全部精力投入创办学校的工作上，把精力倾注于事业上，对孩子们倾注了慈父般的爱，他虽失去了儿子，但找到了众多的"儿子"，弥补了自己内心创伤，使心理保持了平衡。就在这一年，他发表了六个论文集，两个剧本，一部长篇小说。当他爱妻病故后，内心万分悲痛，他将悲痛化为27篇悼念爱妻的长诗，用诗来排遣悲伤，终于使悲戚缓和了下来。在泰戈尔临终之前，他非常乐观，把悲剧看成生命欢乐赖以表现一个部分，这确含有辩证哲理，去世前他还写了两本诗集。心理平衡法使泰戈尔度过了80个春秋。

从现代医学来看，心理不平衡，忧虑、紧张、恐惧、长期忧郁、闷闷不乐，可使丁淋巴细胞减少，对生活刺激有适应能力的人，他的淋巴细胞对突变细胞的进攻能力很强，即使肿瘤发生，也会出现"自然消退"或"抑制生长"的现象。而长期忧郁和反复不良刺激，不能保持心理平衡，就会使突变细胞的进攻力增强，免疫力降低，就可能导致疾病，甚至于患癌症。因此，保持乐观的情绪，保持心理平衡是重要的长寿之法。

---

① 林乾良，刘正才．养生寿老集［M］．上海：上海科学技术出版社，1982：259，260.

二、知足常乐养生法

人的欲望是无止境的，没有完全满足之时。人的忧愁和烦恼常常来自物质和精神的享受不足，也来自贪心不止。欲望固然有合理的方面，但是由于种种条件的限制，欲望总又不可能完全得到满足。这就是矛盾。如何解决这种矛盾？一是陷入无休止的自我追求的苦恼中、陷入妄想、争夺和生闷气的泥潭。另一种则是"知足常乐"，知足就能获得快乐。

"知足者常乐"的名言包含着重要的养生哲理。在消灭了人剥削人，人压迫人的社会中，人民成了生产资料的主人，成了国家的主人，享有广泛的民主权利；公民有平等的权利；公民有政治的权利；公民有宗教信仰自由的权利；公民有人身自由权利；公民有社会经济权利；公民有受文化教育的权利；妇女儿童的权利及公民的婚姻、家庭都受到国家的保护；国家保护华侨、归侨和侨眷的合法权益等等。我们这一代参加工作的退休老人，享受着社会主义国家提供的各种保障，诸如住房保障，医疗保障，退休金保障……。可以说，我们享受着社会主义优越性带来的一切好处，我们不愁吃、喝、住、穿，没有后顾之忧。因此，生活在社会主义国家的老人，应该知足常乐了。

"知足者常乐"是一种自我安慰的精神养生法。只要一个人能时时乐观，处处乐观，不为区区小事所激怒，就能保持个人的心理平衡，这种愉快的心理，就能有效地调整人的神经系统和体液，从而保持人的正常生理功能，使人能健康和长寿。一个人如若三天两头大动肝火，就会使人的心理失去平衡，使人的神经系统处于紧张状态，从而使人的生理功能衰退，天长日久，就会患病，影响人的健康和长寿。

"知足者常乐"并非是指人们无所追求，不要有进取心，也不是指放弃斗争。人作为有意识的高级动物，总有欲望和需求，追求向上是人的天性，与丑恶现象斗争也是人的正义本性，斗争也是一种乐趣。知足常乐是指不要追求那些达不到的东西，一旦欲望和需要由于客观条件限制而得不到满足时，不必大动肝火，因为恼怒并非就能如愿以偿，相反会给身心带来危害。因此，虽然可以想方设法使自己欲望实现，但是决不要破坏自己常乐的精神修养的最佳状态，以保持精神心理的宁静。

攀比是养生的大敌，俗话说："人比人，气死人。"攀比会使人生闷气，它有损于人，特别有损于老年人身心健康。虽然人们天天在攀比，经常在攀比，但攀比本身并不科学，因为人与人之间是千差万别的，是极其复杂的，每个人的能力大小、知识多少、技术高低、身体状况、所处的环境、机遇、单位效益……都不尽相同。因此，我们就无法用一个简单的方法加以比较。为了保持老年人的心理平衡，我们不主张去进行简单的攀比。我们主张自己跟自己比，跟解放前比，跟自己刚参加工作和以前的生活比。我们要知足常乐，这样就会有益于老年人的身心健康。

三、恬淡虚无，精神内守养生法

我国古代养生家强调，养生要做到"恬淡虚无，精神内守"，其意是说，要保持人的心情的宁静，精神凝注于内，清心寡欲，这样有助于保持人的心理平衡，以及人体内外的阴阳平衡。研究表明，人的情绪变化与脑电波频率或波幅有相当密切关系，当人情绪激动或忧虑时，往往会出现低幅快波，当人的情绪平静时，常出现慢波，这种状态对人的大脑、神经系统、血液循环系统有着调节的作用。这种养生法，能摆脱许多烦恼，有利于人的健康和长寿。

老年人更应该"恬淡虚无，精神内守"，因为老年人已到达了生命的最后阶段了，气血既衰，不要再去追求什么名利，得失了，更不要为后代攒钱而卖命了，否则不仅害了自己，而且会害了后代，因为不知道钱来之不易的后代，会把钱挥霍掉的，《走西口》中的田家大院的田耀祖就是最典型的一例。为了做到"恬淡虚无，精神内守"，老年人应该糊涂点，即难得糊涂，因为许多事情老年人是无能为力的，何必去多管自己管不了的事情呢？有的老年人经常发牢骚、骂大街，这不仅毫无作用，而且会直接影响老年人的身心健康。从养生健康角度来讲，我们认为还是糊涂点为好。

四、助人为乐养生法

古往今来，任何人都不能脱离社会而存在，也不能脱离他人的帮助而生活。人与人之间是互相依赖的，由此产生了彼此互助的问题。人们养生，离不开健康的人际关系。一人有难，八方相助，把他人的困难当成自己的困难，予以热情真诚的帮助，乐在其中，这就是助人为乐。助人为乐是一种崇高的道德。在我国历史上，有的思想家提出了"泛爱众"思想，在历史上，也出现过许多助人为乐的故事。但是，在剥削阶级占统治地位的社会里，人们不可能普遍具有助人为乐的崇高的品德，只有在消灭了人剥削人的社会社会中，才能真正把助人为乐作为全社会文明的道德风尚，作为全社会的行为准则。

在以生产资料公有制为主体的社会主义社会中，要求我们爱人如己，助人为乐，要求我们大公无私，多做善事，不干坏事；要求我为人人，人人为我。这是社会对每一个人的要求。我们每一个人都应该根据自己的实际情况，多做有益于社会，有益于群众之事，真诚地帮助他人。这也是每一个人对他人，对社会应尽的责任，是我们自身价值的实现。另一方面，在人们尽到了自己职责之后，又会得到社会的尊敬和群众的爱戴，这种奉献，就能使自己得到精神上的满足，认识到自己存在的价值，乐在其中。这种愉快的心境对人的健康长寿极为有益。相反,一个人尽做坏事,不干好事,利欲熏心,他总是处在受社会谴责的境地,而自己内心深处处在内疚和忐忑不安状态,这种精神心理能导致疾病,甚至酿成严重疾病。

助人为乐的养生法是老年人养生大法,因为老年人已处在生命的最后阶段了,他们已经为社会、国家作出了贡献,剩下的最后时刻仍然能助人,那更是快乐之事,更能满足老年人的心理需要,反过来它有利于老年人的身心健康,有助于延年益寿和健康长寿。

老年人的精神养生的方法还有很多,他们离退休以后,时间充裕了,为了调节情绪,老人需要多样化的养生方式。他们还应根据自己的爱好,有选择地参加一些有益于身心健康的活动,诸如:打太极拳、练太极剑、练气功、书法、绘画、钓鱼、弈棋、跳舞、旅游等等。这些活动不仅能陶冶人的情操,涵养道德,磨练人的意志,而且能增强人的体力、智力,并有益于身心健康和延年益寿。

主要参考文献

[1] 姜乾金. 医学心理学 [M]. 北京:人民卫生出版社,2001:3.

[2] A. A. 斯米尔诺失,等. 心理学 [M]. 北京:人民教育出版社,1957.

[3] 陈梦雷. 古今图书集成·医部全录 [M]. 北京:人民卫生出版社,1959.

[4] 胡开先. 祝你健康 [M]. 石家庄:河北人民出版社,1979.

[5] 姜德珍,沈政,肖健,沈德栏. 延缓衰老的奥秘——老年心理学漫谈 [M]. 北京:中国经济出版社,1990.

[6] 宋尤兴. 古今中外长寿秘传真诀 [M]. 南宁:广西人民出版社,1991.

[7] 余功保. 中国古代养生术百种 [M]. 北京:北京体育学院出版社,1991.

[8] 王极感. 心理与健康 [M]. 北京:科学普及出版社,1985.

第八章　老年的运动养生

运动养生是用运动的生活方式摄养身心，以期保健延年益寿的活动。运动养生是以自然科学与社会科学等有关学科为理论基础的，体育运动的原理、方法、原则和内容，以及运动的负荷量与强度的确定都是以科学理论为依据，在科学理论的指导下，遵循人体活动规律进行运动的。

第一节　运动养生的机理

一、运动能促进人体的物质与能量代谢

人体是一个有机的统一整体，它与外界环境经常不断地进行着物质与能量交换，如果不摄取营养物质和氧气，不经常排出代谢产物，机体各组织和细胞都不可能进行正常的活动，其结果只能是新陈代谢停止，生命随之终结。

人体内的物质与能量代谢表现在两个方面：一是把由外界摄取的营养物质和氧气吸收，形成机体的组织，并储备供给能量的材料，这个过程称同化代谢过程；二是将组织成份的分解和能量储备物的分解和利用（放出能量、维持体温、供能做功和完成各种生命活动）并把分解产物排出体外的过程称异化代谢过程。同化代谢和异化代谢的两个过程是互相依存，但不是绝对平衡的，在不同生长期，不同身体状况，处于不同的状态。在儿童少年时期即组成代谢大于分解代谢；在老年时期则分解代谢占优势；正常成人则两个代谢过程处于相对平衡状态；在生病发烧与人体能量消耗增加时，分解代谢占优势；在运动（强体力劳动）时，由于人体能量消耗，分解代谢占优势；运动后，能量物质逐渐恢复，机体物质代谢加快，组成代谢占优势。

物质与能量代谢是生命活动的基础，物质与能量代谢强生命活动就强，物质与能量代谢弱生命活动就弱，物质与能量代谢停止，生命活动就终止。

自然环境，社会环境和身体运动是影响物质与能量代谢的主要因素。积极参加运动是根据人体物质与能量代谢的规律提出的。合理的摄取营养物质与科学进行运动，力求使人体物质与能量代谢保持在较高水平上，即机体摄取的能量物质和消耗的能量物质保持平衡，有益于人体健康。

1. 运动时的能量代谢。人体的一切生理活动（包括肌肉活动）都是靠物质的能量代谢最后生成的三磷酸腺苷（ATP）分解释放的能量来维持的。从摄入的食物中获取的任何能源必须在转变为 ATP 后肌肉细胞才能利用。

根据人体运动的各种能量需求，ATP 再合成所需的能量来自人体三种能量系统的化学反应，也就是三种能量代谢途径，其中两种系统依赖于食入的食物，另一种系统是依赖于磷酸肌酸（CP）高能化合物。

（1）磷酸原系统（ATP - CP）。此系统是无氧代谢。ATP 和 CP 同是贮存在肌肉中的高能磷酸化合物，分解时也释放出大量能量。肌肉收缩时，随着 ATP 的分解，肌肉中的 CP 分解释放能量，不断把二磷酸腺苷（ADP）合成 ATP。ATP 和 CP 在肌肉中的贮存是很少的，所以通过磷酸原系统获取的能量是有限的。但磷酸原系统的作用在于供能快速，用于高功率短时间的运动，在几秒钟内完成的活动都要靠磷酸原贮备为主要能源，如 30~100 米极快速跑、冲刺跑和几秒钟内完成的费力技术，如跳、投掷、举重、旋转等。

（2）乳酸系统（无氧酵解系统）。机体在无氧的情况下，糖分解为乳酸，并释放出能量供 ADP 合成 ATP。这是机体在无氧时的主要能量来源。糖无氧酵解合成 ATP 比有氧代谢要少很多，同磷酸原系统一样能快速供给 ATP 能量，如快速跑 400~800 米或在 1~3 分钟内快速跑，都是靠乳酸系统供给 ATP 能量的。

乳酸系统供能的缺点是当血液和肌肉中乳酸大量积累时，肌肉会产生暂时性疲劳。通过"无氧训练"提高机体乳酸系统供能能力，可提高无氧耐力（速度耐力），以增强体质，提高运动成绩。

（3）有氧代谢系统（有氧氧化系统）。糖、脂肪和蛋白质在有氧的情况下分解为 CO_2 和水，同时生成大量的能量，并使 ADP 再合成 ATP。有氧代谢过程虽能生成丰富的 ATP 但却不会产生疲劳性产物，生成的 CO_2 会经血液送至肺呼出体外，生成的水被细胞利用。有氧代谢系统是进行长时间运动的耐力系统，如长跑、长距离游泳、公路自行车、滑雪、竞走等周期性运动项目都是靠有氧系统供能的。

从以上三种能量代谢途径可以看出，三磷酸腺苷（ATP）是人体肌肉活动的唯一直接能源，供给 ATP 的途径是磷酸原系统（ATP - CP）、乳酸系统和有氧氧化系统。但人体最终能源还是来自糖、脂肪和蛋白质。磷酸原系统是无氧代谢，供能迅速，是化学能源，ATP 生成少，肌肉中贮存亦少，只用于短时间高功率运动和短跑。乳酸系统是无氧代谢，供能也快，但量亦少，是食物能源（糖），但其副产品乳酸可使肌肉疲劳，可用于 1~3 分钟速度耐力活动。有氧氧化系统，是有氧代谢，供能慢，时间长，是食物能源（糖、脂肪），ATP 生成多，无疲劳副产品，用于耐力和长时间活动。在健身中要根据不同年龄、不同身体条件、不同需要和目的选择某种能量系统的活动。青壮年若为了争冠军金牌，挑战某项运动极限,选择无氧代谢活动,比赛与训练时要达到生理极限,如在最短时间内跑完 100 米、200 米,举起最大重量,跳得更高更远,这种无氧代谢活动主要是肌肉中糖元生成乳酸供给能量,乳酸积累多了,引起身体疲劳,影响身体内环境稳定,不适合老年人,若以健身为目的要选择有氧代谢活动,如步行、慢跑、登山、自行车、郊游、太极拳、乒乓球、羽毛球、门球、柔力球、健身操、游泳、跳舞、踢毽、扭秧歌等。有氧代谢活动,消耗脂肪多,能降低血脂和体脂,而很少产生疲劳的乳酸,生成的 CO_2 和水通过肺和皮肤排出体外,有助于防治心肺系统疾病。有氧代谢活动有促进身体免疫系统和内分泌系统功能的作用,这对免疫功能和内分泌调节功能日渐下降的老年人,具有积极意义。有氧代谢活动的作用还在于能促进有氧代谢能力,能使体内引起衰老的自由基减少,有助于延缓衰老。青少年若以有氧代谢活动为基础,适当进行无氧代谢活动,更有利于促进身体发育和身体素质的全面发展。

2. 有机体的超量恢复。人在运动时,由于体内能量大量消耗,会产生疲劳。运动停止后,消耗的能量物质会重新得到补充,不但能恢复到原来的状态,而且还会出现超过运动前水平,这种现象就叫做"超量恢复"。

运动生物化学专家研究证明,能量物质恢复是在运动中随着能量物质分解再合成就已经开始,并证明超量恢复强度的大小和持续时间都取决于消耗过程的强度,消耗过程强度愈强烈,恢复过程就愈强烈,因而"超量恢复"就愈显著。也就是说,在一定范围内,运动负荷越大,能量物质消耗越多,"超量恢复"就越明显。

在超量恢复阶段,肌肉中的能量物质(糖、蛋白质等)的含量比运动前要高,肌肉中的重要能源物质三磷酸腺苷(ATP)含量也比运动前增加,其工作器官的机能和结构得到进一步完善和提高。

"超量恢复"原理是人体运动的生物化学规律,在运动健身中运用这个规律有以下几种情况:

(1)运动时间短,且运动强度与运动负荷不大,对身体刺激小,而对机体引起的反应亦不大,这种小负荷量的运动对青壮年增强体质、提高运动成绩作用不大,对促进少儿的健康与生长发育的作用亦不会太显著,但对保持中老年人的健康是有积极作用的。

(2)运动时间过长,负荷量过大,机体消耗过于强烈,已超出身体能够适应的界限,有损于健康,特别有损于老年人的健康。

(3)身体锻炼间隔时间过长或过短都不会收到运动健身的明显效果。

①两次锻炼间隔时间长,第二次锻炼是在产生"超量恢复"后进行,结果是身体机能能力仍保持在原来的水平上;

②两次锻炼间隔时间短,第二次锻炼在机体未完全恢复时进行,结果是机能

力呈下降趋势；

③两次锻炼间隔时间合适，下次锻炼是在机体产生超量恢复期进行，结果是机能能力提高。

运动健身作用如何，关键在于"超量恢复"的规律运用是否合理，在于是否根据自身的情况，如年龄、体质状况、健康水平、运动基础。把握好运动的限度，就是运动安排要既有利于健康，又不超越身体能适应的限度，损伤身体。老年人尤其应加以注意。

二、运动能增强体液调节系统和神经系统的功能

人体在进行任何活动时，各器官系统的密切配合都是由体液调节系统和神经系统的调节和控制来实现的，是利用分泌腺分泌的激素、氧和二氧化碳及其他机制在血液中进行体液调节的。如在运动前或运动中，把有助于加强心血管系统的肾上腺素分泌到血液中，在肾上腺的影响下，糖元变成葡萄糖进入血液供肌肉收缩使用。肌肉活动中二氧化碳浓度增加影响了呼吸中枢，使呼吸加深，频率加快，心脏功能加强，血压升高，影响了血管中的特殊神经结构，使血管扩张。研究表明，长期进行肌肉活动，能使体液调节系统和神经系统对有机体活动的调节功能更加完善。

运动就是运用已学会的各种身体练习（运动技能）进行身体活动，其实质就是在大脑皮层及中枢神经系统支配下建立诸多的条件反射。练习掌握的愈多，条件反射建立的就愈多，练习愈精确熟练、协调，条件反射就愈巩固。在长期反复多次的身体练习过程中，中枢神经系统为主导的调节系统对身体各器官与组织的调节机制愈加完善，其结果是心脏血管系统、呼吸系统与其他系统的机能得到增强，身体机能和结构得到提高和完善。

人体对自然环境及社会环境的适应能力，实际上是受外界各种刺激后，在中枢神经系统支配下，不断调节机体，使之稳定的机能活动状态。经常在不同条件下进行锻炼的人，不仅增进了健康，强壮了体格，而且身体各器官和组织系统在中枢神经系统支配下，承受外界环境刺激和协调各组织系统的能力得到加强，如身体调节一年四季气候变化的能力，克服各种困难的能力及承受社会压力的能力与无身体锻炼的人就是不一样。运动可主动调节神经活动，可使大脑皮层主管运动的区域引起兴奋过程，诱导原来主管思维区域的兴奋产生抑制过程，使已经疲劳的神经细胞得到休息，恢复正常功能。所以运动是积极性的休息，对已经疲劳的神经细胞起到保护作用。运动能使中枢神经系统功能得到改善，同时中枢神经系统兴奋和抑制过程的相互影响也得到提高。

经常参加各种运动的人，神经系统形成的条件反射增多而巩固，所以学习动作要比不运动的人快，动作准确而灵活。有些经常运动的老年人也能掌一定难度

的动作，如学会游泳，打太极拳，掌握生活技能。所以经常参加运动，可使神经系统的灵活性和协调性提高，会给生活带来极大方便。

三、运动能增强心血管系统的功能

血液是血液循环系统中的液体组织，是由血浆和悬浮在其中的红细胞、白细胞和血小板组成的，它能保证机体细胞组织的生命活动，完成各种生理功能。运动时，储存的血液才参与血液循环，大部分血液在中枢神经系统调节下，流到机体各器官组织中去。所以，保持一定量的肌肉活动是十分重要的。

经常进行运动有助于增加红细胞和红细胞中的血红蛋白，从而提高血的氧容量。所以经常运动能增强对传染病的抵抗力，还能提高预防感冒的能力。

长期参加运动，能提高心血管系统机能，增进身体健康。进行运动时，心脏得到锻炼，功能增强，心脏向各组织输送大量血液的能力比不参加运动的强得多。这是因为经常运动的人心肌质量和心脏体积都会提高和增大，心肌更加发达强壮有力。运动生理学家研究表明，长期参加运动的人出现心脏增大，称之为"运动员心脏"，单位体积内毛细血管数量增加和血红蛋白增加，运动时耐受缺氧的能力比不常运动的人强，心肌张力也好，心脏功能提高。安静时脉博一般是男 70~80 次/分，女 75~85 次/分；经常运动者男 50~60 次/分，女是 60~70 次/分。经常运动者安静时脉博减慢，说明心脏休息的绝对间歇时间和恢复过程的绝对间歇时间增加，有利于心脏休息。如不经常运动者：75 次/分（安静时心率）×60 毫升（每博输出量）=4500 毫升/分；经常运动者 50 次/分（安静时心率）×90 毫升（每博输出量）=4500 毫升/分。可以看出，每分输出量虽然都是 4500 毫升，但经常运动者心跳每分钟可比不经常运动者少跳 25 次，这样心脏在两次跳动中间就会有较长时间休息，就能恢复的更加充分。这就是医生常说的"运动性心搏徐缓"。若一般不经常运动的人出现心搏徐缓，说明心脏出了问题，应立即去医院就诊，且不可大意。

著名健康教育家北京安贞医院洪昭光教授是这样计算的：健康心脏平均 1 分钟跳 66 次，0.9 秒跳 1 次，用 0.3 秒工作，0.6 秒休息。到了晚上，心脏 1 分钟跳 50 次，每跳 1 次 1.2 秒；心脏用 0.3 秒收缩，0.9 秒休息，也就是说心脏 1/4 的时间用于工作，3/4 的时间用于休息。心脏工作起来就会有张有弛，有松有紧，不慌乱，耗能少。这样的心脏能不持久吗？

大量研究和流行病学资料表明，心率持续增快（大于 80 次/分）能明显缩短寿命，增加死亡风险。当人的心率平均为 79 次/分时，其寿命为 80 岁；当心率降低到 60 次/分时，平均寿命可提高到 93 岁。而老年人的平均心率增加 5 次/分，其患急性心梗和猝死的危险将增加 14%。由此可见，心跳快一点，人的寿命就会短一点。研究表明，心率增快会使人体的血压、血糖增高，也会增加甘油三脂、胆固醇的浓度，对人体心脑血管不利。

近年国内外专家一致认为，健康人群的静息心率维持在 60～70 次/分，冠心病患者的心率维持在 55～60 次/分，对健康最为有利。对冠心病者来说，减慢心率是他们预防猝死唯一有效的方法。

坚持经常运动，有助于扩张血管，降低血管的紧张程度，保持良好的弹性，使血压保持正常标准。情绪激动，长期精神紧张会导致心脏机能下降，使血压升高，患高血压病。经常参加运动的人，在体力活动时能长时间保持收缩压达到 200mmHg，体力活动后收缩压很快恢复。而不运动的人收缩压升高到 200mmHg 时，会因心脏产生疲劳而收缩压下降，甚至会出现晕厥，体力活动后收缩压会长时间保持很高。

每搏输出量是左心室每次收缩时输出的血液量。每分输出量是 1 分钟内左心室收缩时输出的血液量。经常运动的人（如运动员）每搏输出量可达 203 毫升，每分输出量可达 35～42 公升；不运动者每搏输出量只有 130 毫升，每分输出量只有 22～25 公升。据研究，心脏收缩频率每分钟在 130～180 次范围内时，每搏输出量最大。如果心脏收缩频率每分钟超过 180 次以上，每搏输出量就明显下降。因此，心率达到 130～180 次的运动负荷是提高心肌功能的最适宜的运动量。这一点对青年人运动时怎样控制运动量是有指导意义的。但是对中老年人及体弱者是不适宜的。

在进行剧烈的运动或较大强度肌肉活动时，不运动者的心脏不可能有良好的功能，这是因为正在工作的器官得不到所需要的血液量，因而氧和营养物质就会供应不足，运动中就会出现头痛，甚至晕厥。

人在安静时一次血液循环需要 21～22 秒钟，但运动时只需要 8 秒钟，甚至更短时间。在野外特别是在绿色环境中进行有氧运动，能有效提高血液循环系统功能，供给机体的氧和营养物质大大增加。如果运动不足，由于静脉血液在重力的影响下，会在身体各个部位和器官中储存起来，出现静脉淤血现象。如长时间坐着不动，在腹腔中就会淤血，若注意运动，这种情况就会改变，因为运动可使心脏频繁舒张，有助于静脉血液回流。

四、运动能增强呼吸系统的功能

呼吸是呼吸器官和血液循环系统保证人体各组织得到氧和营养物质，同时把各组织中代谢产物二氧化碳排出体外的生理过程。

坚持经常运动，可增强呼吸肌的能力，扩大胸廓容量和增大胸廓移动的范围，是提高机体呼吸功能，增进健康的保证。安静时男子的呼吸频率平均为 16～20 次/分，女子比男子少 1～2 次。经常运动者安静时呼吸频率平均可减少到每分钟 8～12 次，说明经常运动，呼吸深度和呼吸量增大，所以安静时呼吸频率减少，这是呼吸功能和血液循环功能提高的表现。在运动时，随着运动量和运动强度增大，呼吸频率会逐渐增大，剧烈的运动时呼吸频率可达到每分钟36~45次。

肺活量是我们体检常用的评定身体机能的指标，男子肺活量平均为3800~4200毫升，女子平均为3000~3500毫升。肺活量的大小取决于性别、年龄、身高、体育锻炼程度等因素。身体发育不良和有病者肺活量小，不经常运动者肺活量不太大，但经常参加运动的人肺活量较大。有些运动员可达7000毫升以上，女运动员也能达到5000毫升以上。肺活量的大小可决定体能的强弱。国外正将肺活量作为检测衰老的首选指标之一。科学家认为，肺活量小的人不能与肺活量大的人一样同享高寿。研究发现若经常运动，肺功能降低的自然趋势会被推迟，可延缓衰老。

每分需氧量是人体在安静时，身体在进行氧化过程或者保持不同强度的运动（工作）1分钟所需要的氧量。总需氧量是保证机体完成全部工作时所需要的氧量。吸氧量是安静时或完成某种活动时，机体在1分钟内实际消耗的氧量。最大吸氧量是机体完成重体力劳动时所摄取的最大氧量。机体最大吸氧量是有极限的，这种极限取决于年龄、性别、体重、心血管系统和呼吸系统的功能状态、物质代谢系统的能力，以及身体锻炼的程度。不运动者最大吸氧量一般为每分钟2~2.5升，经常运动者，特别是进行周期性运动项目的人，男子每分钟可达6升以上，女子可达4升以上。每千克体重的相对最大吸氧量，比较准确的确定一个人的最大吸氧量。每个人都必须有最低限度的吸氧能力，女子每千克体重不应少于42毫升/分，男子不应少于50毫升/分。

最大吸氧量是确定机体有氧工作能力的重要指标，因为运动（工作）可把大量的氧输送到有机体的各组织中去，以确保物质能量代谢的正常进行，获得必须的能量。

当人体运动（工作）时需氧量超过吸氧量的情况下，就会出现氧债，这是因为进入组织细胞的氧不能充分保证需氧量出现了缺氧。出现缺氧有多种情况，如空气污染、在高空等，在这种情况下，大气和进入肺泡的空气氧分压降低，进入血液和输送到组织中的氧减少了。缺氧的内部原因是呼吸器官和心血系统的功能降低，肺泡和毛细血管渗透性，组织细胞的渗透性及组织细胞的吸氧能力，以及血液中红细胞数量与红细胞中血红蛋白含量减少。脑力劳动过度，运动不足及各种老年疾病都是引起机体缺氧的内部原因。在这种情况下，缺氧与呼吸功能失调，组织供氧不足，各器官和组织吸氧能力差有关。缺氧会破坏机体的正常物质代谢和化学变化，损害各器官和组织系统。

运动不足会破坏机体供氧的协调系统，出现机体供氧不足和某些器官与组织缺氧，导致物质代谢失调，引起机体工作能力下降。同时也减弱了消除疲劳的能力和适应外界环境的能力。老年人缺氧会使心血管系统损失更大,血管壁因缺氧而代谢水平下降,使血管的紧张度下降,血管和调节机制的控制能力减弱,而且物质代谢能力降低,最终会出现血管硬化,对各器官、组织和整个有机体的氧化代谢会产生不良影响。医学家认为,组织缺氧是组织变质的因素之一,这种变质会加快人的衰老。

老年人积极参加运动,能尽量扩张已有的毛细血管,并使新毛细血管参与血液循环,提高组织的吸氧能力,有助于提高呼吸系统和心血管系统功能。

五、运动能增强骨骼肌肉系统和其他器官系统功能

运动支持器官包括骨、韧带、肌肉和肌腱。大多数关节是由韧带和肌腱的骨联合组成(四肢、脊柱)。若骨骼肌缺乏运动,会导致骨组织中物质代谢失调,使骨骼失去抗压能力,形成不良的体型,同时对内脏产生不良影响。加固关节,增强脊柱,矫正脊柱不正常的弯曲,有助于扩胸,使体型挺拔。

肌肉系统能使人体站立和做各种动作,有固定内脏和呼吸功能。肌肉收缩能加快血液循环和淋巴循环。静脉血管周围的肌肉收缩,有泵血作用,有助于血液沿着静脉运行,肌肉收缩和放松,静脉血管受到挤压和舒展,就能把血液送回心脏。在从事周期性有氧运动,如走、跑步、游泳等时,肌肉不断收缩和放松,"肌泵"不断泵血,会提高心脏功能。肌肉有调节机体热量的作用。肌肉活动在人与外界环境的联系中起很大作用。

人体约有600块肌肉,男子肌肉重量占体重的35%~40%,女子肌肉重量比男子少一些。经常参加运动和进行体力劳动的人肌肉比较发达,运动员的肌肉重量能占50%以上。

肌肉活动有动力性练习和静力性练习,肌肉紧张和收缩使肌肉缩短叫动力练习,而肌肉紧张和收缩不改变长度叫静力性练习。运动时肌肉活动一般是肌肉收缩和长度缩短同时进行。运动可使肌肉力量得到发展。

经常进行运动,能提高机体对食物的需求,促进消化液分泌和加强肠胃的蠕动,提高消化过程的效果,从而能提高物质能量代谢功能。饭后立即运动对消化会产生不良影响。剧烈运动能抑制中枢神经系统的消化中枢,从而减少消化器官和消化腺的血液供给,因为运动时血液流入正在活动的肌肉中。另外胃里存有很多食物,不利于胃的蠕动。

人在饮食后,消化中枢兴奋,血液大量从肌肉流回腹腔,会降低肌肉活动的效果。另外胃里充满食物,使横隔膜上升,会给心脏血液循环系统和呼吸系统增加困难。所以应在运动前2.5~3.5小时进食,饮食也要适量。老年人晚餐不宜过晚,用餐也不宜太多,过饱会影响呼吸和血液循环系统活动,出现头晕气短,胸闷。对患冠心病、心脏病而供血不足的老人来说是很危险的。有的老人在一顿

饱餐后死去并不稀奇。

在运动时，汗腺和肺的排泄功能大大加强，这有助于肾把分解的废物从机体中迅速排出。

运动时体温可升高，升高1~1.5℃时有助于氧化恢复作用的进行，可提高机体的工作能力。经常运动者比不运动者更能经受体温的升高（38~38.5℃），保持高度的工作能力。

此外毛泽东在《体育之研究》一文中指出，体育有调节感情的作用。经常运动对不良情绪有积极调节作用，因为运动可产生一种生化物质（内腓肽）刺激下丘脑，可缓解愤怒、紧张、烦恼、消沉、抑郁等不良情绪，使人产生愉快的情绪，如喜悦、快乐、勇敢、豪爽、幸福、安宁等，给机体以良性刺激，使神经内分泌系统、调节系统、心血管系统及呼吸系统都能保持良好的活动状态。研究证明人处于愉快舒适状态，脉博次数会减少，血压可下降10mmHg。

当代西方国家兴起了"轻体育"运动，就是运动者可以无拘无束，轻松愉快随心所欲的从事所喜爱的运动。我国民间也广泛开展"快乐体育"，如扭秧歌、踢毽子、跳绳、舞蹈等，都是调节情绪，优化精神的运动方法。

预防医学专家罗伊·马丁纳（荷）医学博士指出："身体的运动是促进经络总能量流动的方法之一。经络好比是贯通整个人体的无数电子河流，未解决的情绪就像是我们河里的大石头，造成了能量流动的阻力。若借助于身体的运动，可以增加河流里的总能量，因而较容易克服石块或栏沙坝的阻碍。"他又说："运动像气功、太极拳、禅坐都是来增加能量流动特别设计的，都能对人的情绪状态产生巨大的影响力。"[1]

第二节 运动对老年养生的意义

古今中外的养生家，医家对运动健身的意义论述很多，如法国思想家有句名言："生命在于运动"。运动的故乡古希腊的岩石上刻着这样的话："你想变得健康吗？你就跑步吧！你想变得聪明吗？你就跑步吧！"[2] 近年新闻媒体报道的长寿老人中，多数都是长期坚持运动的学者、作家、画家、国医大师、政治家与体力劳动者。说明长期进行适宜的运动，能促进老年人身心健康，有防治疾病，延缓衰老和延年益寿的作用。

---

[1] （荷）罗伊·马丁纳. 改变，从心开始 [M]. 昆明：云南人民出版社，2009：3.
[2] 关春芳. 登上健康快车 [M]. 北京：北京出版社，2002：29.

一、运动能提高老年人身体的机能，增进健康

据美国人类健康统计中心公布的数字：1968 年仅有 24% 的美国成年人参加跑步运动，1980 年跑步人数上升到 59%，在这 15 年中，美国心肌梗死死亡率下降 37%，脑卒中死亡率下降 50%，高血压死亡率下降 60%，人均寿命从 70 岁增至 75 岁。人进入老年期，机体各器官和组织系统机能衰退是不可避免的，但衰退的快慢和程度确实不同。有运动习惯的老人，患病时间后延，病少而轻，因此身体衰退慢，而机体机能水平高。如长期坚持运动的老人，心脏收缩有力，排血量大，心跳比一般不运动的老人要慢，心血管系统功能水平要比一般老人要高。北京运动医学研究所曾对 50～89 岁 32 名练太极拳老人和 53 名一般老人进行机能测试，结果表明练太极拳老人组仅有 1 人未完成负荷，而一般老人组各年龄段完成负荷的人数百分比随年龄增长而递减。测试反应太极拳老人组未发现机能不良，而一般老人组出现心脏不良类型。心电图运动试验结果反应异常者，太极拳老人组占 28.2%，而一般老人组占 41.3%，也反应出经常运动的老人和不运动的老人心血管系统功能有一定差异。

老年人经常参加运动，对保持和提高呼吸系统功能有明显作用。长期运动的老人的肺活量，呼吸差都比一般老人大，这有助于老年人保持较强的身体活动能力及抗病能力。

运动对老年人的骨骼肌肉系统、消化系统、排泄系统及其他系统都能产生良好的影响，对老年人的物质能量代谢，尤其脂类代谢有积极作用。

运动不足会导致人的器官机能衰退。人的机能活动都是以每日的最佳运动负荷为条件的。当今人们在优越的生活条件下，身体活动是在减少，普遍运动不足，人的肌肉活动减少，不仅改变了体型，身体肥胖更为普遍，人体各器官和组织由于活动太少而机能衰退，在老年中更为普遍。有些老年人会因神经组织和大脑皮层功能衰退而出现机能失调。动物实验表明，如果失去活动能力，会导致机体内脏器官功能衰退。如用石膏绷带把兔子的一条后腿包扎起来，让兔子这条腿几乎僵直，经过 120 天后，兔子的心脏几乎小了一半，说明机能衰退是确实的。运动不足对人体的心血管系统也同样会产生不良影响，其心脏同样会变弱，血管调节功能会下降，心脏血管系统对人体各种活动变化的适应能力都会下降。

人在生活中都有这种体验，长期缺乏运动，会觉得全身无力，爬楼、上坡或快步行走都会气喘。身体任何部位失去活动，都会出现肌肉萎缩，活动能力下降，因为运动不足会导致在体力负荷时心肌供血不足。在正常情况下，心肌是靠冠状动脉快速扩张供氧，如果运动不足，冠状动脉的机能缺乏锻炼，那怕是中等强度的体力负荷，心肌都难于承担，氧气得不到保证。因此，对于运动不足的人，尤其老年人来说不仅突然增加身体活动量是危险的，就是情绪突然变化也是

很危险的。我们都曾听到过某某人因快速上楼去世，某某人因激动而身亡，都是因长期运动不足，心肌长期得不到锻炼，而突然增加心脏活动或不良的精神刺激导致心脏功能失调出现的意外。大部分心脏梗死都是因长期缺乏锻炼的心肌，在突然兴奋或突然的体力负荷时，没有防备而造成的。

医学博士 A·B·科罗布科夫教授研究指出，长时间大幅度减少肌肉活动，很快就会使传导到中枢神经系统的感觉脉冲流减少，这种脉冲流对器官和组织的调节功能及营养过程会产生反射作用。如果没有兴奋的脉冲流，无论是中枢神经系统，还是周围器官的机能水平都要下降。只有坚持经常性的肌肉活动或运动，并使其制度化生活化，才能克服因运动不足而引起的不利因素，才能使身体机能活动达到最佳状态，才能使物质与能量代谢保持在必要的水平上。

二、运动有助于防治老年病，延缓衰老

运动有助于稳定老年人的血压。研究表明，经常运动的老人与一般人的血压是不同的。据北京运动医学研究所曾对 82 名 50～89 岁中老年人的血压测试，其中 31 名练太极拳的老人平均血压为 134.1/80mmHg，而一般老人平均血压为 154.4/82.7mmHg；其中 10 名 60～69 岁练太极拳老人的平均血压为 129.4/73.2mmHg，而 18 名一般老人的平均血压为 156.2/84.8mmHg；其中 9 名 70～79 岁练太极拳老人的平均血压为 142.3/83.1mmHg，而 14 名一般老人的平均血压为 169.8/87.5mmHg；其中 2 名 80～89 岁练太极拳老人平均血压为 152.2/80.0mmHg，而 12 名一般老人的平均血压为 166.3/89.1mmHg[1]。

我国有近两亿人患高血压病。老年人是高血压病高发人群，长期患高血压病会对人体心血系统和各器官造成损害，加速人体衰老与死亡。我国心血管病专家洪昭光教授说：据美国报告，使美国高血压发病率减少 55% 的有效方法是：盐要少吃，体重要控制，运动要增加，烟酒要戒掉，心理要平衡。如果这样的话，我国高血压患者可以减少一大半……。看来，加强运动是控制老年人高血压发病不可忽视的手段。

早在 1960 年苏联巴巴林和马特扬卡娅报导：老年人体育锻炼后 5～30 分钟内，血胆固醇含量较安静时低，胆固醇含量较高者降低更明显。此研究对运动能预防动脉硬化提供了依据。洪昭光教授指出：最新的研究证明，步行可以逆转冠状动脉硬化斑块，只要坚持步行一年以上，粥样硬化斑块就能部分消除。经过步行运动的锻炼，对降低血压，降低胆固醇，预防糖尿病和对体重都有很多好处。

据 2000 年世界卫生组织报告：每年有 1700 万人死于心血管疾病，死者中的

---

[1] 曲绵域，等. 实用运动医学 [M]. 北京，人民体育出版社，1965：181.

80%发生在低中等收入的国家，预计2020年因心血管疾病死亡人数将达到2500万人，发展中国家将达到1900万人。心肌梗死和脑卒中将由目前死因的第5位与第6位上升至第1位和第4位[1]。我国心血管病专家胡大一教授向人们发出警示，我国心血管病发病率正在迅速增长，并出现提前趋势，而心血管病死亡率也在增长。他提示人们能像发达国家那样在全国普遍开展有氧运动，普及健康知识。随着参加人数的增多，将会有效降低高血压、动脉硬化、糖尿等慢性病发病率。10~20年后，我国心脑血管疾病发病率与死亡率也将会得到有效控制。

三、运动能有效地预防老年人骨折和缓解骨关节病痛

据有关资料介绍，25岁以上的人骨中钙的排出增加，骨质开始疏松；60岁以上的男性骨质疏松达10%，女性达40%；65岁以上男性骨质疏松达20%，女性达66%；80岁以上的老人几乎都有骨质疏松的情况，这就是老年性骨质疏松[2]。运动生理学家认为，老年性的骨质疏松是一种生理性退行性变化，其原因主要是由于成骨母细胞活跃性不够，不能形成蛋白基质，致使骨的生成少，而吸收较多。此外，还有一些其他原因发生，例如动脉硬化，可以使血液的供给减少[3]。由于老年人骨质疏松，骨骼的坚实性和抗压性减弱，容易发生骨折。据观察，许多80岁以上的老年人都因摔倒而发生骨折，骨折后因身体活动受限，活动减少，物质代谢减弱，而导致身体机能下降，老年病加重，加快了衰老与死亡。有些老年人骨折后几年不愈，不仅给自己晚年生活增加了痛苦，而且给家人也带来许多麻烦。然而积极参加体育运动的老人就不一样，特别是能坚持户外运动的老人，不仅运动器官退化慢，骨骼坚韧抗压，身体平衡能力强而灵活，摔伤与骨折的概率也低于一般不运动者。在摔伤或骨折的老人中，经常参加运动的老人，都能很快康复，而不运动体质又差的老人却恢复很慢，甚至有些骨质疏松严重的老人因老年病加重再也不能站立与行走，只能在病床、轮椅上度过余生。

据报道，我国60岁以上的老人约有70%的人患有退行性骨关节炎，患膝关节炎的。骨关节病使老年人逐渐失去活动能力，导致代谢水平降低，老年性疾病加重，加快衰老过程。因此，病者要早发现早治疗，不要贻误治疗时机；还要根据病情适当运动，以缓解病情，减轻病痛。患轻度膝关节炎的老人，一定要停止登山，做起蹲负重等活动，适当行走、慢跑、游泳锻炼。患重度膝关节炎而又出现剧烈疼痛的老人，应避免支撑性及扭动性的下肢活动，选择其他部位的活动，如上肢、腰腹与胸背的活动，亦可做坐立式练习，如腿伸直，尽力向后勾脚尖，加强股四头肌训练，以减轻膝关节疼痛，稳定膝部功能。

---

[1] 关春芳. 登上健康快车[M]. 北京：北京出版社，2002：61.
[2] 王则珊. 终生体育[M]. 北京：北京体育学院出版社，1994：238.
[3] 曲锦域，等. 实用运动医学[M]. 北京：人民体育出版社，1965：184.

四、运动能增进老年人的心理健康

我国已步入老年社会,近两亿老人来自不同社会阶层和不同工作岗位,由于职业、地位、待遇、经济状况等不同,会存在各种心理问题,产生各种各样的不良情绪,危害着老年人的身心健康,如有些老年人离开了紧张而繁忙的工作岗位后,会觉得无所事事,产生忧郁感;还有些老人会带着某些遗憾离开工作岗位;有的人是从领导岗位退下来,改变了往日那种生活环境与处事方式,有些失落感……。若要消除这种不良情绪的影响,首先要摆脱名利思想精神枷锁的束缚,从那些是是非非的事件中跳出来,以平和的心态安祥的生活。积极参加运动,是调节老年人情绪,改变不良心态不可缺少的手段。安排一定的时间,参加所喜爱的运动,能缓解不良的情绪,充实自己的生活。特别是参加旅游,亲近大自然,沐浴充足的阳光,欣赏大自然的山水美景,呼吸新鲜空气,可驱走埋在心底里的烦恼,老年人天天处于欢快的运动中,可以使老年人的晚年生活过得更加美满、幸福。

五、运动能使老年人健康与智慧并进

进入老年时期,中枢神经系统都会出现不同程度的衰退,身体灵活性越来越差,动作反应迟钝,掌握新动作越来越困难,许多老年人明显感到记忆力差,脑力劳动能力下降;还有不少老年人患上了老年痴呆症。然而确有许多有良好运动习惯仍坚持运动的老人,身体活动能力虽然也有明显减退,但仍然精力充沛,生活充满活力,仍然保持惊人的脑力劳动能力。如我国古代名人唐代的著名医药学家孙思邈,一生爬山涉水,行医采药,练气功、打太极拳,由少年体弱多病变为老而健壮,获得辉煌的医学成就,70岁写成《备急千金要方》,100岁编成《千金翼方》两部医学巨著。

世界上有许多高龄政治家、国家元首,可以说他们都是超级体育运动专家,如美国前总统里根,在大学和中学期间是橄榄球运动员,每年暑期还去做游泳救生员。工作后喜欢打高尔夫球,晚年时爱骑马,每天坚持室内健身运动半个小时,从不间断。他是美国历史上就职时年龄最大的总统,1981年入主白宫已近70岁,而离开白宫是77岁。虽晚年身患癌症,但还是活到93岁。

法国前总统德斯坦,年青时是一位滑雪能手,曾获得法国冬季滑雪锦标赛铜牌。他还是个足球迷。68岁开始写小说,从1994年至今已创作了三本小说。2003年,77岁的德斯坦入选法兰西学院院士;2009年他已83岁高龄,又写了一部爱情小说《王妃与总统》;2011年底第三部小说《玛蒂尔达》问世。今年他已86岁,身体还十分健康,还正为他的新书出版做宣传。

我国"杂交水稻之父"袁隆平教授,80岁寿辰时给自己开出体检报告单:

"80岁的年龄，50岁的身体，30岁的心态，20岁的肌肉弹性"。他坚持锻炼，每天游泳半小时，一有空就和邻居一起打排球，现在他仍带领科研团队忙于田间和实验室，为实现我国稻米再高产工作着。

我国著名历史地理学家，中科院院士，北京大学教授，百岁寿星侯仁之，一生热爱体育运动，在燕京大学学习期间就是学校的体育活动积极分子，曾得过全校长跑冠军。他善长徒步旅行和骑自行车考察，北京的街巷和名胜古迹都留下了他的足迹。80多岁时他还和学生一起到西北地区考察，与学生同吃同住。熟悉他的人对他有这样的评价："……还因为他有一般人所不具备的激情，这源自他对生活的热爱，而这份热爱最重要的表现形式是他对运动的热爱：他喜欢长跑、游泳、爬山，喜欢旅行和考察。"

我国90岁高龄的材料学家师昌绪喜欢武术运动，至今仍坚持锻炼，他荣获2010年度我国最高科技奖，为我国科研事业做出突出贡献。

运动是健康的生活方式，运动能使人健康长寿，充满生命活力。运动能使人在老年时期健康与智慧并进，继续为人类创造财富，做出更大贡献。

第三节　老年运动养生应遵循的基本原则

老年人运动的目的是健身祛病，延缓衰老，提高生活质量。为提高运动的效果，避免运动不当对身体的损害，我们认为应在科学理论指导下，应遵循以下原则。

一、坚持经常运动、持之以恒的原则

坚持经常运动，持之以恒才能增进健康，防治疾病，延缓衰老，三天打鱼两天晒网是不可能取得良好锻炼效果的。从理论上讲，人体生长发育，人体结构的变化和人体机能的提高都要有一个逐渐变化和提高的过程，都要经过长期反复多次的身体活动，靠不断积累才能实现。就肌肉锻炼来说，肌肉锻炼间隔别超过三天。肌肉休息时间应从肌肉再次具备前次运动能力为标准计算，一般要2~3天，2~3天后没有运动刺激，前一次的运动效果就会逐渐消退。肌肉锻炼最合适的间隔时间应该是前一次锻炼效果尚未消失之前进行下一次锻炼，也就是在物质代谢的"超量恢复"期进行下一次锻炼，这样一次次的锻炼积累，肌肉的营养物质逐渐增多，肌肉越来越发达，结构越来越完善就能提高机能，促进健康。若肌肉锻炼间隔时间过长，2~3天后还没有运动刺激，也就是物质代谢"超量恢复"又回到原来水平，前一段运动效果就会逐渐消失，就不可能获取锻炼效果。从免疫研究分析，靠运动提高免疫力必须运动持续12周，免疫细胞数目才会开始增加,抵抗力才会相应增强。运动为什么能提高免疫力呢?这是因为运动能使中性粒细胞急剧上升,细胞中的干扰素能增强自然杀伤细胞、巨噬细胞和T淋巴细胞的活力,而这些细胞可吞噬病毒。在运动时,干扰素的分泌比平时要增加一倍,运动后身体免疫力增强。但在短时间运动后,中性粒细胞就恢复原来水平,免疫细胞数量下降。因此,要想提高身体免疫力就要坚持经常不间断的运动。一般是在连续运动12周后,身体才会有足够的抵抗力。运动提高免疫力不是立竿见影的,也不是一劳永逸的,12周后仍需坚持运动。

美国医学家约瑟·帕斯斯克曾揭示生命在于运动之谜,他发现人体内有一种高密度脂蛋白(HDL_2)粒子,能扫清沉积在血管壁上的胆固醇和脂肪。但正常产生出来的HDL_2较少,不能完全消除血管壁上的胆固醇和脂肪。因而,久而久之这些血管壁上的沉积物有可能把血管堵塞,使血液和氧供给减少,心脏负担加重。运动可使体内HDL_2浓度增加,能不断地消除沉积在血管壁上的沉积物,使血管畅通,因为人体平时不运动时产生的HDL_2是有限的,因而清除效果是短期的。只要终止运动3~4周,HDL_2的浓度就要马上降到原来水平。若要再想通过运动再提高HDL_2浓度,就需要再经过一段时间。这就是为什么运动要坚持经常不间断的原因[①]。

二、循序渐进的原则

研究证明,运动能提高人体各器官系统机能不是短时间一下子就能实现的,而是要经过适应—提高—再适应—再提高的过程。这就体现着人体运动的渐进原则。运动如果操之过急,违反这个原则,不仅不能有效地增强体质,而且会损害健康,对老年人的危害更大。我们在生活中经常看到这样的人,不经常锻炼就参加体育比赛,出现晕倒在地的现象,说明机体从未适应过这么大的运动负荷。有的人虽然有一定的锻炼经历,因近来一段时间停止了锻炼,突然参加比赛或大负荷的运动,也会出现不适的现象。老年人因身体各器官系统明显衰退,新陈代谢减慢,机能下降,适应运动的能力更差,更应注意遵照循序渐进的原则参加运动。老年人在运动内容、方法确定后,应注意每次运动和阶段运动的时间、负荷强度和周运动次数的安排。

1. **在每次运动中都应循序渐进。**

人在相对安静状态进入运动状态时,不可能开始就能发挥出机体最高工作能力,也不可能一下子就能进入激烈的运动状态,需要有一个逐步适应和提高的过程,这是人体的生理特点所决定的。因为一般人在安静时心率每分钟60~70次,呼吸每分钟12~18次;当运动时心率每分钟要高达140~180次,老年人每分钟

---

① 钱存泽. 气功原理与应用 [M]. 上海:上海交大出版社,1989:195.

高达100次左右,呼吸每分钟高达30次以上。这样大的变化需要神经系统调节,躯体神经系统传导速度快,每秒钟约70~120米,而植物神经系统传导速度慢,每秒钟约1~3米。因此,躯体神经系统所支配的运动器官在短时间内就能发挥最大工作能力,而植物神经系统所支配的内脏器官则要3~5分钟后才能发挥到最高水平。由于有这种差异存在,人体开始运动时就不可能马上发挥出最高工作能力,所以在每次运动时,首先要做准备运动,即为热身运动,动作要由慢到快,由小到大,由易到难,由简到繁。运动负荷也要由小到大,慢慢增加。然而有些老年人在参加运动时缺乏足够的耐心,往往违反运动的渐进原则,出现伤害事故,甚至危及生命。

2. 在每阶段或长期运动中也要循序渐进。

在每一阶段运动中,首先要注意不要急于求成,开始就猛练。但也不能停滞不前,保持不变。变也要稳妥些,变的幅度要小。老年人在长期运动中体现循序渐进原则,一般是以时间、距离、身体机能水平为标准,参考自我感觉是十分重要的。若要使运动更稳妥,更具有科学性,一定要根据自身的体质状况、运动基础确定运动的基础指标。身患慢性病的老年人确定基础指标应遵重医生的意见,要经过体检。执行运动计划时,要按照运动基础指标检测评估,如运动中最大心率、运动后心率、血压变化、运动中和运动后身体感觉、食欲、睡眠及精神状态、疾病变化情况。如果一切正常,经过一段时间适应,可以做小幅度调整,如增加距离、延长时间、提高速度和加大密度,以增加运动量和提高运动强度,再进行下一阶段的适应性锻炼。

三、从实际出发原则

从实际出发原则是指运动者根据自身的实际情况及自然环境情况确定锻炼的目的、内容方法及运动负荷量,做到因人、因时、因地制宜,提高运动的科学性,以便有效的促进身体健康。老年人贯彻这个原则应考虑年龄、身体状况、自然环境、生活起居和营养等因素。

1. 要从自己的年龄实际出发。我国一般是以60岁为老年。在老年期各年龄段的老人中,开始出现血管硬化,各器官机能明显衰退,部分人已患上老年病,如高血压、心脏病、糖尿病、气管炎、骨关节病等。但有不少人身体仍保持较强的活动能力和工作能力,运动基础较好的人仍可坚持跑步、登山、骑自行车、游泳、打网球等运动,也可参加旅游。71~80岁年龄段的老人,身体变化较大,多数人血管硬化,老年病日趋严重,体力明显下降,身体活动受到很大限制。部分患老年病较轻,而身体活动能力较强的人,仍可坚持60多岁年龄段的运动。但多数人应选择比较舒缓的运动,如步行、打太极拳、打乒乓球、做健身操、扭秧歌等。有游泳基础的人可选择游泳。81~90岁高龄老人,只要有行走能力,身体平衡尚好，就可选练太极拳的基本练习、八段锦的伸展动作、拍打功，也可以在别人陪伴下慢步行走。90岁以上老人，只要身体有一定活动能力，都可根据自己的健康情况，尽量做些力所能及的身体运动，如室内有支撑的各部活动及原地踏步走，坐式八段锦、拍打功、手指操和自我按摩等，都是适合高龄人群，行走不便老人的身体活动。

2. **要从季节变化和气候实际出发**。运动能提高人体适应环境的能力。运动亦要随自然环境的变化而变化。老年人更易受季节与气候的影响，如冬春受寒冷气候的影响，人体血管收缩，血流阻力增大，心脏负担加重，血压升高，导致心脑供血不足，易出现头晕心慌，胸闷，严重时会危及生命。此时老年人应在太阳升起，地表温度上升后进行运动。夏季受酷热气候的影响，人体代谢加快，心脏负担加重，心跳加快，心脏供血不足，加之身体大量出汗，水分流失过多，血液浓度增高，容易导致中风。所以老年人不要于烈日下运动，要在早晨或黄昏时刻进行轻度有氧运动。老年人决不可在恶劣的气候条件下进行激烈的运动，更不适合登山或参加体育比赛。

3. **要注意饮食起居的变化**。老年人若饮食质量差，长期缺乏营养会得病；营养摄入过多，营养过剩也易引起疾病。运动要消耗大量能量，所以运动后必须及时补充营养，要在保证营养的基础上进行运动。老年人饮食不正常，或食欲不佳要注意调整运动量，不然会伤害身体，影响健康。只有人体吸收与运动消耗的能量达到平衡，才能取得较好的锻炼效果，运动才能起到防治疾病，延年益寿的作用。

运动会引起疲劳产生，休息能解除疲劳，使消耗的营养物质得到恢复。身体健康的标志之一是睡眠好。合理的运动能促进睡眠。睡眠不好进行运动，不但不能增进身体健康，反而损害健康。所以休息与睡眠是健康的基础，是运动的基本保证。对老年人来说，休息好更加重要。

4. **要根据自身的条件和健康状况进行运功**。人与人之间的自身条件和健康状况千差万别，因此，应因人、因地、因时制宜地进行运动。对于那些体弱多病不能进行运动的老人，亦应在空气流通的地方进行简单的活动，如做伸展运动，或自我拍打按摩身体各部经络与穴位，以疏通气血。对于那些因病伤常年卧床的老人，更要注意身体活动，要在家人的帮助下进行翻身活动和按摩，以使气血通畅。对于那些体弱多病但还具有一定活动能力的老人，应选择简单易行，轻柔舒缓有氧运动。患病者应在专科医生指导下选择适宜的运动项目。参加娱乐性强的集体性活动，对缓解紧张与不良情绪，调节内分泌系统功能有一定作用，有助于稳定血压、血糖、血脂指标，缓解心脑血管疾病。在如何选择运动项目上笔者有过经验和教训。笔者已是70多岁的老人，从事体育工作40余年，退休后身体情况良好，酷爱登山运动。登山5年多，膝关节损伤加重，患了骨关节病，行走疼痛难忍，被迫停止了下肢活动。几年后因活动量减小，身体超重，出现血糖、血脂及血压超标，心电图T波改变，有时感觉头晕气短。在此情况下选择了游泳运动，经过一年的游泳锻炼，体重下降5千克，各项指标正常，不良症状基本消失。

四、全面锻炼原则

人体是一个统一的有机体，虽然各部位和各系统都是互相联系，互相影响的，但是各部位的锻炼和发展又是不可完全代替的。如进行上下肢力量练习对促进身体有氧耐力的发展是不够的；只选择步行（或慢跑）而上肢力量得不到发展，所以需要全面身体锻炼，才能有效增强体质。全面身体锻炼原则就是身体锻炼应全面发展身体各部位和各器官系统的机能、运动素质及活动能力。针对老年人的身体状况，贯彻全面锻炼原则应有选择的组合搭配锻炼项目。

老年人全面身体锻炼应以提高心肺功能的有氧锻炼项目为主，如步行、慢跑、游泳、自行车等，辅以各部位力量练习与柔韧练习。这样组合搭配，既发展了有氧耐力，提高了心肺功能，也增强了各部位的力量及柔韧。

长期打太极拳的老人，心血管系统功能及身体平衡能力得到发展，若辅以力量练习，就能有效提高身体基本活动的能力。

长期登山的老人应搭配上肢力量和柔韧性练习，以增加上肢力量及身体的灵活性。

喜欢健美的老人，应在各种器械练习后，进行慢跑、步行或游泳。

有的老年人喜欢做轻器械运动，可以采用轻器械连续多次的分组练习，既可提高心肺功能，又能增强肌肉力量。

不能步行和慢跑的老人，可以在垫上（或沙发）做仰卧或半仰卧交替抬大腿练习，辅以仰卧起坐、收腹举腿和俯卧两头抬起练习，同样能促进身体全面发展，提高身体机能。

贯彻全面锻炼原则应动静结合。"动"是外向性健身方法，是通过肌肉活动大量消耗能量的过程，能完善物质能量代谢机制，提高身体机能。"静"是主动运用意识的内向性的健身方法，是促进能量恢复和积累能量过程。"静"可使中枢神经系统进入高度协调和有序状态，使人体先天本能得以发挥，使机体处于最佳生理状态。动静结合能更有效的促进身心全面健康。

第四节 老年运动养生的注意事项

当今运动养生已受到我国老年人的普遍重视，运动对老年人的身心健康起的作用越来越显著。但由于运动不当损害健康的情况也日渐突出。为此，我们提出老年运动养生的几点注意事项。

一、要制定一个"试探性"的运动计划

老年人是健康状况十分复杂的群体，因年龄增长身体机能衰退的程度不同，身患疾病不同，病情发展不同，健康状况不同，在参加运动前有必要经过体检。特别是有慢性病的老人，必须在医生指导下确定运动计划。

在开始运动时，最好先确定一个"试探性"的运动计划。在执行计划阶段，根据运动中和运动后的身体感觉与反应，确定运动负荷量与运动的强度。例如一个高血压病患者，医生确定可以进行游泳锻炼，可根据近来血压变化情况和个人的游泳水平，确定初始阶段的游泳次数和每次游泳的时间、速度与距离。根据游泳中和游泳后的身体感觉进行调整。游泳时若感到吃力，血压不太稳定，可适当放慢游速，缩短游距；若感到轻松，血压无变化，应适应一段时间后再调整计划增加游距。但老年人要注意匀速放松游进，注意呼吸，不要变速或追逐游，快速游会造成缺氧，更不要贪多或攀比，以免发生危险。

要加强自我监督和医务监督，写锻炼日记，简单记述锻炼中和锻炼后的身体感觉及病情变化，定期检查身体，了解病情，征求医生意见后及时调整锻炼计划。

二、运动前要认真做准备活动，运动后做整理运动

准备活动即热身运动，是一种反射性身体活动，不仅可提高身体的灵活性，避免伤害事故，而且能使身体很快摆脱静止状态进入工作状态，使呼吸逐渐加快加深，心跳逐渐加快，以满足运动开始身体对氧和营养物质的供应，避免发生危险。据观察有许多老年人，在游泳前不做准备活动，也不做淋浴，这是一种不良的锻炼习惯和不文明的行为。入水前淋浴是一种反射性准备运动，能使身体很快适应水的温度，避免发生事故。笔者曾见过一位老人，没做准备运动就跃入池中，快速游进几十米就爬上岸来，气喘嘘嘘坐在岸边，面色发白，险些发生意外。

运动结束做整理活动有助于身体放松，消除疲劳，很快转为平静状态。如调整呼吸，走一走，四肢放松，抖一抖，拍打身体各部位或自我按摩身体各大肌肉群，几分钟后身体恢复平静为止。心脏病患者运动前一定要做热身运动，运动后做整理运动，做这些运动的时间要比健康人长一些。

三、要掌握好运动强度和运动量

运动强度是影响运动效果的主要因素。运动强度太大身体难于承受，对身体有害；运动强度太小对身体无明显作用。测量脉博是掌握运动强度简单可行的方

法。经常锻炼的老人运动时脉搏为 170 减去年龄就是运动时应达到的脉搏。有慢性病的老人可根据病情和当时的身体状况,自我感觉,适当减少脉搏次数。如一位 70 多岁的老人在运动时脉搏达到了 170 - 70 = 100 次/分,此时感到胸闷缺气,就立即降低运动强度,把脉搏降至 90 次/分左右时觉得胸闷缺气感消失,就可确定本阶段控制运动强度的脉搏为 90 次/分左右。

每次运动的时间长短取决于本人的身体状况,运动的强度和身体能连续承受某强度的时间。

一般进行周期性运动项目(如慢跑、快走)以 30 分钟左右为宜,体能尚好的老人可适当延长时间,每周运动的次数取决于每次运动后的恢复情况、休息情况、睡眠、食欲及自我感觉来定,可隔一天练一次;可以连续练 2~3 次休息一天;也可连续练几天休息一天。但连续几天的锻炼要注意负荷量大中小节奏。

四、老年人运动的四不要

1. 有病时不要运动。 如感冒发烧、出现急性炎症时,内脏器官及各组织系统出现急炎发作时,运动器官损伤,如骨折、关节损伤、肌肉韧带拉伤时。运动器官局部受伤或轻微受伤可练其他部位,有助于受伤部位康复。癌症晚期要停止运动,待病情好转后,再从事较轻度的运动。适量运动对心脏病患者有好处,但要先了解自己是属于哪种情况,程度如何,根据情况运动,才能起到好的作用。如果你的收缩压已上升到 180mmHg,就要把血压降下来再运动,因为你属于危险人群。冠心病患者如频发心绞痛,绝对不能进行运动。心衰患者应该静养。

2. 运动时不要做使身体骤然前顾、后仰、低头、弯腰和头部大幅度摇晃及过猛的动作。 以免头部充血,对老人,特别是动脉硬化的老人极其有害。

3. 不要做快速用力和重体力活动。 如短跑、举重、静力练习及单杠引体向上,双杠推起等,这种练习对患有心血管病老人危害更大,甚至危及生命。心脏病患者不宜进行局部肌肉运动,如哑铃,拉力器、单杠、双杠等,可选一些较轻松愉快的运动项目,如散步、或打太极拳、练八段锦等。若运动时出现头痛、头晕、心慌、恶心、呕吐症状时,应立即停止运动。

4. 不要参加紧张激烈的比赛。 因为激烈比赛有损老年人健康。我市曾有两位老人在参加马拉松比赛时,中途意外死亡。老年人参加娱乐性竞赛活动时也要放松心态,不计较胜负,以免精神过度紧张,发生意外,老年人在参加不激烈的比赛时,也要确保在轻松愉快和心情舒畅的气氛下进行运动。

主要参考文献

[1] 曲绵域,等. 实用运动医学 [M]. 北京:人民体育出版社,1965.

［2］H·U波马廖夫，等．苏联大专院校体育理论教科书［M］．北京：教育科学出版社，1989.

［3］王则珊．终生体育［M］．北京：北京体院出版社，1994.

［4］赵继承．知识分子养生与康复［M］．北京：高等教育出版社，1994.

［5］关春芳．健康快车［M］．北京：北京出版社，2002.

［6］曹锡璜，等．体育理论知识教程［M］．北京：高等教育出版社，1989.

第九章　老年的按摩养生

按摩以简单易学见效快而被历代养生家、医学家推崇。《汉书·艺文志》有十卷本的《按摩》论著,《黄帝内经》有多处关于"按摩"的论述,后世有更多的医学家、养生家具体地论述按摩养生方法,如唐代·孙思邈在《千金要方》卷27有《老子按摩法》《天竺国按摩法》;而在他的《摄养枕中方·导引》有"孙真人按摩法"。明代高廉的《遵生八笺·延年却病笺上》有"太上混元按摩法";王廷相的《摄生要义·按摩篇》有"河滨丈人按摩法"。清代王建章的《仙术秘库》卷2有"王氏按摩法";方开的《延年九转法》等。因此,按摩是中医学最古老的防治疾病的重要方法之一,也是老年人养生的重要方法。

第一节　按摩养生的机理

按摩的确对人体气血经脉有良好的调理作用,故作为养生大法而传世不绝。按摩可达到活血化瘀、行气止痛、培元固本、平衡阴阳的目的,《黄帝内经》多处讲述按摩的作用,如《素问·举痛论》:"按之则血气散,故按之痛止。""按之则热气至,热气至则痛止矣。"《素问·调经论》:"神气不足者,视其虚络,按而致之……以通其络,神气乃平。"《素问·至真要大论》:"坚者削之……摩之,浴之。"《素问·阴阳应象大论》:"其慓悍者,按而收之。"宋代《圣济总录》曰:"养生法:凡小有不安,必按摩挼捺,令百节通利,邪气得泻。"清·天休子《修昆仑证验》:"不论大小内外病症,果能揉之,使经络气血通畅,则病无不愈者"。

《灵枢·天年》:"五十岁,肝气始衰,肝叶始薄,胆汁始灭,目始不明;六十岁,心气始衰,苦忧悲,血气懈惰,故好卧;七十岁,脾气虚,皮肤枯;八十岁,肺气衰,魄离,故言善误;九十岁,肾气焦,四脏经脉空虚;百岁,五脏皆虚,神气皆去,形骸独居而终矣。"随着年龄增长,老年人气血自然减少,经脉失养,因而会出现一些慢性疾病或缠绵不去的症候,这些往往使老年人从躯体不适上升至精神压抑,影响正常生活,降低日常生活质量。不少老年人为了减轻身心痛楚,学习按摩。而自我按摩更是主动生存行为,可见按摩养生实在不可缺失。

按摩养生是通过手法刺激身体的经络穴位，从而调整人体的气血，帮助减轻或消除症状，改善自身的不良感觉。而经络是人体的重要组成部分，正如《灵枢·海论》："夫十二经脉者，内属腑脏，外络肢节。"《灵枢·经脉》："经脉者，所以决死生，处百病，调虚实，不可不通。"《灵枢·本藏》："经脉者，所以行血气而营阴阳，濡筋骨，利关节。"①《灵枢·经别》："夫十二经脉者，人之所以生，病之所以成，人之所以治，病之所以起"②。由此可知，按摩养生经络得到调整而产生效果，而经络系统的强弱直接影响身体的健康。

美国迈阿密大学、杜克大学、哈佛大学联手对按摩的医疗作用进行科学研究表明：按摩能改善人的呼吸系统及免疫系统，降低成人的焦虑感，对急性腹痛，糖尿病，多动症及偏头痛等许多病症有一定的治疗作用。

国内外都有按摩治病强身的相关报道。通过按摩来提高身体健康水平的就有著名的祝总骧教授，他对经络进行十年研究，创编了"312经络锻炼法"③，其中方法之一就是通过按摩三个穴位来改善体质，从而达到健康常驻的目的。可见经络系统在手法的作用下，可以增强身体的体质，调整气血运行，从而让健康有所保障。

第二节　经络理论及相关穴位

一、经络理论

经络是人体的重要组成部分，有经脉和络脉，经脉指主要通道，络脉指经脉的分支，遍布全身。而经脉主要有十二经脉和奇经八脉。

经络，内联着脏腑，外达四肢百骸、皮毛筋骨、肌肉九窍，上下纵横，网络表里。经络不停的运行气血，营养全身。经络通、气血足，抵抗力自然就强，疾病就不易得，人就健康。另外，当气血不足、经脉失养，或外邪侵体时，经络会有相应的反应，因此经络不仅是气血运行的通道，还是疾病反应的部位，更重要的是按摩经络可以调整气血，治疗病症，强健身体。可见了解经络，对按摩养生有着很重要的意义。

由于经络系统内容多，我们仅简要了解主要的经脉。

1. 十二经脉

十二经脉又称十二正经，它由脏腑阴阳命名，包括手三阴经，手三阳经，足

---

① 程士德.内经［M］.北京：人民卫生出版社，1987：371.
② 河北医学院校注.灵枢经校释（上册）［M］.北京：人民卫生出版社，1982：219.
③ 祝总骧.312经络锻炼法：全效升级版［M］.北京：中国城市出版社，2010.

三阳经，足三阴经。具体如下：

手太阴肺经，手阳明大肠经，足阳明胃经，足太阴脾经，手少阴心经，手太阳小肠经，足太阳膀胱经，足少阴肾经，手厥阴心包经，手少阳三焦经，足少阳胆经，足厥阴肝经。

十二经脉是气血运行的主干道，在体表有起止穴和循行路线，各经脉有所主病，因此将简要介绍，供老年朋友学习参考。（见附经络图）

（1）手太阴肺经

体表循行：在胸部外上方（中府穴），沿上肢内侧前缘下行，至肘过腕，经鱼际，出拇指桡侧（少商穴）

主治病症：肺脏疾病：咳嗽，咳喘，咯血，咽喉痛，胸满痛等，及经脉循行部位的病证。

（2）手阳明大肠经

体表循行：起于食指桡侧（商阳穴），循行在上肢外侧前缘，上至肩入缺盆，走颈入下齿，过人中沟，止于对侧鼻旁（迎香穴）。

主治病症：头面五官病，肠胃病，热病，皮肤病，神志病等。

（3）足阳明胃经

体表循行：鼻外侧（承泣穴）下行至下颌，其一走耳前止于头角；另主干从颈下行过胸腹，抵腹股沟，沿下肢外侧前缘下行至第二趾外侧（厉兑穴）

主治病症：胃肠病，头面五官病，神志病，皮肤病，热病及经脉循行部位的其他病症。

（4）足太阴脾经

体表循行：起于足大趾内侧（隐白穴），上行于小腿内侧中间，至内踝上8寸后循行于小腿前缘，经膝上大腿内侧前缘，上行至腹、胸，经锁骨下，止于腋下（大包穴，腋中线第6肋间）。

主治病症：脾胃病、妇科病、前阴病及经脉循行部位的其他病症。

（5）手少阴心经

体表循行：起于腋中（极泉穴），循行于上肢内侧后缘，经肘过腕入掌，止于小指桡侧端（少冲穴）。

主治病症：心、胸、神志病症及经脉循行部位的其他病症。

（6）手太阳小肠经

体表循行：起于小指尺侧端（少泽穴），循行于上肢外侧后缘，绕肩胛上行，入缺盆经颈上颊至耳屏前（听宫穴）。

主治病症：头面五官病、热病、神志病，经脉循行部位的其他病症。

（7）足太阳膀胱经

体表循行：起于目内眦（睛明穴），循行至头顶，向下到枕部，过项下行于脊柱外侧的背腰部，走下肢后侧经外踝至脚面外侧，止于小趾外侧端（至阴穴）。

主治病症：头面五官病、项、背、腰、下肢病症，神志病，位于背部的腧穴主治相应的脏腑病症。

（8）足少阴肾经

体表循行：起于足心（涌泉穴），经内踝上行于下肢内侧后缘，至腹胸，止于锁骨下缘（俞府穴）。

主治病症：肾脏病，妇科病，前阴病，经脉循行部位的其他病症。

（9）手厥阴心包经

体表循行：起于乳头外侧（天池穴），沿胸部外侧循行于上肢内侧的中间，下行入掌止于中指端（中冲穴）。

主治病症：心、心包、神志、胃病症，及经脉循行部位的病症。

（10）手少阳三焦经

体表循行：起于无名指尺侧（关冲穴），沿掌背上行于上肢外侧中间部，经肩过颈绕耳至目外眦眉梢（丝竹空穴）。

主治病症：头、眼、颊、咽喉、胸胁病，热病，经脉循行部位的其他病症。

（11）足少阳胆经

体表循行：起于目外眦（瞳子髎穴），经耳前后、头部颞侧下项经肩，沿胸胁下行至侧腹、髋，走下肢外侧，经外踝前至足背，止于第4趾外侧（足窍阴穴）。

主治病症：肝胆病，头外侧、眼、咽喉、耳、胸胁病，经脉循行部位的其他病症。

（12）足厥阴肝经

体表循行：起于大趾外侧（大敦穴），经足背、内踝前上行8寸处与足太阴脾经相交而循行于后侧，上行于大腿内侧，联系阴部，上腹至胁肋（期门穴）。

主治病症：肝胆病，脾胃病，妇科病，少腹、前阴病，经脉循行部位的其他病症。

2. 奇经八脉

奇经八脉包括督脉、任脉、冲脉、带脉、阴维脉、阳维脉、阴跷脉、阳跷脉，具有统帅和调节十二经脉气血的作用。其中督脉和任脉有体表循行穴位，其他六条经脉的循行与十二经脉交会而只有交会穴。因此简要了解督脉、任脉。十二经脉和督脉、任脉，统称十四经脉。

（1）督脉

体表循行：起于尾骨下（长强穴），沿背部正中线上行过项到头，下前额经鼻至鼻唇沟入上唇内（龈交穴）。

主治病症：神志病，热病，腰骶、背、头项病症，及相关脏腑病症。

（2）任脉

体表循行：起于会阴部（会阴穴），向前上行于人体前正中，经颈至下巴颏唇沟正中（承浆穴）。

主治病症：少腹、脐腹、胃脘、胸、颈、头面病症，及相关脏腑病症。

二、相关穴位

我们了解经络理论，还要了解一些穴位的作用，通过按摩相关穴位来调整身体，改善体质，从而收到养生的效果。在经络穴位里，有强壮作用的如气海、关元、足三里；有正经与奇经交会的八脉交会穴；还有八会穴，背俞穴，四总穴等常用穴位。

经络穴位定位所述的"寸"是指"手指同身寸定位法"：

拇指同身寸：拇指的指间关节的宽度为1寸。

横指同身寸：将食指、中指、无名指、小指并拢，以中指中节横纹为标准，其四指的宽度为3寸。

穴位距离是用自己的手指来量，不是用别人的手指来量

1. 四总穴

四总穴歌：肚腹三里留，腰背委中求，头项寻列缺，面口合谷收。

（1）足三里　属足阳明胃经，其位置是：外膝眼下四横指（3寸），胫骨外缘一横指的交会处。

足三里穴，治疗多种病症，明代杨继洲《针灸大成》：主胃中寒，心腹胀满，脏气虚惫，真气不足，腹痛食不下，大便不通，心闷不已，卒心痛，腹有逆气上攻，腰痛不能俯仰，小肠气，水气蛊毒，鬼击，痃癖，四肢满，膝胻酸痛，目不明，产后血晕。

（2）委中穴　属足太阳膀胱经，其位置是：腘窝横纹中点。

委中穴，主治腰背等病症，《针灸大成》：主膝痛及拇指，腰侠脊沉沉然，遗溺，腰重不能举体，小腹坚满，风痹，髀枢痛，可出血，痼疹皆愈。伤寒四肢热，热病汗不出，取其经血立愈。

（3）列缺穴　属手太阴肺经，其位置是：两手虎口自然平直交叉一手食指按在另一手桡骨茎突上指尖下凹陷中。

列缺穴治疗肺系病症：咳嗽、气喘、咽喉痛，头面五官及颈项病症。《针灸大成》：主偏风口面㖞斜，手腕无力，半身不遂，掌中热，口噤不开，寒热疟，呕沫，咳嗽，善笑，纵唇口，健忘，溺血精出，阴茎痛，小便热，痫惊妄见，面目四肢臃肿肩痹，胸背寒慄，少气不足以息，尸厥寒热交两手而瞀。实则胸背热，汗出，四肢暴肿。虚则胸背寒慄，少气不足以息。

该穴是八脉交会穴之一，通于任脉。

(4) 合谷穴　属手阳明大肠经，其位置是：在手背第二掌骨的桡侧中点处，以一手拇指指间关节横纹放在另一手虎口缘上，当拇指下按指尖下是穴。

合谷穴治疗头面五官病症，外感发热，闭经滞产等，孕妇不宜。《针灸大成》：主伤寒大渴，脉浮在表，发热恶寒，头痛脊强，无汗，寒热疟，鼻衄不止，热病汗不出，目视不明，生白翳，下齿龋，耳聋，喉痹，面肿，唇吻不收，瘖不能言，口噤不开，偏风，风疹，痂疥，偏正头痛，腰脊内引痛，小儿单乳蛾。

2. 八脉交会穴

八脉交会穴是指十二正经的八个穴位与奇经八脉相通，在《针灸大成》有"八法交会八穴歌"：公孙冲脉胃心胸，内关阴维下总同，临泣胆经连带脉，阳维目锐外关逢，后溪督脉内眦颈，申脉阳蹻络亦通，列缺任脉行肺系，阴蹻照海膈喉咙。其意是：脾经公孙穴通于冲脉，心包经内关穴通于阴维脉，并且公孙与内关相通，合于心、胃、胸；胆经足临泣穴通于带脉，三焦经外关穴通于阳维脉，并且足临泣与外关相通，合于目锐眦、耳后、颈项、肩；小肠经后溪穴通督脉，膀胱经申脉穴通阳蹻脉，并且后溪与申脉相通，合于目内眦、颈项、肩膊、小肠、膀胱；肺经列缺穴通于任脉，肾经照海穴通阴蹻脉，并且列缺与照海相通，合于肺系、咽喉、胸膈。如此八脉八穴分四组，主治范围一致，配合治病，如公孙、内关配合治胃、心、胸病症。八脉交会穴的其他应用简介如下：

(1) 公孙穴　属足太阴脾经，其位置是：在第一跖骨基底部的前下方，赤白肉之间。

公孙穴治疗脾胃病症：胃痛、腹痛、腹泻、呕吐、痢疾；心烦失眠、狂症；逆气里急、气上冲心。

(2) 内关穴　属手厥阴心包经，其位置是：腕横纹中间上2寸，两肌腱之间。

内关穴治疗心痛、胸闷、惊悸、胃痛、呕吐、呃逆、失眠、郁症、癫狂痫、眩晕、中风、肘臂挛痛等。

(3) 足临泣　属足少阳胆经，其位置是：足背，第四、五趾间缝纹上1.5寸。

足临泣穴治疗偏头痛、目赤肿痛、胁肋疼痛、足跗疼痛，月经不调，乳痈，瘰疬。

(4) 外关穴　属手少阳三焦经，其位置是：腕背横纹中上2寸，尺骨与桡骨之间。

外关穴治疗热病，头痛、目赤肿痛、耳鸣、耳聋，瘰疬，胁肋痛，上肢痿痹不遂。

(5) 后溪穴　属手太阳经小肠经，其位置是：第五掌指关节后尺侧，横纹头赤白肉之间。

后溪穴治疗头项强痛、腰背痛，手指及肘臂挛痛，耳聋，目赤，癫狂痫，疟疾。

（6）申脉穴　属足太阳膀胱经，其位置是：外踝尖下方凹陷中。

申脉穴治疗头痛、眩晕，癫狂痫，腰腿脚痛。

（7）列缺穴　属手太阴肺经。详见上文四总穴。

（8）照海穴　属足少阴肾经，其位置是：内踝尖下凹陷处。

照海穴治疗失眠、癫痫，咽喉干痛，月经不调、带下、阴挺，小便频数、癃闭。

3. 八会穴

八会穴是指：人体的气、血、骨、髓、筋、脉、脏、腑等精气会聚的八个腧穴。

气会：膻中穴；血会：膈俞穴；骨会：大杼穴；髓会：悬钟穴

筋会：阳陵泉穴；脉会：太渊穴；脏会：章门穴；腑会：中脘穴。

（1）膻中穴　属任脉，其位置是：两乳头连线中点（前正中线、平第四肋间）。

膻中穴治疗：气机不畅的病症如咳嗽、气喘、心痛、噎膈、呃逆，产后少乳，乳痈，乳癖等。

（2）膈俞穴　属足太阳膀胱经，其位置是：第七胸椎棘突（平肩胛骨下缘）下，旁开1.5寸。

膈俞穴治疗：气血上逆如呃逆、气喘、吐血、呕吐等，贫血，风疹，皮肤瘙痒，血瘀诸证。

（3）大杼穴　属足太阳膀胱经，其位置是：第一胸椎棘突下旁开1.5寸。

大杼穴治疗：项强、肩背痛，咳嗽、咳喘。

（4）悬钟穴　属足少阳胆经，其位置是：外踝上3寸，腓骨前缘。

悬钟穴治疗：痴呆、中风，颈项强痛，胸胁满痛，下肢痿痹。

（5）阳陵泉穴　属足少阳胆经，其位置是：腓骨小头前下方凹陷中。

阳陵泉穴治疗：膝肿痛、下肢痿痹麻木，黄疸、胁痛、口苦、吞酸、呕吐。小儿惊风。

（6）太渊穴　属手太阴肺经，其位置是：腕横纹头桡侧动脉中。

太渊穴治疗：咳嗽、气喘，无脉症，腕臂痛。

（7）章门穴　属足厥阴肝经，其位置是：第11肋游离端下缘。

章门穴治疗：胁痛、黄疸、痞块（肝脾肿大），腹痛、腹胀、腹泻、肠鸣、呕吐。

（8）中脘穴　属任脉，其位置是：剑突下与脐连线的中点。（前正中线，脐上4寸）

中脘穴治疗：胃痛、腹胀、纳呆、呕吐、吞酸、呃逆、黄疸、癫狂、脏躁。

4. 背俞穴

背俞穴是指脏腑之气输注于背部的穴位，均位于背部足太阳膀胱经的第 1 侧线上。用于治疗相关脏腑疾病。

（1）肺俞　位置：第三胸椎棘突下旁开 1.5 寸。

肺俞穴治疗：咳嗽、气喘、咯血、骨蒸潮热、盗汗。

（2）厥阴俞　位置：第四胸椎棘突下旁开 1.5 寸。

厥阴俞穴治疗：心痛、惊悸、胸闷、咳嗽、呕吐。

（3）心俞　位置：第五胸椎棘突下旁开 1.5 寸。

心俞穴治疗：心痛、惊悸、失眠、健忘、咳嗽、吐血、盗汗、遗精。

（4）肝俞　位置：第九胸椎棘突下旁开 1.5 寸。

肝俞穴治疗：胁痛、黄疸、目赤、夜盲、视物不清、迎风流泪，癫狂痫，脊背痛。

（5）胆俞　位置：第十胸椎棘突下旁开 1.5 寸。

胆俞穴治疗：黄疸、胁痛、口苦、肺痨、潮热。

（6）脾俞　位置：第十一胸椎棘突下旁开 1.5 寸。

脾俞穴治疗：腹胀、纳呆、呕吐、腹泻、痢疾、便血，水肿，背痛。

（7）胃俞　位置：第十二胸椎棘突下旁开 1.5 寸。

胃俞穴治疗：胃脘痛、呕吐、腹胀、肠鸣。

（8）三焦俞　位置：第一腰椎棘突下旁开 1.5 寸。

三焦俞穴治疗：肠鸣、腹胀、呕吐、腹泻、痢疾，小便不利、水肿，腰背强直。

（9）肾俞　位置：第二腰椎棘突下旁开 1.5 寸。

肾俞穴治疗：腰膝酸痛、头晕、耳鸣、耳聋、遗尿、男子阳痿、遗精、早泄、不育，女子月经不调、带下、不孕。

（10）大肠俞　位置：第四腰椎棘突下旁开 1.5 寸。

大肠俞穴治疗：腹泻、腹胀、便秘、腰腿痛。

（11）小肠俞　位置：第一骶椎棘突下旁开 1.5 寸。

小肠俞穴治疗：遗尿、尿血、尿痛、遗精、带下、疝气、腹泻、痢疾、腰骶痛。

（12）膀胱俞　位置：第二骶椎棘突下旁开 1.5 寸。

膀胱俞穴治疗：小便不利，遗尿、腰骶痛、腹泻、便秘。

5. 有强壮作用的穴位

（1）关元穴　属任脉，位置：脐下 3 寸。

（2）气海穴　属任脉，位置：脐下 1.5 寸。

关元、气海，位于小腹，主要治疗气虚病症，妇女病，男子阳痿、早泄，小便不利、尿频、尿闭、小腹痛、疝气等。

（3）足三里穴　见上文四总穴。

6. 有救急作用的穴位

（1）水沟（人中）穴　属督脉，位置：人中沟上 1/3 与下 2/3 交点处。

水沟穴治疗：昏迷、晕厥、中风、中暑、等急症；癔病，癫狂痫，急慢惊风；闪挫腰痛；鼻塞、鼻衄、面肿、口㖞、齿痛、牙关紧闭等。

（2）合谷穴　见上文四总穴。

（3）内关穴　见上文八脉交会穴。

第三节　按摩的技巧和具体方法简介

一、按摩的技巧

按摩是运用手法对身体进行适当刺激，通过经络穴位来起作用，因此，要了解常用的一些手法，如按、摩、推、捏、拿、揉、掐等手法，同时还要掌握手法的补泻，另外，要了解按摩用的介质，注意事项，这样才能更有效的达到养生的目的。

1. 常用的按摩手法

（1）按法：以指或掌按压体表。

①指按法：拇指罗纹面着力于体表，拇指主动用力，垂直向下按压。

②掌按法：以单手或双手掌面着力于体表，利用身体的部分重量，通过上肢传至手掌，垂直向下按压。

③适用部位：指按法适用于全身，以经络、穴位常用；掌按法适用于背部、腰部、下肢后侧及胸腹部等面积较大而又较为平坦的部位。

④应用：常用于各种痛症。

（2）摩法：用指或掌在体表做环形或直线往返摩动。

①指摩法：指掌自然伸直，食指、中指、无名指、小指并拢，并拢的四指罗面贴着体表，做环形或直线往返摩动。

②掌摩法：手掌自然伸直，掌面贴于体表，做环形或直线往返摩动。

③适用部位：身体各部，以腹部多用

④应用：适用于多种内科病、痛症。

（3）推法：以指、掌、拳、肘着力于体表做单方向的直线或弧形推动。

①指推法：包括拇指端推、拇指平推、三指（食、中、无名指并拢）推。

②掌推法：用掌根推。
③适用部位：全身各部。
④应用：多种内科病、痛症、痹症。
（4）捏法：用拇指和其他手指在肌肤做对称性的挤压。
①适用部位：颈部、背部、腹部、四肢等肌肉较多部位。
②应用：外感、颈肩背痛、腹痛、肌肉酸痛等。
（5）拿法：用拇指和其他四指相对用力，提捏或揉捏肌肤。
①适用部位：颈项、肩、四肢和头部。
②应用：外感头痛、颈肩痛、四肢酸痛。
（6）揉法：用全掌或大鱼际、掌根、手指罗纹面着力于体表，做轻柔和缓的上下、左右或环旋动作。
①适用部位：掌根揉法适用于背部及四肢等较平坦的部位，掌揉法适用于脘腹部，大鱼际揉适用于头面部、胸胁部，指揉法适用于穴位。
②应用：头面部病症、胸胁部病症、脘腹部病症等。也常用于保健。
（7）掐法：用拇指甲着力于穴位，力度较强的刺激。
①适用部位：敏感穴位或头面部、指端穴位。
②应用：头面部病症、急救、止痛等。

2. 手法补泻

手法补泻是一个值得注意的问题，如果需要补的却用了泻法，得到的是反作用。尤其是老年人，本来气血就亏虚，泻过了就更虚了！

一般来说，轻的、缓和的手法为补法，而力度重的、节奏快的手法为泻法。另外，顺经络走向按摩为补法，逆经络走向按摩为泻法。经络走向的规律是：手三阴从胸走手（上肢内侧），手三阳从手走头（上肢外侧），足三阳从头走足（下肢外侧、后侧），足三阴从足走胸腹（下肢内侧）。因此，掌握好经络理论是做好按摩养生的关键！

3. 按摩用的介质

（1）用于润滑的介质　精油、护肤乳或霜、植物油等。由于老年人皮肤比较干燥，直接按摩易使皮肤破损，可使用少量润滑剂，避免皮肤破损。
（2）用于活血止痛的介质　红花油、活络油、芝麻油等。

4. 按摩注意事项

有以下病症者，不宜做按摩。
（1）皮肤有损害　如皮炎、皮疹、红肿等，不要在损害处按摩。
（2）严重内科病症　如心衰、肾衰、肿瘤等。
（3）有出血倾向病症　如血液病、血小板减少症、血管脆性增高、溃疡病等。

（4）急性挫、扭伤，严重骨质疏松等。

二、按摩具体方法简介

按摩主要分保健按摩和治疗按摩两大类，保健按摩可按摩全身，从头到足，比较舒缓、随意，自己就可做。治疗按摩则有针对病症，按摩相应经络穴位，达到改善症状、恢复健康的目的。按摩的力度以感觉舒适为宜。

1. 保健按摩

保健按摩是指日常为了放松机体，调和气血，预防疾病的按摩，可以做局部，也可以做全身，可以自己做，也可以他人给做。自我按摩一般在夜睡前和晨醒后做，因为卧室环境比较合适，衣着比较宽松，脱下身上佩戴的饰物。如果想在户外做，就要注意环境和温度，要避免风吹、日晒、着凉等不良因素的干扰。

（1）头部按摩

头部按摩可以预防感冒，改善五官功能，增强脑循环，对抗衰老有一定的帮助。

①开天门：用中指从眉心向上推至前发际。一般连推9下。

②刮眉弓：拇指放在太阳穴，食指弯曲，用食指桡侧从眉头刮至眉梢。一般连刮9下。

③揉太阳：用食指轻揉太阳穴，一般顺逆时针各揉9下。

④揉三风：三风是指翳风穴、风池穴、风府穴。每个穴位一般顺逆时针各揉9下。

⑤干梳头：用十个指头梳头，反复梳，梳至头皮发热。

⑥干洗脸：双手掌搓热后，轻轻按摩面部，至感觉面部发热。

⑦轻推鼻：用中指在鼻翼旁沿鼻子外侧至眼内眦做上下推摩，感觉发热为止。

头部按摩中①～④可以重复做3～9次。

说明：太阳穴：属经外奇穴，位于颞部，眉梢与目外眦之间，向后约一横指的凹陷中。

翳风穴：属手少阳三焦经，位于耳垂后、乳突前下方与下颌骨之间的凹陷中。

风池穴：属足少阳胆经，位于耳后枕骨下、当胸锁乳突肌与斜方肌上端之间的凹陷中，平风府穴。

风府穴：属督脉，位于后脑、后正中线，入后发际上1寸。

（2）颈肩按摩

颈肩按摩，可以减轻颈肩疲劳，改善颈椎病、肩周炎、失眠等。

①推摩颈部：用手掌推摩颈部，左手掌从左向右推摩，右手掌从右向左推

摩，次数不限，推摩至颈部发热。

②拿颈肩：从后发际往下拿捏颈部肌肉，然后左手拿捏右肩，右手拿捏左肩，次数不限，感觉两肩发热、放松即可。

(3) 胸腹按摩

胸腹按摩可以调理气血，帮助消化吸收，增强体质。

①推摩胸胁：用手掌推摩前胸、两胁，左手掌从前胸向右侧推摩至腋下，由上往下、由前胸往胁肋，轻轻推摩，同样右手掌向左侧做。次数不限，以感觉轻松舒畅为止。

②揉摩腹部：单手掌或双手掌贴在脐上，以脐为中心做顺时针揉摩，次数不限，一般可以做60次左右，再逆时针揉摩，次数与顺时针相同。（提示：如果有腹泻的，不要做顺时针揉摩；如果有便秘的不要做逆时针揉摩。）

(4) 背腰按摩

背腰按摩，可以增强体质，消除疲劳，对抗衰老。

①背部按摩：一般背部自我按摩不容易，可以用如下做法替代：垂肩曲肘，挺胸双肩向后使点劲，感觉肩胛骨向脊椎中间挤，保持该姿势3~5秒，然后放松身体10秒左右，再重复做10次左右，以自己不感觉疲劳为度。该做法要量力而行，体质弱者可以少做或不做。

②腰部按摩：先搓热手掌，然后用手掌在腰部上下推摩，次数不限，一般以感觉腰部发热为止。

③轻敲骶部：空拳轻敲骶部，次数不限，感觉骶部热即可。

(5) 四肢按摩

四肢按摩，可以促进气血循环，增强体质。

四肢按摩主要看体质来做，要记住经络在四肢循行走向，顺经络走向按摩为补，逆经络走向按摩为泻！体质虚的多做补法，阴虚的多按摩阴经，阳虚的多按摩阳经。如果自己搞不清楚的，就均衡的对四肢推摩、揉捏，以舒服为度。

2. 治疗按摩

治疗按摩是针对病症来选择经络穴位的按摩。一般由专业人士来做，自己做则对病症的恢复有所帮助。下面简介几个病症的治疗按摩方法，仅供参考。

(1) 失眠

失眠是指经常不能获得正常的睡眠。除了药物治疗外，自我按摩有一定的帮助。

①做保健按摩中的头部、颈肩按摩。

②按摩涌泉穴、三阴交穴、劳宫穴、神门穴。

具体做法：用右手大拇指罗纹面或手掌轻轻揉按左涌泉穴，感觉脚心热为止，右涌泉穴做法与左同；用大拇指罗纹面按揉三阴交穴大约60~100下；用右手大拇指罗纹面按左揉劳宫穴，感觉手心热为止，右劳宫穴做法与左同；用右手大拇指尖轻轻按在左手腕神门穴上，其余四指托住左手前臂，左腕做曲伸摇动，大约摇2~5分钟，右神门穴做法与左同。

说明：涌泉穴：属足少阴肾经，位置是足趾跖曲，足底（不算脚趾）前1/3凹陷中。

三阴交穴：属足太阴脾经，位置是内踝尖上3寸，胫骨内侧后缘。

劳宫穴：属手厥阴心包经，位置是掌横纹中，第2、3掌骨中间。（握拳，中指尖下是穴）。

神门穴：属手少阴心经，位置是腕横纹尺侧端，尺侧腕曲肌腱的桡侧凹陷中。

（2）便秘

便秘是指大便秘结不通，排便时间延长，或虽有便意但排便困难。

①揉摩腹部：掌心贴在脐部，顺时针揉摩腹部5~10分钟。

②按揉天枢穴1~3分钟。

③按揉足三里穴1~3分钟。

④按揉公孙穴1~3分钟。

⑤轻敲骶部：空拳轻敲骶部，次数不限，感觉骶部热即可。

说明：天枢穴：属足阳明胃经，位置是肚脐旁开2寸。

公孙穴：属太阴脾经，位置是第一跖骨底前缘，赤白肉际。

（3）高血压病

高血压病是以血压经常增高为主要临床表现的一种疾病，安静休息时血压超过140/90mmHg。一般有头痛、眩晕等症状。

①做保健按摩中的头部按摩、拿颈肩。

②捏大椎穴1~3分钟。

③按揉曲池穴1~3分钟。

④按揉太冲穴1~3分钟。

⑤按摩涌泉穴，以热为度。

说明：大椎穴：属督脉，位置是第七颈椎棘突下。（低头时，最高的棘突就是第七颈椎）

曲池穴：属手阳明大肠经，位置是曲肘，当肘横纹桡侧端凹陷中。

太冲穴：属足厥阴肝经，位置是足背第1、2跖骨结合部之前凹陷中。

（4）糖尿病

糖尿病是指空腹血糖等于或高于7.0mmol/L，或餐后血糖等于或高于11.1mmol/L，一般有多饮、多食、多尿、形体消瘦，或尿有甜味等特征。属中医的消渴病，又以阴虚、燥热为主要病机。

①做保健按摩中的胸腹按摩和腰背按摩。
②按揉列缺穴1~3分钟。
③按揉内关穴1~3分钟。
④按揉太溪穴1~3分钟。
⑤按揉三阴交穴1~3分钟。
说明：太溪穴，属足少阴肾经，位置是内踝与跟腱之间的凹陷中。
（5）冠心病
冠心病是指冠状动脉粥样硬化而引发的心脏疾病，通常表现有心绞痛或心肌梗死。也有一些老年人症状表现不典型，仅有胸闷、心悸、憋气等。当心绞痛或心梗发作时应及时就医，以免发生意外
①做保健按摩中的胸腹按摩、背腰按摩。
②按揉公孙穴1~3分钟。
③按揉内关穴1~3分钟。

主要参考文献

[1] 石学敏．针灸学［M］．北京：中国中医药出版社，2007.
[2] 明·杨继洲．针灸大成［M］．北京：人民卫生出版社，1980.
[3] 程士德．内经［M］．北京：人民卫生出版社，1987.

第十章　老年的药物养生

随着人民生活水平的提高和社会保健意识的增强，药物养生已遍及神州大地，人民的健康状况有了改善。但也要看到，由于长期以来过分地强调药物的治疗作用，而忽视了药物的副作用，使一些人特别是老年人在用药时，有很多误区，常常旧病未治好，又添加了新病，甚至导致了无法挽回的严重后果。因此，我们不得不对药物养生做些辩证的分析。

第一节　药物的二重性和老年养生

同世界上一切事物无不具有二重性一样，药物也有二重性，即一重药物能治病健身，另一重药物有副作用，它也能害身。可是许多人常常只注意药物的治疗的作用，却忽视了药物的副作用。在我国古代用药史上，有一段悲惨的记录，因滥用药物而导致了"十二次灾难"，使数万人致残，有些人丧了命。因此，我们不能不探讨药物的二重性与养生，以引起人们、特别是引起老年人的重视。

一、药物养生的治疗作用

在我国，用药物作为养生的手段、治疗疾病由来已久。相传神农尝百草就是利用中草药来治病、延缓衰老，并为后人用药养生奠定了基础。在我国的古代还形成了药饵养生的学派。他们利用药物来调理人体的阴阳、滋补人们的脏腑、精血，以达到延缓衰老、治病健身的目的。据《吕氏春秋》记载：当商汤问伊尹长寿的方法时，他回答说：用其新、弃其陈、腠理遂通，精气日新，邪气尽去，及其天年。其意是说，用药物来治病，可以利用其中的精华，消除体内的糟粕，这样就可以使机体血脉舒通，精气渐新，病气渐除，达到延年益寿之目的。

到了春秋战国时期，药物养生有了较大的发展。早在公元前3世纪，我国医学史上最早的一部经典著作——《黄帝内经》，就总结了用药物治病养生的许多宝贵经验，公元前2世纪，在我国第一部药物学著作《神农本草经》中，不仅总结了药物的一些基本理论知识，而且记载了365种药物，书中将药物分为上、中、下三品，上品药物为延年益寿之品，收有132种常用的抗衰老药物，对后人的药物养生起了重要的作用。明朝李时珍著有《本草纲目》——古代药物疗法和养生集大成，书中对药物的性能作了分析，还对药补作了大量的阐述。《本草纲目》中载药1892种，涉及延年益寿矿物药51种，植物药175种，动物药27种，附方11096条，其中延年益寿方剂89副，此外还有许多食疗佚文等等。

药物养生是人类同疾病长期作斗争的经验总结，药物又是人类预防和治疗疾病的重要手段之一。药物通过增强、修复和影响人体的功能，或者抑制病原体的生长、繁殖而起到防治疾病的作用。药物不仅能控制疾病的发生和发展，而且能够通过调整人体的功能，恢复人体的健康。谚云："对症下药""药到病除"，药物对人体有益的作用是显而易见的。有些特效药，挽救了许多危重病人。因此，病患者应及时地到医院，并进行有效的药物或其他治疗，决不能让疾病任其发展。

药物的治疗作用有三：①对因治疗，即用药的目的在于消除原发致病的因子，彻底治愈疾病，这种治疗称为治本。②对症治疗，即用药的目的在于改善疾病的状况，但不能根除病因而治好疾病，它称为治标，许多疾病治标也是非常必要的。③补充疗法，即替代疗法，是指补充营养物质或内源性活性物质。药物的治疗作用是很清楚的，有的病一治就好，例如抗生素消除体内的现有的病菌，效果极为明显。

可是，有些人得了病却不以为然，以为"抗一抗就过去了"，结果病情愈来愈严重，甚至造成了不良后果。如有一位老人已感到身体不适，就是不去医院检查，理由是看病耽误时间，直到症状严重得无法忍受时才去医院检查，发现癌症已达晚期，无法医治；也有的老年病人，怕药物的副作用，不敢吃药，结果病情越来越重。因此，病患者应及时去医院检查，该吃药就吃药，该打针就打针，切不可忽视或低估药物治病健身的重要作用。

二、药物养生的副作用

药物治病、养生既有治疗的作用，但又有不良反应，即不符合用药的目的，给病人带来不适或痛苦的反应。它是药物固有的效应，是不可避免的反应。少数药物会导致药源性疾病的要特别注意，例如庆大霉素会引起人们神经性耳聋，且难治愈。国家卫生部门曾统计，我国一年之中因药物的不良反应住院的达260万人。有专家抽样统计，10人患慢性病，7人死于药毒引起的并发症。据《美国医学会杂志》研究称：美国每年有10.6万人死于非人为失误的药物副作用。世界卫生组织报道，在老年人死亡中，有1/3不是自然死亡，而是用药不当造成的。

老年人临床用药的不良反应随着老年病的增多，每年都有增长之趋势。据统计，老年病人的药物不良反应发生率比青年病人高出1~2倍，并随着增龄而在不断增高，60岁的老年病人其发生率为4.8%~15%，70岁的为8.7%~21.9%，80岁以上的高达24%。例如，阿斯匹林、散利痛（对乙酰氨基酚）、布洛芬、扶他林，尼美舒利等非甾体抗炎药物，具有抗炎、抗风湿、止痛、退热和抗凝血等作用，在临床上广泛用于骨关节炎、类风湿性关节炎、多种发热和各种疼痛症状的缓解。这些药物中的酸性成分是治疗疼痛的有效成分，但副作用也由此而来。这类药物可能引起的不良反应有：血液系统不良反应、过敏反应、心血管系统不良反应，妊娠期的不良反应等等。因此，服用这类药物时，应在医生指导下合理使用，尽量避免不必要的大剂量，不要长时间使用，以免产生不良后果。

药物的不良反应有多种表现：①副作用，所有药物都有副作用，俗话说：是药三分毒，一种药物对某器官有治疗作用，而对另一器官则可能有副作用。只不过药物的副作用有大、有小而已。②毒性反应，患者用药剂量过大或药物累积过多发生的危害性反应。急性毒性反应会损害循环呼吸及神经系统功能，慢性毒性会损害肝、肾、脊髓、内分泌功能等等。③后遗效应，即停药后残存的药理反应，使器官功能下降。④过敏反应，严重者可损害人的脏腑的功能。⑤特异质反应，即少数具有特异性体质的患者对某些药物反应特别敏感等等。下面着重介绍一下两种最主要的药物不良反应。

（1）药物的副作用。药物的副作用是指药物按照常用的剂量应用时所出现的与治疗目的无关的其他作用。任何一种药物都有几个方面的作用，当我们利用其某一方面的作用治疗疾病时，其他方面的作用就成了副作用。因此，副作用也是药物本身所具有的药理作用。特别是用药剂量过大或时间过长时其副作用更为明显，即使是常用的补药也不例外。例如，抗生素具有明显的抗菌消炎的治疗作用，但是，抗生素对肝脏有一定的损害的副作用。众所周知，肝脏是人体的"化工厂"，不仅担负着人体组织所需要的生化产物的制造重任，而且还担负着人体内一切毒物的分解和结合功能。大多数的药物是通过肝脏来代谢的，即氧化、还原、水解、羟化、脱巯基和脱羧，由肝细胞分解酶来完成的。四环素族，如土霉素、强力霉素等较易干扰人体的代谢，它们在人体内积蓄，浓度过高就会引起肝损害。大环内酯类，如麦迪霉素、红霉素、白霉素、乙酰螺旋霉素、交沙霉素为广谱抗菌素，但其主要的副作用是肝脏损害。利福霉素类主要副作用也是肝脏损害；氨基苷类主要抗革兰氏阳性细菌，主要副作用是听神经和肾脏毒性。肝损害常常是治疗开始后10～14天发生，用红霉素后出现的转氨酶升高发生率很高，大约为用药者的2～4%，主要是胆汁淤滞，也有造成肝细胞损害的。新生霉素则常常引起高疸红素血症。这是由于它可以妨碍胆红素大量游离之故。因此在使用抗生素时，一定要注意它的副作用，以免损害肝脏、导致肝病、肾病。

在我国，滥用抗生素所造成的危害是十分惊人的。我国国家药物监督局的数据显示，中国的抗生素人均消费量是国际水平的十倍。中国每年有20万人死于药物不良反应，其中40%的人同滥用抗生素有关。中国有60%的失聪儿童是由于滥用链霉素所导致的。自2003年以来，我国卫生部已出台了12项有关抗生素使用的规定和指导意见，但是，滥用药物，特别是滥用抗生素类药物在全国仍然很普遍。我国专家认为医生给70%的患者应用抗生素药品，但其中80%属于滥用。无效使用抗生素则只增加副作用。

（2）药物的毒性反应。它是指药物使用时剂量过大或者体内药物积蓄过多时发生的对人体的危害反应。毒性反应有急性和慢性之分，前者多损害循环、呼吸及神经系统的功能；后者多损害肝、肾、脊髓、内分泌的功能，也能使人致癌、致畸型、蜗突变。滥用抗生素就能造成毒性反应，如链霉素、卡那霉素、庆大霉素能引起耳前庭器官损害，造成平衡失调，甚至能使人耳聋；服用氯霉素能引起再生障碍性贫血；服用磷胺类抗菌药物能引起皮炎、皮疹、血管神经性水肿等等。可见，试图增加剂量，过量用药或长期使用同一种药物是十分危险的。

常用药物的副作用一般较轻，病人承受得了。但是，当某种药物的副作用使病人的另外一些疾病加重时，或者导致另外一些疾病可能产生时，就需果断地停止使用这种药物。笔者曾患严重慢性结肠炎，医生让吃复方苯比呱啶等药，结果导致转氨酶升至150U，胆红素1.8mg。原北医三院肛肠科主任著名专家李益农教授对我说："你要查一查，可能肝有问题。"我深知其故，果断地停止了服药，几天后肝功能恢复正常。如果继续服药，慢性结肠炎未能治愈，而肝功能很可能遭到破坏，后果不堪设想。

值得注意的是，有些老年病人把全部希望寄托在吃药上，有的老人"有病乱投医"，家中成了小药房，以为药总能治病，他们忽视了药物的副作用。有的人吃药治病，旧病不愈，又添新病，究其原因，药物所致。新病又需吃药，这样形成了恶性循环，长期下去，凶多吉少，势必影响健康，甚至带来恶果。须知，药物只是外因，外因是变化的条件，内因是变化的根据，外因通过内因起作用。药物必须通过机体内因才能发挥作用。因此，治疗疾病，还必须全面养生，提高机体的抗病能力。同时对药物养生必须辩证地思考，吃药是必要的，但既要看到药物有益的方面，又要看到它对机体有害的一面，以做好防治工作。

三、中草药也有副作用

有的人说："中草药没有副作用，吃点也没啥关系。"这种说法有片面性。诚然，绝大部分中药的副作用要比人工合成的西药小得多，但决不等于它没有副作用。中药绝大部分是天然之物，是无毒性的，一般说来，中草药的毒副作用较小，对脏腑影响不大。但中草药的有效成分是极其复杂的，有些中草药是有毒性的，甚至是剧毒的。毒性较大的中草药有红砒石、白砒石、水银、斑蝥、青娘虫、生藤黄等；稍有毒性的有生白附子、生附子、生川乌、生草乌、生半夏、马钱子、巴豆、生天南星、生甘遂、闹羊药、天仙子、蟾酥、土木鳖、吕宋果、六轴子、枫茄子、枫茄花、生硫黄、巴豆霜、白降丹等等。此外，还发现一些不常用的有毒性的中草药，如雪上一枝蒿、毛莨、狼毒、博落回等等。当使用上述药物时，要注意它的毒性反应。有毒性的药能够治病，但剂量过大也会有毒性反应，如枫茄花浸酒、口服，能够治疗风湿性关节炎，但剂量过大，会引起中毒甚至造成死亡。六神丸能治疗疮肿毒、乳蛾、咽痛，它对慢性肝炎、迁延性肝炎、肝癌有止痛、清热解毒、消肿等作用。但是，它是由蟾酥、珍珠粉、牛黄、麝香、雄黄、冰片等组成的，因此它也有一定的毒性，其中蟾酥是导致中毒的主要成分，如果使用不当或剂量过大或久服，都可能发生中毒，甚至于死亡。六神丸中的牛黄、珍珠、冰片均为寒性药物，不适于虚寒症者及体弱小孩老人。因此，切不可低估中草药的副作用。

许多中草药没有毒性或毒性很小，但使用量过大也会产生副作用，甚至中毒。如，白果中含有微量氢氰酸，若用过量就会出现发热、呕吐、腹泻、惊厥、抽搐、肢体僵直、皮肤青紫、瞳孔放大、脉弱而乱，甚至昏迷不醒等中毒现象。又如，木通有通乳作用，若用大剂量（用至50克）与猪蹄同煮，服后会损害肾功能，甚至导致急性肾功能衰竭。

当需要用一些有毒性中草药时，一定要在医生指导下服用，并谨慎从事，严密观察，注意剂量是否合适，煎煮时间是否到位。在治疗中，一旦发生中草药中毒，应及时送医院抢救，并应尽早服鸡蛋清、盐开水、绿豆汤（其他豆类亦可）等。这些东西在一定程度上能减少药物毒性的吸收，加速毒性的排出，减少中毒现象。

中草药的长期服用也可能产生副作用。它对肠胃有刺激作用，可能影响肠胃功能。有一老人，长时间服中草药治疗脑血栓后遗症，结果不仅影响了食欲，而且影响了胃肠功能。因此，服中草药也要注意其副作用。

四、怎样防范药物的副作用

要消除药物的副作用是不可能的，因为副作用是药理本身具有的属性。但是，在药物副作用面前，人不是无能为力的，相反，发挥人的能动作用可以认识它，并限制它起作用的范围，把药物的副作用限制到最低的限度，即降低到人完全可以承受得了的限度。这样，药物的副作用就不至于影响人的健康和延年益寿了。因为老年人用药较多，所以老年人更要防范药物的副作用。

1. **要注意药物的不良的反应**。我们应该全面了解药物的性能、作用，不能只顾服药，不管药物的性能，否则产生了不良反应还误以为是正常反应。在用药过程中，要注意观察病情，有无不良反应？病情有无恶化？有无新的疾病发生？要及早发现不良反应，作出适当处理。这样才能充分发挥药物的有效治疗作用，尽量减少或避免不良反应。

2. **不要长时间使用一种药物，防止毒性反应**。由于长期服用某种药物，机体对该药物的敏感性降低,只有较大剂量才能产生治疗效果,从而形成了药物毒性反应。例如,过量或过久地使用"链霉素"或"庆大霉素",可导致耳聋;氯霉素、合霉素可抑制造血系统,造成粒细胞减少、贫血等;磺胺、卡那霉素对肾脏有毒性,可引起蛋白尿、血尿及肾功能减退,磺胺类还能导致过敏和尿结石;锑剂对肝脏有毒性,能引起黄疸、血清转氨酶升高等等。如若一旦发现毒性反应,应立即停药改用其他药物代替,否则会导致严重后果。肾和肝是代谢和排泄药物的重要器官,肝肾病患者要特别注意用药,以免药物在体内积蓄而生产毒性。只要全面掌握药物的药理作用,正确运用剂量,不长期服一种药,药物的毒性是可以避免或减少的。

3. 要注意药物的过敏反应。一般人使用药物不会过敏,仅有少数人使用药物过敏,但药物的过敏发生率在不断增加。一旦发生药物过敏,重者能危及生命,因此也应加以注意。为了预防过敏,首先医生要严格掌握药物的适应症,给药要十分谨慎。在需要注射青霉素时,一定要做皮肤过敏试验。在注射青霉素后,应观察半小时后再离开,以免发生过敏反应。一旦发生过敏要及时请医生处理。

4. 要避免无效药的副作用。随着医疗保健知识的普及,不少人对常见疾病自行处理,由于他们对药性不熟或不甚了解,因此,无效用药相当普遍,老年人更为严重。无效用药是指所用的药物毫无疗效,可是药物的副作用却严重地存在着。这种无效用药有害无益,必须严加避免。如运用抗生素治疗流感相当普遍,这完全是无效的治疗,因为流行性感冒有可能是由流感病毒引起的一种上呼吸道感染。抗生素如土霉素、氯霉素、痢特灵等也不能治疗消化功能紊乱而引起的非感染性腹泻,而只能治疗感染性腹泻。前者可能是因饮食不当、食物过敏、生活规律改变、气候变化等引起的。这种腹泻应用饮食疗法,或某些助消化药物治疗,而抗生素是无能为力的。

第二节 老年人合理用药的原则和方法

药物并非食物,食物吃多点少点问题不大,可药物就不同了,剂量过大可能导致中毒,甚至身亡,剂量过小达不到治疗作用。因此,合理用药是十分重要的。所谓合理用药,即是指在用药时必须做到正确地选择药物、剂量恰当、给药途径适宜、合并用药合理。合理用药的目的在于充分发挥药物的治疗作用,尽量减少药物对人体产生毒性副作用,从而迅速而又有效地治好疾病,恢复人体的健康。

一、合理用药的原则

怎样才能做到合理用药?应做到以下五个方面:

1. 诊断准确，对症下药——合理用药最重要的原则。如果诊断不准确，病因未查清楚，那么就不可能做到合理用药，否则，不仅会造成药物浪费，而且会导致药源性疾病的发生。如对常见的缺铁性贫血，使用肝制剂和维生素 B_{12} 治疗，这种非适应症用药极不合理，因为肝制剂和维生素 B_{12} 主要用于治疗恶性贫血或巨细胞贫血。在自选药品治疗时，特别是不要偏信广告，滥用新药，即使有人推荐，也要经过调查了解，并请示医生后再作决定，以免对新药无知而造成药物不良反应。因此在病情不明时，切勿滥用药物。

老年人常常有几个脏器同时患病，化验的指标也多种不正常，老年所患疾病也非常复杂，有时老人自己也讲不清楚病史，这就增加了医生对病因诊断的困难。老年人一定要在诊断正确的情况下用药，切不可匆忙用药，以免用药不慎使一些药物积存在体内或加重器官的负担，甚至造成损害脏器的不良后果。遇有老人疾病难以诊断时，不防多请几位专家诊断，以求共识，这样就可以避免误诊或错误用药，防止被药物所害。强烈迅猛和副作用大的药物，老年人使用时要更加谨慎，如强效的降血压药可迅速让老人处于低血压状态，这对老年人来说，它的危害更大。因此，老年人用药要特别小心、谨慎为好，以防被药物所害。

2. 熟悉药性，正确选用药物，标本兼治的原则。诊断正确是合理用药的前提，但准确诊断并不等于可以做到合理用药。究竟用什么药治病？必须熟悉药物的性能和药物的治疗作用，也要知道药物的副作用、毒性作用及同时合用几种药物可能产生的作用，药物是相辅相成的，还是相互拮抗的或增加毒性的，药物的作用时间等等，方能做到正确地选用药物，确定药物的剂量大小和给药的途径，进行合理的配伍。在家庭用药时尤其要注意这点，因为许多人并未系统地学习过药物学，他们对药物性能常常一知半解，因而用药常常不合理。如不少人经常服用速效感冒胶囊治疗咳嗽、头痛、流涕、咽痛，甚至用它来预防感冒。这种做法是不妥的，因为本药内含有人工牛黄、扑尔敏、咖啡因和扑热息痛，其中扑热息痛是一种非类固醇类解热镇痛药，过敏体质人服用，可导致粒细胞减少、过敏性皮炎，若肾功能减退人服用，可致间质性肾炎，甚至引起急性肾功能衰竭。本品大量服用会引起中毒反应，甚至危及人的生命。有人一次服用7粒本品后发生扑尔敏中毒，经抢救才脱险。因此，在不了解药物性能的情况下，不要滥用药物。

标本兼治是用药的重要原则。老年人患有各种各样慢性疾病，对这些慢性疾病的治疗常常治标的较多，例如患有糖尿病者常吃降糖之药，患有高血压者天天离不开降压药，患有前列腺增生者经常吃些利尿等药，……。老年人吃这些治标的药也是十分必要的，如果忽视它也会造成严重后果。但是在治标的同时也要想方设法治本，尤其是要注意中医的治疗、针灸的治疗，中医治疗往往从整体出发，进行综合调理，具有治本的作用和效果。

3. 要因人而异，具体问题具体对待，实事求是的原则。在用药时要根据病人的年龄、性别、体质、病情等状况合理用药。例如儿童和老人的用药剂量不宜过大，不能和青壮年一样，因为老年人排泄药物毒性功能有所减退，儿童的体质同成人差别很大，如果老人和儿童用成人的剂量，很可能会发生药物中毒。性别对药物影响极小，但性激素对老年男女病人有不同的作用。因此，用药时必须考虑到性别因素。由于疾病能改变人的生理、生化机能，使人对药物的反应发生变化，因此老年人要根据病情合理用药。如严重的肝肾病患者，药物使用不合理，药物作用能显著延长或加强，甚至发生中毒。由此可见，具体情况具体对待，实事求是是老年人合理用药的重要原则。

4. 老年人用药"四不可"原则。①用药剂量不可过大。老年人的肠胃和肝肾功能衰退，对药物代谢能力下降，肝脏解毒功能和血流量均降低，肾脏排泄功能也已减退。因此，他们服药剂量过大会引起恶心、呕吐、食欲不振等不良反应，甚至发生中毒反应。对肠胃、肝肾影响大的药物，更应严格控制，剂量一定要适度。如复方阿司匹林，60岁以上的老人，每天只能服0.3克，剂量大了会引起大量出汗，甚至引起消化道出血、虚脱、休克，发生中毒反应。老年人用药数量，一般规定为：60~80岁为成年人剂量的3/4或4/5；80岁以上的为成年人的剂量的1/2。

②用药品种不可过多。老年人常常患多种慢性疾病，因而常常同时服多种药品。这样，不仅会形成用药过多，增加肝、肾、肠胃等负担，而且会造成药物之间的互相干扰、互相抵消和互相作用，降低疗效，还会产生不良反应。因此，老年人治病，需分清轻重缓急，先抓主要的疾病进行治疗，兼顾第二位疾病治疗，待主要疾病的病情好转后，再治其他的次要疾病，切不可眉毛胡子一把抓，切不可用药太多太杂。有的老人过于自信，认为"久病成良医"，吃药过多过杂，这是很危险的。

③补药和抗生素不可滥用。补药对老人确实可增强体质、延缓衰老和防治疾病，但是，必须对症进补，否则会招致疾病。有些老人片面地认为：补药总有用处。又听了广告宣传，吃补药太多太杂，盲目进补，有的人诱发了体内多种疾病，有的老人把日常用的药，如镇痛剂、安神药当成"平安药"，当成滋补药，这是很危险的。因此老年人不可滥用补药。

抗生素对治疗某些疾病疗效显著，但其副作用不小，尤其对老年人来说，副作用更大，如老年人大量使用含钠盐的青霉素，可使血钾增高，损害肝细胞，对骨髓、心脏、肾脏亦有损害，造成头晕、恶心和肾功能减退等；红霉素、呋喃呾啶的大量使用能在老人的肝胆内郁积，易产生过敏反应，甚至于中毒反应。老年人要选用那些毒性低的杀菌剂，如青霉素类、头孢菌素类等。因此，老年人使用抗生素要十分谨慎，不可滥用。

④不可迷信药物。人到老年，内脏、器官等逐渐衰退，会有这样那样的疾

病，这是自然现象。有病吃药打针是无可非议的。但是，有些老年人把治病的希望全部寄托在吃药打针上，迷信药物。这有片面性，因为许多慢性病单靠吃药打针是难以治愈的，如冠心病、慢性支气管炎、慢性肠胃炎、腰腿痛等等。治病切不可迷信药物，而要进行养生、综合治疗，通过吃药打针，饮食治疗，保健按摩，气功等等治疗，就能增进健康。便秘和失眠是老年人常见的现象，单靠吃泻药是难以治愈的。通过饮食治疗，喝点蜂蜜水，多吃蔬菜、瓜果，生活有规律，多活动，练气功，养成大便、睡觉定时的习惯，就能得到改善。在必要时，吃一点药，但不可多吃，多吃了会有副作用，更不可迷信药物。

二、要有正确的给药方法

给药的方法或途径直接关系到药物的疗效，临床上经常见到，生同样的病，服同样的药，有的疗效显著，有的疗效不佳，其原因极为复杂，但给药的方法是一个重要原因。只有给药的方法正确，才会有很好的疗效。

常用的给药方法有：在全身用药时，采用口服法、注射法、吸入法、舌下、直肠给药法和穴位注射等给药方法；在局部用药时，采用皮肤及黏膜给药等方法。

1. **口服给药法**。其优点是方便、安全、经济。因此，它最为常见，但其缺点是吸收较慢，不适用于病情危急、昏迷、呕吐的病人。刺激性大的药物，易引起恶心、呕吐，能被消化液或消化酶破坏的药物（如肾上腺素、胰岛素等），不宜采用此法。

口服给药的具体方法是多种多样的，有的需要嚼碎，有的则不能嚼碎，如干酵母、胃舒平等治疗胃病药物，先嚼碎后吞服，能增大药物与胃液作用的面积，以提高疗效；有的药不能嚼碎吞服，如苦味药，有刺激性的糖衣片；有的药嚼碎会使其失去疗效，如胰酶、多酶肠溶片、红霉素肠溶片等，因为这些药在胃中崩解释放，进入肠内时才能发挥作用。

2. **注射给药法**。它包括皮下、肌肉和静脉注射三种，其独特优点是药物吸收比口服药快而安全、剂量准确，能避免消化液的破坏。因此，药物作用易于发挥。它适用病情危急或不能口服药的病人。其缺点是操作麻烦、无菌要求高，注射器消毒不严，容易感染或传染疾病。

3. **舌下给药和直肠灌注给药法**。它适用于少数在口腔或在直肠内易吸收的药物，以避免在胃肠道内药物被破坏。如润喉片、喉症丸、含碘片，只宜含在口中慢慢溶化，才能更有效的发挥其对咽喉消炎和止痛的作用，若将它吞服，则会毫无疗效。又如，硝酸甘油宜在舌下含化，1～3分钟即可获得缓解心绞痛的效果，若将其吞服，同样起不到迅速、有效扩张冠动脉的作用。吸入给药适用于气体或挥发性液体药物，通过肺泡迅速吸收。

4. **局部用药往往采取皮下给药或者黏膜给药的方法**。其目的是发挥药物对局部的作用，且对其他部位影响极小，可避免全身性毒性反应，如软膏、糊剂、搽剂、滴眼剂、阴道栓剂等等。局部用药也要注意用药剂量合适，否则，也有可能产生毒性反应，如小孩用阿托品滴眼，进行眼底检查时，有的可能引起吸收中毒。

以上各种给药方法各有利弊，应根据病情需要和药物性能加以选择，而不要主观随意地去选用，最重要的要遵照医嘱。凡是可以用口服药达到治疗目的的，应尽量不要打针，以防止注射给药造成传染。但是需要通过打针给药时，也不能拒绝打针。只有坚持正确的给药方法，才能达到最佳的疗效，做到合理用药。

三、用药的注意事项

1. **药品的"慎、忌、禁"**。常常标有"慎用""忌用""禁用"等范围的规定，它表明同一种药物对于不同的人，或是不同的药物对于同一种疾病，都有产生不良反应的可能性和必然性。因此，在服药时，一定要弄懂"慎用""忌用""禁用"的含义，才能确保用药安全、用药合理，切不可疏忽大意，否则就有可能受药害，甚至酿成恶果。

"慎用"是指可以使用，但要谨慎从事，密切注意用药后有无不良反应，在使用时，如若发现问题要及时处理，并停止用药。例如哮喘患者要慎用异丙肾上腺素气雾剂，这种药可以消除支气管痉挛，深受病者欢迎。然而，英国药物安全委员会经过两年调查，证实过量吸入异丙肾上腺素气雾剂，可致患者突然死亡，其原因是导致血压上升心跳停止，长期使用此药的患者，因已产生耐受性，若用量加大，稍一过量，即可导致死亡。过敏体质的人要慎用抗生素、磺胺类、镇静催眠药、解热止痛药。慎用药的一般对象多见于老人、小孩、孕妇及心脏、肝、肾等功能低下者，或者针对某种或几种病人要慎用的，因为这些人的机体、生理和病理有其特点，药物容易加重其不良反应，故应慎之。

"忌用"药，意为不宜用或不能用。如果服用"忌用"药可能产生不良后果，甚至产生恶果。例如肺气肿病人"忌用"安眠药，因为催眠药如鲁米那、速可眠、阿米妥等都是通过抑制中枢神经系统而产生催眠作用的，催眠时也抑制呼吸中枢，这对肺气肿病人危害极大，可使呼吸变浅而次数减少，加重缺氧和二氧化碳滞留，引起发绀，严重者可发生肺水肿或导致呼吸麻痹而死亡。因此，凡"忌用"某药者，一般都要避免使用，若因病确需服用的，需在医生指导下服用，以免危害健康。

"禁用"即指禁止使用。如 TMP（磺胺增效剂），醋酸可的松等药，孕妇禁用。吗啡有抑制呼吸中枢的副作用，故支气管哮喘及肺原性病患者禁用。对病者来说，服用"禁用"之药，不但不会治好疾病，反会被药物所害。因此，切不可麻痹大意。

2. 老年人"慎用"的药物。老年人使用药物应当谨慎,因为他们的体力和体质呈下降趋势,若不注意则有可能产生不良反应或毒性反应。

①要慎用有耳毒性副作用的药物,如链毒素、卡那霉素、庆大霉素、新霉素等药物,因为这些药物能损害第八对脑神经,使人听力减退、耳鸣、眩晕,也能引起耳前庭和耳蜗受损害,兼之老年人听力已逐渐下降,严重的能导致耳聋。

②要慎用有肾毒性副作用的药物或经肾脏排出的药物,如新霉素、卡那霉素、庆大霉素、多粘菌素、磺胺类药物及先锋霉素等类药物,这是因为老年人的肾脏已经逐渐缩小,功能亦逐渐减退,遇有上述药物更易出现毒副作用反应。

③要慎用安眠药、镇静药,如苯巴比妥、眠尔通、利眠宁、安眠酮、速可眠等。长期使用苯巴比妥安眠药,能严重损害肝细胞,对肾脏、骨髓也能造成损害;三溴片、水合氯醛等对胃肠道都有较大的刺激,长期使用会损害胃黏膜;长期使用安眠药,不仅会导致成瘾,而且有可能会引起脑血栓。为了减少对肝、胃、心等的损害,老年人应慎用上述药物。

④要慎用激素等药物,如强的松、氟美松等,因为这类药物能引起血糖、血压升高,使骨质疏松等,糖尿病、高血压、动脉硬化、心力衰竭、骨质疏松病患者,不宜长期使用或大剂量使用激素等药物。

⑤要慎用抗菌素等药物,如四环素、红霉素等抗菌素易损害肝脏,因为老年人的脂肪代谢易发生紊乱,使用四环素等抗菌素能使肝脂肪含量增加,影响钙质的吸收,致使骨质疏松。

⑥要慎用治疗心血管系统疾病的药物,如心得安、异博定、利血平等。这是因为老年人肾素活性较低,有时伴有心动过缓,轻度心衰及呼吸道疾病,服利血平,固然有抗高压的作用,但长期服用会有不良反应,如引起嗜睡乏力、鼻塞、腹泻、体重增加等,并会引起溃疡病、癫痫、心力衰竭、帕金森氏症等疾病。老年人服用它易引起"忧郁症",老年人应慎用或不用利血平降压。

⑦要慎用导泻药酚酞、大黄和果导片等药。老年人身体过胖或腹部无力,肠蠕动减弱,因而易引起功能性便秘,如果长期使用导泻药,不仅能引起结肠痉挛,而且能造成体内钙和维生素缺乏,因此要慎用。如若确需导泻的,使用开塞露比较安全。

⑧老年人对肾上腺素、胰岛素、麻黄素、阿托品、颠茄等药比较敏感,因此使用时要酌情减量并要慎用之。由于老年人对药物排泄慢,易造成药物在体内的积蓄而中毒,故洋地黄类药物,用量应当为青壮年剂量的 1/4 为宜,并应慎用之。

⑨要慎用或不用保泰松、消炎痛或阿司匹林。长期使用保泰松治疗老年腰背及四肢关节疼痛,会引起浮肿和再生障碍性贫血,长期使用消炎痛会引起眩晕、

精神障碍、胃肠出血、胃溃疡、颜面浮肿、腹泻等。保泰松、消炎痛、复方新诺明等药物对骨髓有抑制的作用，老年人是不宜长期使用的。老年用阿斯匹林来解热、消除头痛、腰痛、背痛、天气变化时全身疼痛。殊不知，阿斯匹林对老年人的胃黏膜和肾脏都有一定的损害，轻者可造成老人胃肠不适和出现蛋白尿，重者则能引起胃出血和肾脏受损害，老年人用阿司匹林解热止痛，可使老年人大量出汗，引起虚脱等。

⑩要慎用药酒。药酒有两类：治疗筋骨酸痛药酒，如五加皮酒、虎骨酒、豹骨酒、木瓜酒、国公酒、冯了性药酒；滋补酒，如人参酒、蛤蚧酒、三鞭酒、参杞酒、龟龄集酒、鹊酒、五味子酒等。药酒可以疏通血脉、散瘀活血、祛风散寒、消冷积、医胃寒、健脾胃、提精神等等。老年人选用药酒要对症下酒，用量需遵医嘱或按说明用量，不可过量，过量会引起不良反应。患肝硬化、肝炎、食道炎、胃炎、胃溃疡、胰腺炎等不宜服用或慎用药酒，以免加重和恶化病情。

3. 注意药物的时效，切忌盲目加量。任何一种药物都有时效问题，不要吃过了时效的药物，以免没有疗效而产生副作用。国家为了保证药品的安全作用，对某些抗生素、生物制剂、激素注射剂等规定了批号、有效期和失效期。如008405—2，即为2008年4月5日第二批生产的，有效期2年，即到2010年4月5日为有效期。在药品的有效期使用也要注意药品是否变质或外观上有无问题，毒性是否增加，一旦发现问题要立即停止使用。医生开的药品要按时吃，过了若干时间，病情有了变化，就不要再继续服用了。在治病时，有些病人请求医生"把药量下重些"，有些病人自己购置药品，盲目增加服药剂量，希望能早日恢复健康。可是，这样做法常常适得其反，不仅给机体带来损害，而且可能造成了新病。由于老年人肝脏代谢能力和肾脏清除功能减退，所以老年人用药剂量宜小、不宜大。因此，在用药时要遵照医嘱，按照规定服药，切不可自行加大剂量，以免被药物所害。

4. 家属。亲人等都应帮助老年人用药。有些老年人记忆减退，经常健忘，常常记不清楚是否用药及用药的剂量；有的老人有时会忘记服药或服错药量；有些失能老人吞咽困难或不能自己服药；有些老人随意购药、取药存药、容易造成用药错误。因此，家属、亲人、亲友或医护人员要关心老人，帮助老人服药，以免造成药害或其他不良后果。

四、服药的时间

服药的时间，不仅关系到药物的疗效，而且关系到会不会带来不良的后果，因此，服药的时间也是合理用药必须注意的问题。一般说来，服药的时间应当遵照医嘱，不能随心所欲地任意选择。用药的时间应同病人饮食、睡觉相适应，才能更好地发挥药物的疗效。

1. **空腹时服药**。这种服药的优点是，胃肠内食物较少，药物能迅速进入肠内，经黏膜尽快吸收入血。这有利于发挥药物的疗效。许多药均可在空腹时服用。但是对肠胃刺激强烈的药品、易于被胃酸破坏的药品等等，不宜在空腹时服用，因为它会损害肠胃黏膜，或使疗效降低。

2. **饭前服药**。它主要是使药物不致通过胃液的过分稀释，以利药物的充分吸收，如肠道抗感染药、收敛止泻药、利胆药、胃壁保护药、肠溶片剂，那些对胃肠壁刺激强烈的药，不宜在饭前服药。

3. **饭时服药**。如帮助消化的胃蛋白酶合剂，阿卡波糖片宜在饭时服用，其目的在于直接同食物起作用。对肠道刺激性大的药物，如硫酸铁、左旋多巴等，亦宜在饭时或饭后服用。

4. **饭后服用**。凡是那些对胃肠道有刺激性的药物，如解热止痛的阿司匹林、消炎痛、抗菌素等等，宜在饭后服用。

5. **睡前服用**。催眠药、安定药、作用缓慢的轻泻药、驱虫药、一些妇科用药和抗肿瘤药物，宜在睡前服用。催眠药、安定药服用太早会失去安眠、镇静疗效。

6. **服药间隔的时间，它关系到药物的疗效**。间隔时间太长，治疗失去连续性；间隔时间太短，易于产生副作用或中毒反应。服药间隔时间长短要遵照医嘱，根据病情和药物性能而定。一般来说，吸收快、排泄亦快的药物，服药间隔时间短些，每天可服2~3次，排泄慢的药物，服药间隔时间长些，有的长效制品剂每周只能服1~3次。因此，要具体情况具体对待。有些特殊的药，在发病时立即服用，如退烧药在发烧时服用，月经过多者，在月经期服止血药，这些药在之前或之后用则会毫无效果。

第三节　老年人施补的原则

人到老年之后，机体器官脏腑等的功能渐渐衰退，往往会出现气血两虚，因此，许多老人很喜欢用补药，老年人适当进补是必要的。但是，有些老年人，总以为吃补药有益无害，有些老年人把名贵的食物或药品，如人参、鹿茸、灵芝等当成最佳的补药，也有些老年人把维生素、葡萄糖、多种氨基酸、能量合剂当成最佳补药，等等。其实，补药并非人人吃得，无病体健之人一般不需服用，如若乱补，不仅无益，反而有害，因为正常人的阴阳气血处于平衡状态，如随意乱进补，则会导致阴阳气血失调，而造成疾病。所以补药主要是用于久病体虚且无实邪的病人，或者用于体弱气血两虚的老人。

究竟应不应该用补药？清代名医程国彭说："补之为义，大关哉！有当补不补误人者；有不当补误人者；亦有当补而不分气血，不辨寒热、不知缓急、不分五脏、不明根本以误人者，是不可不进也。"① 可见，进补是大有研究的，不能简单化的看待进补。进补有两种情形：一是体弱多病者（尤其是老人）进补；二是无病养生的进补。究竟哪些人能进补？进补有哪些原则呢？下面作些简要说明。

一、虚证者，宜当补

古代名医张景岳指出："虚者宜补，实则宜泻，此易知也。"又说："实言邪气实，则当泻，虚言正气虚，则当补。凡欲察虚实者，为欲知根本之何如，攻补之宜否耳"②。这就是说，凡虚证者，需用补法，而实证者，需用泻法，补法和泻法都能延年益寿，正如《中藏经》中指出的：其本实者，得宣通之性延其寿；其本虚者，得补益之情必长其年。

何谓虚实证？虚实是用以概括和辨别正气强弱和邪气盛衰的两个范畴，是指导临床补泻的根据。从病因分，外感之病多有余，为实证；内伤之病多不足，为虚证。从病机言，病邪亢盛、机能亢进的急性病，多属实证；正气不足，机能低下，邪气不甚盛的病证，病程较长，多属虚证。辨虚实有整体和局部之分，整体的虚实可以影响局部，局部的虚实亦可涉及整体。实证，从临床表现来看，邪气有余，体壮初病多为实，亢盛为主引起的病症，由于邪气作用于机体的部位不同，其症状亦不同，常见的是发热、胸闷、喘息、气粗、痰声漉漉、腹部胀满、疼痛拒按、便秘、小便不利、舌苔厚腻、脉实有力等。虚证：体弱久病多为虚；人体正气不足为主所产生的病证，或先天禀赋不足，或后天失养损伤所致。临床表现，精神萎靡、身倦无力、面色苍白、心悸气短，或自汗、盗汗，或声音低微，或畏寒肢冷、舌淡胖、脉虚细无力等均为脏腑功能低下和气血津液精微物质不足的表现。

只要能把虚实证区别开来，就能够正确地确定是否要用补药，虚证者方需用补药，而实证者不必用补药。如果不顾虚实证而滥用补药或补品，不但无益，反而有害。如人参能大补元气，生津安神，对气虚者特别合适，能起到"起死回生"之效。但是，不需要补的人乱服人参，会出现口舌生疮、出鼻血、胸闷厌食、咽喉疼痛、大便秘结，甚至引起更严重的后果。因此，凡属实证者，都不能用补药，即使虚证者，也要弄清是哪一种虚证，对症施补，方能收到奇效。虚证有哪些类型呢？祖国医学认为，虚证有气虚、血虚、阴虚和阳虚四种类型。气虚包括气虚之体和气虚之征。前者是指人的机体功能大大减退，后者是指患了疾病

---

① 刘占文.中医养生学 [M].上海：上海中医学院出版社，1989：449.
② 仓道来，宋冠琴.养生万花楼 [M].南宁，广西人民出版社，1993：301.

以后所出现的一些临床表征，气虚者需要补气，补其不足而使气充盈，则虚者不虚，身体可强健而延年益寿。血虚者养血，血液充盈则定能强体健身；阴虚者滋阴，阴虚得补定能健康长寿。阴虚者若不及时治疗则可能转化为气血两虚，阴阳两虚；阳虚者壮阳，阴平阳秘精神乃治。

弄清以上虚证的四种类型，有助于施以补药，并能有效地辨证施补，以达到强体健身，防病治病和延年益寿之目的。

实证同虚证相反，实证需要用泻法，即以药物予以通宣调理。血滞者化瘀，气结者理气，痰湿者化湿，热盛者清热解毒，寒盛者驱寒，以疏通经络，调和气血，化瘀导滞，清热解毒，散寒，以达到人体内的阴阳平衡，使人恢复健康。实症虽泻，但同虚证宜补功效则是殊途同归，即达到人的健康长寿之目的。

在现实生活中，由于人体是一个复杂的巨系统，人的致病因素又极其复杂，因此人体的虚证和实证呈现错综复杂现象，纯属虚证或纯属实证的较少，常常是虚中有实，实中有虚或上实下虚，下实上虚，同时，虚证和实证在一定条件能够互相转化。因此，在用药滋补时，常常是补中有泻，泻中有补，历代医家在用药时，常常是"用药补正，必兼泻邪，邪去则补自得力。"老年人在用药滋补时，也是要小心谨慎的。

二、施补的注意事项

老年人在施补时应该注意以下几个方面。

1. 要注意药物的四性。中草药有四性：寒性、温性、热性、平性。寒凉性质的药物具有清热泻火、解毒凉血的作用，如犀角、羚羊、银花、石膏等，故寒凉性质药物治疗热性病；温热性质的药物治疗寒性病，它具有温中散寒，助阳通脉的作用，如木香调理气滞，用发散以生姜、五味子止嗽痰且滋肾水；平性药一般比较平和，药性寒热不明显，也有偏温偏凉的。老年人用药施补要对症施补，药性用错不但无益，反会被药物所害，例如人参为温性药物，味甘微苦，主补五脏，安精神，明目开心益智，久服轻身延年。人参可大补人的元气，生津止渴，对年老气虚，久病虚脱者，尤为适用。但补得不当，亦会适得其反，例如，有一老妇，因患慢性支气管炎气短难续，动则出汗，气喘益盛。医生以小剂生脉散予服，病情好转。但其女用人参炖鸡奉母，食后咯痰难出，胸闷闭塞，终因气道堵塞而死。该患者本为体质阴虚，素多痰火，鸡参雍气燥火，使痰稠黏，因滞气道而死[①]。

2. 要对症下药，辨证施补。补药大都是指中草药及其制品，也包括西药。补药，顾名思义，是指对人的气血、器官、组织等具有补益作用之药。如各种维生素、人参、鹿茸、黄芪、阿胶、蜂王浆等等。就个体来说，这些药是否补药，

---

① 林乾良，刘正才. 养生寿老集 [M]. 上海：上海科学技术出版社，1982：133.

那要看他（她）的机体是否需要，谚云："用之得当，大黄是补药；用之不当，人参是毒药。"又云："补药用之得当，效如反掌；用之不当，祸不旋踵。"有一位65岁的老人，每天喝人参酒，不多日嘴唇起泡，鼻孔出血，医生诊断为"火盛"，停服后"火盛"消失。因此是否需要施补，必须对症施补，具体情况具体对待，切不可以为吃补药总有益处。

怎样对症施补？要对症下药，辨证施补。治虚证要先照顾正气、元气。正气存，养正气，邪气定去。如果正气未损，邪气亦微，则不宜吃补药，此时若补之，则对正气不但无益，反而帮助了邪气，滋助了邪气，这时吃补药必有害处。用补药时，还要分清是哪种类型的虚证，是阴虚，还是阳虚，是气虚还是血虚，不同的虚要运用不同药物施补。例如，气虚可以服人参、党参、西洋参、黄芪、茯苓、山药、人参、蜂王浆、补中益气丸、人参归脾丸等补药治疗。总之，只要对症下药，辨证施补就能达到预期目的和效果。

老年人常常体弱多病，气血两虚，如果老年人能积极正确的养生，根据自己不同的体质和疾病的需要，弄清寒热虚实，脏腑阴阳，对症地选择滋补药物，就能有效地治疗疾病，增强体质，延缓衰老。如果不能对症施补，或滥用药物，就有可能造成无法挽回的不良后果。清代名医余听鸿深谙攻补之道，他说：见病不可乱补，一回误补，十回不复，服药者何不慎乎。因此，正确施补的问题应引起老年人注意。

3. 要辩证施补。所谓辩证施补就是指施补时要注意辩证法、防止片面性、绝对化的形而上学思维模式。

①要因人、因病施补。就是说施补要根据老年人的身体状况、年龄、疾病情况等对症施补，千万不可脱离人的具体情况而盲目的施补，否则施补不但无益，反而有害。

②要因时施补。就是说，施补要根据季节变化，要顺应四时的变化，因为自然界四时的变化，对人的生命活动有一定的影响。补药多为甘温之品，只有遵循自然界四时变化，才能发挥其补益作用，否则就可能出现副作用，例如春天主温，气候转暖，阳气升发，无病者不宜进补，靠主观能动作用激发自身阳气。久病体虚的老年人，可以用些平补之药来帮助阳气的发挥，可选用红参、生晒参、太子参和党参等以补益元气，但切忌用量过大、施补时间过长。

③施补要适度。老年人在进补时，一定要掌握好分寸，要坚持适度的原则。就是说在进补时要循序渐进，不要补得太过、太猛，不要以为补得越多越好。否则，也会破坏人体内的阴阳平衡和内稳态。严重者能危及老年人的生命，因为老年人的承受能力是很有限的。因此，老年人在进补时要适可而止。

④施补要有主有次，切不可杂而乱。老年人常常有多种慢性疾病，因而老年人用药物养生，治疗就较为复杂，常常需要服多种药物，形成了杂乱服药的局

面。在这种情况下，老年人服药要注意辩证施治、辩证施药，要注意抓住主要矛盾，同时兼顾次要矛盾，切不可眉毛胡子一把抓，更不能把主要矛盾当次要矛盾抓，也不要企图一下子把所有病都治好了，欲速则不达，还会走向反面。祖国医学治疗疾病，组方要求按君臣佐使配制，这样治疗就能主次分明，让每位药都能发挥其功能，各味药又能从整体上互相配合，以达到整体治疗的作用。

⑤在变化中施补。世界上一切事物都处在不断变化、运动和发展之中，人体的虚实、阴阳、疾病、健康也是处在不断变化之中的，老年人在施补时，要注意虚实，阴阳的转化，不断调整施补，以达到延缓衰老和延年益寿之目的。

三、老年人常用的补药

延缓衰老、延年益寿的补药很多，老年人不必选用很多补药进补。老年人一般都有气血两虚，因此，老年人应从气血、阴阳两个方面选用适合自己体质、病情来施补就可以了。

1. **补气药**。补气药用于治疗气虚证的，气虚类型很多，如卫气虚、心气虚、肺气虚、脾气虚、肾气虚等等。因五脏六腑功能有别，气虚表现的证候亦不同，具体补法也不同，那一脏腑虚就补那一脏腑，根据不同脏腑之气虚，用不用的补气方药治疗，切不可千篇一律的乱补之。

常用的补气药有：人参、太子参、黄芪、党参、白术、炙草、茯苓、山药、薏苡仁、扁豆、大枣、蜂蜜、刺五加、绞股蓝、红景天、饴糖等健脾益气的药物。常用的方剂药有：四君子汤、资生汤、补中益气汤等。中成药有党参膏、参芪膏等。这些药主治气虚证，具有补肺气、益脾气的作用。适用于倦怠无力，呼吸少气，动则气喘、面色苍白、懒于言语、大便溏薄、脱肛、自汗、脉弱或虚火等证。用之不当，可引起胸闷、腹胀、眩晕、头痛、身热、出血等症。

2. **养血药**。补血、养血药是用于治疗血虚证的。由于血虚有各种类型，诸如心血虚、肝血虚、冲任亏虚等等，因而，应根据不同的血虚证候，施以不同的养血药物。

养血是很重要的。血液能够营养全身、脏腑、组织、器官，血液又是神志活动的物质基础。而血液生成的基本物质主要要来源于脾胃所化生的水谷精微的营养物质。脾胃为生化之源，肝藏血、肾藏精。老年人常常是气血两虚，其症状为面色萎黄或苍白、头晕目眩、心悸、手足发麻等等。因此，老年人宜补中益气养血为主。

补血药：熟地、当归、阿胶、何首乌、白芍、龙眼肉、三七等。中成药有十全大补丸（膏）、滋补膏、补气益血膏、参杞补膏等。这些药主治血虚证。适用于头眩目花，心悸失眠、面色无华、脉细、数或细涩等证。用之不当，会引起食欲不振、腹胀、便溏等证。

3. **补阳药**。老年人常常阳气不足，五脏虚损，因而常常阴阳失调，同时老年人又往往气血两虚，血运不周。阳虚症状有：形寒肢冷、乏力自汗、腰腿无力、小便不利。补阳之法，重在温补肾阳。

补阳药：鹿茸、附子、肉桂、菟丝子、肉苁蓉、杜仲、淫羊藿、续断、巴戟天、补骨脂、紫河车、沙苑子、冬虫夏草、蛤蚧、益智仁、锁阳、仙茅、海狗肾、黄狗肾、海马、蛤蟆油、核桃仁、葫芦巴、阳起石、羊红膻、紫石英等。中成药有参鹿补膏、海参丸、龟龄集、全鹿丸、三肾丸、鹿茸片等。这些药主治阳虚证，能助肾阳、益心阳、温脾阳的功能，适用于畏寒、肢冷、腰膝酸痛、阳痿、早泄、遗尿、久泄、脉沉弱等证。应用不当，有助火伤阴之弊，故阴虚火旺者应慎用。

4. **补阴药**。补阴药是用以治疗阴虚证的，即治疗阴精不足，津液亏虚诸证的。阴虚证有许多类型，诸如肾阴虚、心阴虚、肝阴虚、胃阴虚、脾阴虚、热伤阴津，大肠阴亏等证。不同的阴虚需用不同的补阴药滋阴。

老年人新陈代谢较慢，肠胃蠕动也变慢，因而常常出现津液亏乏状况。这种症状表现为五心烦热、盗汗、舌红少苔、午后潮热、颧红、脉象弦数等。此症当以滋阴补养之药，重在补养肝肾，并及五脏。

补阴药：熟地、龟板、天冬、麦冬、北沙参、南沙参、麦门冬、天门冬、玉竹、石斛、百合、黄精、枸杞子、墨旱莲、女贞子、明党参、黑芝麻、桑椹等。中成药有人参固本丸、龟板胶、琼玉膏、龟鹿二仙膏、六味地黄丸、大补阴丸等。这些药主治阴虚证、滋补肾阴、肝阴、肺阴，适用于形容憔悴、口干喉燥、潮热盗汗、虚烦不眠、干咳少痰、两目干涩、舌红少苔、脉细数等证。用之不当，可造成痰湿内阻、胸闷食少、腹胀便溏等证。

5. **补肾药**。补肾法有补阴、补阳，亦有阴阳双补的，用药补者需弄清阴阳，才能对症施补。

补肾药：六味地黄丸、知柏地黄丸、杞菊地黄丸、二至丸等中成药，主治肾阴亏损、遗精等证；龟龄集、壮腰健肾丸、补肾强身丸、益肾丸、五子补肾丸等，主治肾阴不足、腰痛脚软、小便频数、阳痿少精、阴囊潮湿等。三肾丸等有补肾壮阳、强筋壮骨之功，主治梦遗、滑精、性欲减退、神疲力乏等证。定坤丹、乌鸡白凤丸、归脾丸、八珍益母丸、人参益母丸、十全大补丸、宁坤丸等，主治女子肾虚、经期错乱、经量过少及白带增多。

6. **健脾补气药**。老年人一般都有脾胃之气虚弱之状，而脾胃则是后天运化水谷精微，为气血生化之源。脾气散精，上归于肺，通调水道，下输膀胱，水精四布，五经并行。老年人应选择补药以补中益气，延缓衰老，延年益寿。

健脾补气方药有：人参固本丸《养生必用方》、大茯苓丸《圣济总录》、神仙饵茯苓延年不老方《普济方》、仙术汤《和剂局方》、资生丸《兰台轨范》

八珍糕等。

  中药养生需辨证施药，治病求本，虚证当补，实证当泻。由于气血阴阳之间相互作用，相互资生，因此，补气养血不可刻舟求剑，而要辩证掌握，血虚者以养血为主，亦可佐补气药以阳中求阴；气虚者以补气为主，可供养血药以阴中求阳。只有这样，才能达到强体健身、延年益寿。

主要参考文献

  ［1］李时珍．本草纲目［M］．北京：北京出版社，2007.
  ［2］光明中医函授大学．中医药学概论［M］．北京：光明日报出版社，1986.
  ［3］贺振泉，方询信．家庭安全用药必读［M］．北京：中国医药科技出版社，1991.
  ［4］马文飞，等．药补和食补［M］．北京：地质出版社，1983.
  ［5］合理用药编写组．合理用药问答［M］．上海：上海科技出版社，1978.
  ［6］冯国安．安全用药知识［M］．北京：中国医药科技出版社，2005.
  ［7］南京中医学院诊断教研组．中医诊断学［M］．北京：科技卫生出版社，1958.
  ［8］杨世杰．药理学［M］．北京：人民卫生出版社，2001.
  ［9］金有像．药理学［M］．北京：人民卫生出版社，2001.
  ［10］江苏新医学院．中药大辞典［M］．上海：上海科学技术出版社，1986.

第十一章 老年的房事养生

房事养生，即我国古代对性生活养生的称谓，亦称为"行房""合房""入房""合阴阳"、"交媾"等等养生。

房事能否养生？自古以来，众说纷纭。一些人认为禁欲乃可长生，因为房事会带来肾精的耗损，保精可以长生，另一些人认为节欲可长生，房事有度能养生。其实房事能养生，不仅具有辩证哲理，而且是古代养生家和医家长期医疗养生实践经验的概括和总结。

第一节 我国古代房事养生长寿秘法

我国古代的养生家和医家对房事养生进行了大量的研究。在长沙马王堆汉墓出土的15种秦汉时期的竹简医书中，其中有好几种，如《养生方》《合阴阳方》等中都叙述了房事养生之法。这表明了我国的先秦时期，养生家和医家对房事养生进行了研究和探索。在秦汉之际，医家还把房中术列为长生成仙的三个重要方术之一。

我国古代的养生家和医家明确地指出："房中之事，能生人，能煞人。譬如水火，知用之者，可以养生；不能用之者，立可尸矣。""长生之要，其在房中。"[①] 可见，古代养生家和医家认为：房事能养生，并能长生。概括起来，他们提出了房事养生长寿秘法有五：欲不可纵，欲不可禁，行房有度，合房有术，入房有禁。

一、欲不可纵

欲不可纵是我国古代医家和养生家共同的养生观点。南朝的医家和道家陶弘景指出："淫泆无度，忤逆阴阳，魂神不守，精竭命衰，百病萌生，故不终其寿。"唐代著名医家孙思邈指出："恣其情欲，则命同朝露也"他又说："精少则病，精尽则死。"在《千金翼方》中，他把"房事"列为养生的第七项，并引彭祖之语："上士则床，中士异被，服药百裹，不如独卧，夜饱损一日之寿，夜醉

---

① 仓道来，宋冠琴. 养生万花楼 [M]. 南宁：广西人民出版社，1993：331.

损一月之寿，夜接损一岁之寿，慎之。"明代著名的医家张景岳指出："欲不可纵，纵则精竭；精不可竭，竭则真散。益精能生气，气能生神，营卫一身，莫不乎此。故善养生者，必宝其精。精盈则气盛，气盛则神全，神全则身健，身健则病少。神气坚强，老而益壮，皆本乎精也。……无摇汝精，乃可以长生。"可见，反对纵欲，保护肾精是古代养生家和医家房事养生最重要的秘法。

祖国医学认为，人的肾主藏，"主精藏精"是肾脏的主要功能，人的生长、发育、体质强弱、寿命长短均与肾精密切相联。纵欲者必竭其精，损伤元气，引起肾阴亏损，亏则相火变动，导致人早衰折寿。朱丹溪指出的："心，君火也，为物所感则易动，心动则相火亦动，动则精自走，相火禽然而起，虽不交会，亦暗流而疏泄矣。所以，圣贤只是教人收心养心，其旨深矣。"[1] 古代养生家、医家通过长期的医疗实践后观察，深知纵欲的危害，因此，他们大声疾呼：欲不可纵。

二、欲不可禁

古代养生家和医家都反对纵欲，但他们并非就主张禁欲，相反，他们也都反对禁欲。我国著名的长寿星彭祖就竭力反对禁欲，他说："夫远思强记伤人，忧喜过衰伤人，喜乐过差，忿怒不解伤人，汲汲所愿伤人，阴阳不顺伤人。有所伤者数种，而独戒于房中，岂不惑哉。"他还指出，男女相需好比天地相合，"所以补气颐养，使人不失其和。"其意是说，能伤人的因素很多，独禁欲于房事，岂不迷惑混乱，男女相合能使其得到互补，利于健康长寿。

战国时期的儒家大师孟子明确地指出，性乃人的本性，他说："食、色，性也。"孙思邈指出："男不可无女，女不可无男。无女则意动，意动则神劳，神劳则损寿。""凡人气力超人者，亦不可以抑忍，久而不泄，致生痈疽。"古代医家普遍认为："人不可以阴阳不交，坐致病患，""男子以精为元，女子以血为主。精盛则思室，血盛则怀胎。若孤阳绝阴，独阴无阳，欲火炽而不遂，则阴阳交争，乍寒乍热，久则成痨。"[1]其意之说，禁欲不但无益，反而有害，即会导致疾病丛生，而损天年。

三、行房有度

古代养生家和医家既反对纵欲也反对禁欲，而主张节欲、行房有度，既不要恣情纵欲，也不要过于抑制性欲。何谓行房有度？诸家看法略有差异。《春秋繁露》中提出行房的频率为："新壮者十日而一游于屋，中年倍新壮，始衰者倍中年，中衰者倍始衰，大衰者之月，当新壮之日。"元朝王中阳主张："六十者当

---

[1] 仓道来，宋冠琴. 养生万花楼 [M]. 南宁：广西人民出版社，1993：331-332.

闭固勿泄也，如不能持者，一月一次施泄。""年高之人，血气既弱，阳事辄汤，必慎而抑之。……若不制纵欲，火将灭更去其油。"在古代养生家中，有些人主张老年人绝欲，即"急远房情，绝其嗜欲"，因为"无摇汝精，乃可以长生。"①

以上看法虽有差异，但却有共同之处：要节欲，需根据年龄、体质，行房有度。这些见解颇有辩证哲理，为历代医家所推崇。但是，主张老年人绝欲，无论从人的生理、病理及实际情形看，都是片面的，即使在古代，这个观点也遭到过许多医家的反对。

四、合房有术

行房乃夫妻双方的共同之事，需密切配合方能奏效。讲究行房的艺术，方能达到和谐美满的房事，达到性满足，增进夫妻感情，益于身心健康。古代养生家很重视房中术的研讨，葛洪在《释滞》中指出："房中之法十余家，或以补救伤损，或以攻治众病，或以采阴益阳，或以增年益寿，其大要在于还精补脑之一事耳。"

1. 交合之前要嬉戏，以达神意相合。由于男性的性冲动较快，而女性的性冲动较缓慢，因此，丈夫要耐心等待，切忌粗暴，不待妻子性高潮到来，便一泄了之。古代养生家认为，在交合之前要"戏色""徐徐嬉戏"，以达神意相合。正如孙思邈指出的："不欲令气未感动，阳气微弱，即以交合。必须先徐徐嬉戏，使神合意感良久，可乃令得阴气。阴气推之，须臾自强，所谓弱而内迎，坚急出之，不可高自投掷，颠倒五脏，伤绝精脉。"其意思是说，在交合前要互相爱抚，神意相合，激发女性性高潮到来的时机，以决定行房的时机，做到"从容安徐"。

2. 徐徐出入，多交少泄。孙思邈和葛洪等人都主张"深接勿动，使良久"，"数交而泻"比"不数交，交而即泻"为佳。"有度少射，动情不泻，握固不泄，还练补脑""多交少泻可延年。"道家认为："男女俱仙之道，深内勿动精，……乃徐徐出入。精动便退，一旦一夕可数十为之，令人益寿。"其意是说，夫妻可以多交合，少射精，若感欲射精之状即退出阴道，以避免射精，这样可数十次，可延年益寿。

3. 去七损、八益之法。马王堆汉墓出土的《天下至道谈》中提出了男女交合的"七损八益"的养阴育阳健康长寿之法。

"七损"是指损害健康长寿，不利于和谐美满性生活的七个方面，应尽力避免之。此"七损"为："一曰闭，二曰泄，三曰楬（竭），四曰勿弗，五曰烦，六曰绝，七曰费。"其意是说，夫妻交合时，男子精道不通为内闭，行房时大汗淋漓不止为阳气外泄；纵欲无度肾精耗损为竭；男子阳痿无法交合为弗；交合的

---

① 仓道来，宋冠琴. 养生万花楼 [M]. 南宁：广西人民出版社，1993：333.

男女呼吸急促，神昏意乱为烦；女无性欲，男强行交合而损害双方健康陷入了绝境；行房的男子急于施泄，无法养生谓之费。这"七损"对男女双方身心健康均有损害，应努力避免之。八益之法目的在于保护元阳。八益法为："一曰治气，二曰致沫，三曰智（知）时，四曰畜（蓄）气，五曰和沫，六曰窃（积）气，七曰寺（持）赢，八曰定顷（倾）。"其中治气、蓄气、积气指的是在男女交合时，要施以气功导引，以调理蓄养精气；致沫和沫指的是男女交合时要注意滋生津液；知时指的是要掌握好交合的时机；持赢定倾指的是在交合时要巩固精元，不要滥施泄泻，以保护元阳。在夫妻性生活过程中，只要能做到去"七损"，增"八益"，便能达到保护元阳，延年益寿的目的。

五、入房有禁

古代的养生家和医家根据他们的长期实践经验，发现了许多疾病同房事密切相关。因此，他们提出了行房有禁的戒律，诸如饱食、醉酒、疲劳……等等要禁止入房。

1. **醉酒不要行房**。《素问·上古天真论》中指出："以酒为浆，以妄为常，醉以入房，以欲竭其精，以耗散其真，不知持满，不时御神，务快其心，逆于生乐，起居无节，故半百而衰也。"孙思邈指出："醉不可以接房，醉饱交接，小者面黵咳喘，大者伤绝脏脉损命。"

2. **妇女月经期、孕期和产后行房有禁忌**。孙思邈指出："妇人月事未绝而与交合，令人成病。"妇女月经期行房会引起多种疾病，诸如痛经、带下、子宫糜烂、宫颈癌、阴道炎等等。因此，妇女月经期应禁止行房。现代医学证明，妇女怀孕三个月内和三个月，行房事易造成流产和早产，凡有习惯性流产者，孕期应禁止行房，在怀孕中期，最好不要行房，以免影响胎儿的发育。妇女产后，应禁止行房。孙思邈指出："妇人产后百日已来，极须殷勤，忧畏勿纵心犯触及即便行房，若有所犯，发身反强直，犹如角弓张，名曰褥风。"古代养生家还主张在婴儿哺乳期要节制房事，这样有利于母子（女）身心健康。

3. **七情劳伤和气候恶劣禁止合房**。人的疾病或来自七情干扰，或来自六淫的侵扰，七情劳伤和气候恶劣行房易患疾病。因此，古代养生家主张此禁。他们认为，违行房禁忌者，耗精伤身、损气、患病，重则导致早衰、死亡，因此，不可不加以重视。

老年禁欲能否使人健康长寿？曰：否。人们注意到，有家室的人比独身和鳏寡孤独者活得时间更长。在现实生活中，常常可见到没有结过婚的单身汉的心理状态、性格孤僻，他们缺少长寿重要动力的和睦友爱的家庭，没有性生活的乐趣。这样，失去家庭欢乐的独身生活有损于人的身心健康。据有关资料，在25～40岁之间，已婚者死亡率比独身者低50%，其他年龄段的情况也大体如此。丧偶是加速中老年衰老的一个重要原因。在国外，许多医学家将正常的性生活列为健康长寿的养生法之一。

第二节 老年房事养生的新理念

长期以来，人们对于性、房事存在着神秘感和羞耻感，至于老年人更是应该远离性的。老年人谈论性，追求性更是可耻之事。这种旧观念是应该抛弃的。

一、抛弃旧观念，确定新理念

由于封建思想的长期影响及腐朽的剥削阶级过着淫泆糜烂的腐朽生活的恶劣影响，兼之某些片面的宣传，使一些人把性生活视为"低级下流、耻辱、卑贱丑陋之举""龌龊之行为"，谈论它是讳莫如深的。一些青年人快要结婚了，还不懂性生活文明。有些老年人更是怕谈性生活，怕人说"老不正经""老来淫荡"，似乎性生活是青壮年、中年人的专利；又有些老年人怕性生活损年折寿，因此，这些老年人忍受着"性饥饿"，控制着自己的性欲，过着苦行僧的生活。性偏见，性愚昧，性淫荡、性神秘、性落后，在我国具有一定的普遍性。

人是一种社会化的高级动物。她有自然属性和社会属性，前者是指人在生物学、生理学方面的特性，如吃喝住穿性等，它是由人的肉体组织决定的；后者是指社会生活方面的特性，如人的经济、政治、思想倾向、需要和欲望。它是社会关系的产物。性欲、性冲动和性行为是人的自然本性，是天赋予的人性。性是正常人性表现。男女两性在性成熟后，都会产生对异性的需要，如果没有这种需要，反而是不正常的，甚至是病态的。现代医学表明，人到了青春期（女孩 16 岁左右，男孩比女孩约晚两年），性激素分泌急剧增加；男性的雄性激素是由其睾丸分泌的睾丸酮，女性的激素是由卵巢分泌的雌性激素和孕酮。人的性器官逐渐达到成熟，睾丸和卵巢在垂体分泌的促性腺激素的作用下，迅速发育，并分泌性激素。在两性青春发育期，雄、雌性激素分别促使两性生殖器官成熟，并出现第二性特征，即男性长出体毛（胡须、腋毛、阴毛）、变声、阴茎和睾丸发育；精液的分泌（射精、泄精）、骨骼变硬、肌肉发达、出现男性特有的气味等等。女性亦长出体毛（腋毛、阴毛）、子宫及卵巢的发育、月经的开始（初期）、乳房的隆起，骨盆的扩大、皮下脂肪的增加，出现女子特有的气味等等。

人的性欲随着男女激素分泌的增加而不断增强，通常在 20 岁左右，人的性欲达到了最旺盛的时期。男性的性成熟比女性要晚一些，但成熟的过程比女姓强烈，它开始于少年期，持续到青春发育期以后的二至三年；男性的性欲是自发的，青年性欲亢进是其特征，即它以很高的性兴奋以及色情兴趣和幻想的增强，女性比男性成熟要早，女子性欲亢进不像男子那样强烈，而是缓慢的，渐进的，在成熟后若干年内才能达到高峰。因此，对于那些合法夫妻来说，经常地适度地过性生活是合理的，合法的，是符合人的自然本性的。而禁欲，视性生活为"低级下流龌龊行为"的观点，是违背人性的，因而是不正确的。

虽然人的性行为随着年老而逐渐衰退，但大多数老年男女仍然有着性情感，性要求和性行为。老年人的性要求和性行为是老年人的正常生理要求和心理需要。国外资料显示，恩爱的老年夫妻的性兴趣和性能力能维持到70～80岁，少数可维持到90岁以上。据有关资料，大约70%的男性在65岁仍然有规律地保持性兴趣，在78岁年龄组中，还有25%的人仍有不衰减的性生活。老年时期平均约有20年左右，老年人的房事是增强夫妻感情的一种方式，它能使双方互依互靠，分享快乐，减少孤独之感，增强晚年生活的自信心。因此，基于法律而缔结婚姻的老年夫妻之间的性生活是合理合法，是合于人的自然本性，也是合乎社会伦理道德的，不能说老年人过性生活就是"老不正经"是"淫荡"。我们应该从旧思想中解放出来，确立新理念。

老年禁欲会给家庭带来阴影乃至婚姻的破裂，给老年男女带来精神上的痛苦。如果老年男子的性欲长期得不到满足，便会产生对妻子的离异思想，也容易造成婚外恋或婚外性行为，走上损害健康的纵欲歧途。如果老年女子的性欲长期得不到满足，便会产生对丈夫的不满，产生烦闷、苦恼、疲倦、肝火旺，总想大发脾气，对工作生活缺乏兴趣等。老年夫妻性生活的长期不协调、不和谐或夫妻不过性生活，是当今老年离婚的一个重要原因。婚姻的破裂，不仅对男女双方的身心健康都会带来损害，而且对家庭、社会的稳定带来不良影响。

二、老年房事养生的新内涵

什么是房事？有些人认为房事就是人们性生活的直接性交。这种看法把人类的房事同动物的性交等同了，把人类的房事简单化了，否定了人类性生活中的心理的、精神的、情感上的、人文的等高级的精神享受和心理精神的满足，因面是不正确的

1. **性包含着丰富的内涵**。人的性是人的生物的、生理的、心理的、精神的社会活动现象。首先，人的性是人的生物的生理活动的本能。古人早就说过："饮食男女、人之大欲。"由于人体内的"性激素"的不同决定了男女的差异，由于男性体内的"雄性激素"和女性体内的"雌性激素"，使男女之间产生了性冲动和性需要生物的生理本能。其次，人的性决非是动物的纯生物的生理自然能本能，而是包含着心理的、精神的、人文的更高级的内涵。人的性要求，性行为是人的高级精神生活的享受，即它能给人带来快乐、幸福和精神上美的满足和享受。老年人的性爱已经不是为了繁衍后代，而是人的感情上的需要，它能使老年

人感受到生命的快乐、幸福和精神满足的享受，它是激发自己的积极性和热情的力量。最后，人的性是社会性的活动，它受人的性观念，性伦理，性价值等的制约。就是说，只有发生在通过法律缔结了婚姻关系的夫妻之间的性行为，才是合法的、合乎道德的，否则就是不合法的，甚至是卑劣的、不道德的。

鉴于人类的性行为同动物性行为的本质区别，人类的性行为应该包括如下的完整内涵：①目的性行为：它是人类世代相传、繁衍后代的生物生理的本能，即实施性器官的直接性交。②过程性行为：人类性生活是一个完整的过程，包括性交前的"嬉戏"、亲吻、抚摸、甜蜜的交谈，即夫妻之间调情的心神相合；性反应的周期：兴奋期、平台期、高潮期、消退期，即男女之间肉体的精神的融合；性交后的"亲妮""交谈"等等。因此，夫妻之间的性行为，性生活的过程不同于动物自然生理本能的性交。它不仅具有动物的生理的自然本能，而且更为高级的是一个心理、精神、意识情感活动的过程，人的性行为、性生活是一种高级的精神满足和精神享受的过程。可是，有的人把男女的性生活仅仅理解为直接性交，仅仅理解为性欲的满足，这种看法把人的性降低到了动物水平，忽视了性生活的心理精神情感上满足。③边缘性行为：它是指得到一定性满足的精神情感交流的行为[①]。在日常的生活中，夫妻相处的许许多多活动，受到性吸引的驱使，虽然不是直接性行为，但多多少少带有性行为的性质，诸如亲吻、拥抱、抚摸、嬉戏等等。社会生活中一些不捡点的男女之间性骚扰，性侵犯大体都属于这种类型，而一些严重者、恶劣者就可能属性犯罪了，可见人的性生活比动物性要复杂得多、丰富得多、完整得多。

2. 老年房事养生的新内涵。人进入老年以后，性激素的分泌量有不同程度的降低，生殖系统的各器官都有不同程度的衰退。因此老年男女的性功能逐渐下降，这是不可抗拒的自然规律。但这并不意味着老年人的性欲就丧失了，人的性欲，性生活对于健康状况良好的老人来说，可以维持到生命的尽头。和谐的性生活，不仅有助于老年人的健康长寿，而且又是老年人健康的表现。

据国外对 500 名年龄在 45～71 岁的男女调查：在男性中，61～71 岁年龄组其性生活频度是每月一次或一次以上的占 75% 以上；61～65 岁组中有 37% 和 66～71 岁组中有 28%，至少每周有一次性生活。在女性中，61～65 岁者中有 61%，66～71 岁者有 73% 没有性生活。日本东北大学泌尿科调查发现：60 岁的性生活每月为 3.7 次，70 岁每月 1.9 次[②]。因此，说老年人没有性欲或性无能是没有事实根据的。

为了更好的地过好性生活，搞好房事养生，老年人首先应该提高对性生活的

---

① 徐晓阳，黄勋彬. 性医学生[M]. 北京：人民出版社，2007：49，50.
② 耿德章. 中国老年保健全书[M]. 北京人民卫生出版社，1994：122.

认识，抛弃老年人过性生活"荒唐""不正经"的旧观念，认识到老年人的性生活既具有锻炼身体的作用，又具有愉悦精神的享受和消除紧张情绪的作用。美国的性学家尤金·斯科曼指出："有益于健康的性生活是一副大自然给予的镇静剂，不仅能减少紧张的情绪，而且可以造成一种普遍的宽松气氛与健康感。"因此，老年人不必压制自己的性欲，过着苦行僧的生活。其次，老年人应以积极的态度，科学的精神，努力学习一些必要的性知识，研究自己如何过好性生活的方式、方法，如何营造性生活的氛围，研究老年人性生活的体位姿势，性药物的运用，性工具的使用，性生活的方式，时间频率等等，以解决老年性生活的特殊的问题。最后，对自己的身体状况，疾病情况应有一个清醒的认识，以确定如何过好自己的性生活。

老年人的身体状况是极其复杂的。有些老年人身体健康，精力充沛，性功能正常，能够顺利地进行直接性交，这些老人不必抑制自己的性欲，而应安排好适度的性生活，过好完整的性生活的全过程。如果长期抑制自己的的性欲，那么性功能是会急剧衰退的。有些男性老人，身体虽然较为健康，但性功能有所衰退，阴茎勃起时间较短，或硬度不够，可采取侧卧、坐位、立位或女上男下体位，让女性涂些润滑油，也是能完成直接性交的。有些男性老人，虽无严重疾病，但由于性器官衰退，阴茎无法勃起，难以直接性交。这些老人仍然可以过性生活，因为我们不能把人类的性生活仅仅归结为直接性交的目的性行为，而应该从更高层次的精神享受上来理解性。他们应该把过程性行为和边缘性行为放在侧重点上。就是说，老年夫妻之间的身体接触，性器官接触、拥抱、亲吻、嬉戏、交谈、抚摸等等，同样可以达到性高潮那样的精神心理，情感性的愉悦，同样可以得到性的满足。它同样有益于老年人的身心健康。

对于老年房事养生，我们要从广泛的意义上加理解，即从爱情的本质上理解。爱情是两性之间由于生理、心理和精神需要而产生的理性感情和社会关系。青年人需要它，老年人也同样需要它。父子之情、母子之情，不能代替夫妻之情。"人到老年更需要爱"这种爱包括性爱，包括更广泛的爱，诸如通过与配偶之间的亲吻、拥抱、说笑、倾诉等等，都能使精神上的情欲得一定的满足，如果我们把这种爱，贯彻到日常生活领域的各个方面，就会形成一种巨大爱的力量，它是一种巨大的长寿力量。前苏联的老寿星百岁老人马尔年夫·伊万说：我们长寿的秘密并不复杂，……只要有一个好的家庭，性格平稳、有耐性、爱劳动，爱亲人，每个人都肯定能活 100 岁。

三、老年纵欲能害身

度是质和量的统一，任何事物都是质和量的统一。行房也要把质和量统一起来，不能只追求数量。就是说，行房要注意适度，注意分寸，既不要恣情纵欲，也不能过于抑制情欲。只有适度，才能有利于老年人的长寿。

纵欲能使老年人致病，早衰、老化，甚至使老年人丧身。因此，欲不可纵，纵欲是老年养生的大敌。

纵欲何以使人丧身？祖国医学认为，人体内极为精微的宝贵的肾精，是人体抗邪防病和健康长寿之根本。它直接关系到人的生长、发育和衰老，关系到人的疾病和健康。在夫妻的行房中，会带来肾精的耗损。行房适度，肾精的耗损对人体影响不大，况且，耗损的肾精将会得到自我补充和自我修复。但是，纵欲就不同了，它会带来大量肾精的耗损，造成肾水不足，形成肾亏，带来脏腑功能的衰退，使人面容憔悴，形体消瘦，精神疲惫，心跳气短，食欲不振，长期失眠，甚至危及人的生命。

从现代医学的观点来看，男性的精液中除了生殖细胞外，还有十几种抗原物质和前列腺液、性激素的混合液，及其他营养物质，在行房时，男女都相应地分泌大量的腺体和激素。这些无价之宝的精微物质，在纵欲中会大量流失，给男女双方带来巨大损失。不仅如此，男性的精液和性激素是由睾丸产生的，过频的射精，会大大增加睾丸的负担，并因"反馈"而抑制脑垂体前叶的分泌，这样会导致睾丸的萎缩，造成阳痿，于是加速了衰老的到来。纵欲，同样会造成女性大量腺体和营养物质的流失，使女性早衰。此外，纵欲还是不育症的重要原因。据现代医学测定，正常男人精液中的精子数量1毫升约为2000万到1.5亿个，如果下降一半，则被称为不育者。性生活过度，会使男人产生的精子数量急剧下降，精液浓度降低；性生活过度，会造成女子阴血不足，难于受孕，即使受孕也可能造成婴孩畸形或先天不足。因此，纵欲是极为有害的。

纵欲丧生之严酷事实是大量存在的，最典型者，莫过于历代王朝的统治者。历代封建帝王除极少数长寿的，如乾隆皇帝活了89岁，朱元璋活了70岁，大多数都是短命的。虽然他们死亡的原因错综复杂，但其中一个重要原因是他们纵情恣欲，他们陶醉于三宫六院七十二妃的淫声美色之中，追逐着"金屋藏娇，妖丽盈房"的荒淫生活，纵情恣欲，务快其心，于是肾精涸绝，不及半百则殒命。我国明朝15个皇帝平均寿命为42.5岁，最短的明熹宗朱由校只活了23岁。唐代名医孙思邈一针见血的指出："王侯之宫，美女兼千，卿士之家，待妾数百，昼则以醇酒淋其骨髓，夜则以房室输其血气，耳听淫声，目乐邪色，……会有一疾，莫能自免。"①

一般说来，老年人恣情纵欲的很少，多数性欲减退，甚至出现性冷淡的不少。但是，也有少数老人性生活过频而又勉强的，消耗过多而影响健康的，还有极少数老人性欲亢进，即老年人性欲过盛，则为阴虚阳亢，阴虚造成"阳强不能

---

① 仓道来，宋冠琴．养生万花楼［M］．南宁：广西人民出版社，1993：348．

秘"病症，可能是前列腺肥大症的"信号"，若任其自流，纵欲色情，会导致阴虚加重，病情恶化，导致百病发作，直至"精气乃绝"走向死亡。遇有此症，要注意"养心"，用意志力去"节欲"，夫妻暂时分居，减少刺激，以保阴养精，亦可服滋阴降火药，如知柏地黄丸，但要忌服人参蜂王浆、人参等助阳之品。老年养生，应淡泊名利、戒之在得，以制辄盛之阳，恬憺守神，以净贪色之心，才能长命百岁，以尽终其天年。

四、老年房事养生利于健康长寿

老人房事养生何以能使老年人健康长寿呢？其理由如下：

1. 性生活能增进老年人健康的科学依据。适度的性生活对于老年夫妻双方都是有益无害的，因为老年夫妇性交能够使体内的 β-内啡肽分泌增加，神经免疫功能增强，自然杀伤细胞和巨噬细胞活动增加，这皆有益于老年人的健康长寿。适度的性生活，能使老年男性人的前列腺经常保持通畅，血液循环得以改善，有助于老年男性避免和减少前列腺炎的发生。适度的性生活能使老年妇女减少许多妇科病的发生，因为男性精液中有一种重要的抗菌蛋白——精液细胞浆素，具有抗生素功效，能杀灭葡萄球菌、链球菌等病菌，丈夫的精液能滋润阴道，并具有消毒杀菌作用，故适度性生活有助于老年妇女健康。

老年人的适度性生活具有延年益寿的作用。科学工作者研究发现：没有性生活的老人，由于性器官得不到刺激，所以会发生废退性的"性萎缩"。老年人随着年龄的增长，性功能本来就逐渐衰退，如果老年人长期不过适度的性生活，那么老年人的性功能就会全部丧失，因为没有性生活，睾丸或卵巢、脑下重体前叶的促性腺功能就会下降，雄性激素或雌性激素分泌就会减少，老年妇女会导致废用性阴道萎缩，老年男性会导致废用性阳萎，从而加速人的衰老过程。如果老年人经常过适度的性生活，那么老年人的性功能就能得到保持。不仅如此，由于性生活刺激专门分泌性激素的人的脑下部和脑下垂体，能使激素分泌正常，它有促进机体各个方面新陈代谢和血液循环的作用，性腺的分泌不仅有保持性功能的作用，而且对造血、脂肪代谢及调节水和电解质的平衡有重要作用。此外，老年人适度的性生活的刺激，能使老年人的大脑神经得到调节，使机体的适应性增强，保持人的生理功能的相对平衡，有益于老年人的身心健康和延年益寿。相反，如果老年人没有适度的性生活，则会使老年人内分泌紊乱，情绪不易稳定，重者则影响老年人的身心健康。

2. 性生活能使老年人阴阳互补，有益于健康长寿。老年性生活确实会给人带来肾精、能量的耗损。但是，同世界上一切事物无不具有二重性一样，性生活也具有二重性，即"阴阳为天下之道，男女之合有损有益"。适度的性生活有益于人的健康长寿。

祖国医学认为:"人生有形,不离阴阳",人的正常生理是阳得阴而化,阴得阳而通,一阴一阳相须而行。现代医学表明,男女都各有自己的生物场,在行房过程中,男女两场相互作用,适度的和谐的性生活,两场柔和地相互作用,不仅能使男女双方采阴补阳,采阳补阴,而且能达到互相治疗疾病的目的。尤其是男性的精液中有十几种抗原素,具有丰富的营养价值,乃无价之宝,它不但可以滋补女性的身体,而且能增强女性御病的能力,它绝不会给女性带来任何损害。现代医学家研究表明,适度的性生活,可使男性睾丸酮的分泌增多,而睾丸酮能提高骨髓的造血能力,使人肌肉发达,减少体内脂肪的贮存,利于预防高血压、血管硬化等病。适度的性生活,对女性来说,可增强卵巢的生理功能,使月经正常,还能延迟更年期;适度的性生活,还能使骨盆、四肢、关节、肌肉和脊柱有更多的运动,能促进血液循环,增强心肺功能和肺活量,对缓解精神紧张有着特殊的效果。由此可见,适度的性生活不仅不会影响老年人的健康,相反,有益于老年人的身心健康和延年益寿[①]。

老年人在行房过程中,可以采取房中的气功养生之法来采阴补阳或采阳补阴。

(1)"八益法"。此法中的治气、蓄气、积气讲的是指在男女交合中,要施以气功导引之术,以调理和蓄养精气;知时,指的是男女房事须先叙绸缪,申缱绻,使志和意感,若男急而女不应,女动而男不从,则双方都有损害,故要知其时而为之;治气时要收敛肛门,深呼吸30次左右,使气下沉于下丹田;蓄气时男女临交之前,双方收敛周身之气蓄于阴部,男性使阳物渐大昂挺,女性使阴道口开而有温热湿润感;积气,即夫妻交合,时而停顿,即阳物在阴道内不要摇,敛气至阳物,使阳物热而壮;致沫,即引下丹田之气至会阴穴,然后松弛背和尻,使由上而下合于丹田之气行于身之四周;和沫,即男子阳物进入阴道后,不要迅速的多次抽动,应徐徐出入,缓缓行之,以使阴水渐渐充赢,布满阴道;持赢,即阳物壮热后,切勿暴击,使其在阴道内挺举;定倾,即阴精已泄,乘阳物尚未疲软之时即抽出阴道。此八益法,把气用于房事之中,有利于阴阳互补,有利于夫妻双方的身心健康。

(2)采气法。唐代名医孙思邈提出了一种采气法,以使夫妻阴阳互补。这种方法是:深接勿动,使良久。气上面热,以口相当,引取女气而吞之。可疏疏进退,意动便止。缓息瞑目,偃卧导引。这种采气法男女均适用。

(3)练丹长寿法。医学著作《仙经》中认为:男女俱仙之道,深内勿动精,思脐中赤色大如鸡子,乃徐徐出入;精动便退,一旦一夕可数十为之,令人益寿。其意是说,男女交合时应将意念集中于肚脐,意想肚脐中有如鸡蛋大的赤色

---

① 仓道来,宋冠琴. 养生万花楼[M]. 南宁:广西人民出版社,1993:334.

气团，同时慢慢抽动阴茎，若感身射精之状，即将阴茎退出阴道，以免射精，如此可进行数十次。此法能保护精元，修炼内丹，故能益寿。

3. **性生活对老年人的心理、精神起着重要的调适作用**。科学研究表明：性生活不仅是人的生理过程，而且更重要的是一个心理和精神的过程。老年人的性生活能够愉悦老年人的心理和精神，增加老年人的心理快感，减少老年人的孤独、寂寞、空虚等影响长寿的不良感觉和情绪，从而消除老年人的精神上紧张感、抑压感和沮丧感。前苏联著名的科学家科恩指出，性行为可能是用来达到下述目的的一个手段：松弛（减少紧张）；缓和性紧张；延续后代，生育子女；休息（恢复）；得到快感；取得知识；满足好奇心性的自信；检验或显示自己的能力；达到某些非色情的目的等等。从以上可以看出，许多目的不是生理方面的，而是心理方面的，即达到精神，心理的满足，这种性满足，能使人忘却一切的烦恼和疲劳，使人深深地沉浸在爱情之中，这种爱能使人恢复心理上和道德上的平衡，能给人带来乐观情绪，并给人以力量。列宁同克·蔡特金谈话时说："共产主义不会产生禁欲主义，只有生活的快乐，生活的力量，而这些都是从得到满足的恋爱生活产生出来的。……在性的问题上普遍的亢进，不是给予而剥夺了生活的快乐和力量。①"

我国科研工作者于1978年对广西省巴马县长寿老人调查显示：在50位90岁以上的老人中，夫妻同居二十年以上者占68%，同居50年以上者上41%，同居60年以上者占26%，这个调查说明和谐稳定的夫妻生活，其中包括性生活，是健康长寿的重要因素之一。

无数事实表明，行房适度不会影响人的健康，不会导致人的早衰。在谈到性生活的积极作用时，前苏联A.A.博戈莫列茨院士说："性器官的自然功能就是维持和延缓人种。如果性器官不负担过重，那么，性功能保持的时间越久，对长寿就越有利。但是，人为地使它成为纵欲的源泉，滥用性器官，只能使肌体提前衰竭，过早老化。""争取长寿的原则是：决不过量，应该珍惜欲望，欲望是创造的强大动因，是爱情的长寿的推动力。"② 因此，性生活不仅能使老年人获得性满足，性愉快感，而且对于调节老年人的心理、情绪、精神都起着良好的积极作用，它有益于老年人延年益寿和健康长寿。

4. **性生活能够有效地调节老年夫妇之间的关系**。人的性爱是一种天然的吸引力，是萌发爱情的生理基础。夫妻之间在性生活上的真诚和互相信任，和谐的性生活是巩固和发展爱情，建立幸福家庭的重要条件。性爱的结晶生儿育女又成了巩固爱情、创建和谐家庭的纽带。夫妻之间性生活的不和谐、不协调往往会造

---

① 克·蔡特金. 列宁印象记［M］. 北京：三联三联书店，1979：69，71.
② A.A.博戈莫列茨. 长寿［M］. 前苏联基辅，1939：126.

成夫妻感情的裂痕，它是当前男女离婚的重要原因之一。因此，性生活是调节夫妻关系的一个重要方面，也是有效调节老年夫妻之间关系的重要方面。

性生活对于调节老年夫妻关系还有着特殊的意义。老年人从工作岗位退下来以后，夫妻朝夕相处，接触多了，分歧、误会、矛盾也会增多，难免会有互相摩擦，甚至发展到"唇枪舌剑"，夫妻之间，家长里短难免出现烦恼或困窘的现象。同时，进入老年后夫妻各自的性格、心理、生理、志趣爱好，生活习惯等等也会发生不同程度的变化，它对夫妻关系既有正面影响，也有负面影响，使对方难以适应，甚至产生离心离德作用。因此，老年夫妻之间就需要调节好关系。改善夫妻关系的方法很多，其中老年夫妻之间温柔体贴的性生活，彼此之间互相满足、情感交流和互相沟通，能有效地增进夫妻之间的感情，营造一种和谐的氛围和温馨的气氛，不仅能使双方获得快感、愉悦、情感交流、体验生活，而且能使老年人感到晚年的生活幸福，使"老年恩爱格外深"。这种和谐的适度的性生活能有效地化解夫妻之间的矛盾，它是老年人伴侣间精神、心理上相容的安慰剂和调节剂，使夫妻间及至整个家庭能够和谐，同时有利于老年人的身心健康。

"孤独"是老年人可怕的天敌。有些老年人失去了心爱的配偶，整天处在孤独寂寞之中。老年学家认为，老年人再婚，互相关怀，互相帮助，过着适度的性生活，分享欢乐，分担痛苦，可以使他们摆脱孤独，为长寿创造真正的小气候。大量事实表明老年人再婚，焕发了青春，老年人心情更舒畅了。在老年夫妇中，常常出现，一个人去世，另一个人会感到极度难过，在家里，如果没有精神支柱，人会很快死去。创造世界长寿纪录的老寿星，17世纪的匈牙利夫妇亚诺什和萨拉·罗维尔，他们俩共度了147年，两人于1825年相继去世。去世时，丈夫172岁，妻子164岁，他们的儿子116岁。由此可见，和睦友爱的家庭是长寿的重要推动力。家庭使人的生活正常、有条有理，有家室的人比独身者或鳏寡者活的时间更长。Д·萨茨医生曾说过：夫妇长寿往往"成双成对"这个规律不是偶然的，他们不仅庆祝了金婚，而且活到了结婚一百周年纪念。

第三节　老年房事养生的注意事项

老年人的房事同中青年人的房事有着不小的差别，因为人到了老年体力逐渐下降，各个器官的生理功能，特别是性器官的功能有所下降、衰退，因此老年人的性生活就不能像中青年人那样较为频繁和较为激烈，而要谨慎从事。老年房事养生应注意以下几点。

一、老年的性生活要顺其自然

人的性欲是自然而然地激活起来的。中青年人体内的性激素分泌较多，男性的睾丸酮分泌也较多,中青年的体力也较好,因此,中青年的性欲自然激活较快。而老年人的性激素分泌逐渐减少,因而老年人的性欲的激活自然较慢。但是,绝大多数的老年人的性欲也会自然而然的激活起来。当老年人性欲激活到想要过性生活时,就应向配偶主动提出过性生活,如果配偶因家务劳累或其他原因不想合房时,不要勉强,决不要强行行房,而要弄清原因,做好思想工作,选择合适的时机合房,这样既有助于增强夫妻感情,提高合房的质量,又有利于夫妻双方的身心健康。

在合房过程中,由于老年人性器官功能有所衰退,特别是老年男性阴茎勃起较慢,勃起的时间较短且常常硬度不够,这是正常现象。这时男女双方在心理上,精神上不要着急,不要紧张,而要顺其自然,人的心理上的平和自然,就能使性器官的功能达到最佳状态,愈是着急,愈是精神紧张,就会达不到最佳状态。不少人性生活的失败或达不到最佳状态,常常是由心理紧张因素造成的。

在合房过程中精神要集中,即把精神集中在和谐性生活上,如果不排除其他干扰,精神分散或受到其他干扰,男性的阴茎很容易失去硬度,难以继续性交。如果人的精神集中,集中到性生活上,那么就能使兴奋加强,使性器官达到最佳状态,这样就能使性生活和谐并顺利完成,使男女双方沉浸在性高潮之中,获得性愉快的精神满足。

总之,在整个性生活过程中,老年男女双方都要顺其自然,不必刻意强求,能直接性交的就直接性交,射精与否及射精多少,均应顺其自然;不能直接性交的,重点放在过程性行为和边缘性行为上,不必执意强求,而应顺其自然,就是说,性生活的全过程是在自然情况下进行的,没有不适的感觉。这样的性生活是自然的,是和谐的,它对老年男女双方的身心健康都是有益的。

二、老年人的行房频率要适度把握

如何把握老年人行房的频率?规定老年人行房的频率是极为困难的,因为老年人的年龄、体质、健康状况、生理情况、生活方式和性欲强弱程度差别很大。因此,难以提出一个固定不变的公式。每对老年夫妇只能根据自己的情况而定。但是,如果行房后,夫妻双方有一方感到虚弱或疲乏,且这种情况持续一段时间,那么,在恢复良好的自我感觉之前,就不要再次行房,待恢复后再合房。我们只能根据老年人的年龄段来概述行房之度。

由于老年人的机体,脏腑功能均已衰退,体内雌激素和雄激素分泌日益减少,性功能也相应退缩,肾精逐渐不足。因此,老年夫妇的房事更要谨慎从事,房事的频率宜大大减少。唐代名医孙思邈认为:"人年二十者(即指20~29岁,余此类推一编者注),四日一泄,三十者,八日一泄;四十,十六日一泄,五十者,二十日一泄;六十者,闭精不泄,若体力犹壮者,一月一泄。"这种看法是对"人生七十古来稀"时代的经验总结,其中包含着随着人的年龄增长而房事递减的合理思想。但是,那时人的平均预期寿命是较短的,约 28.5 岁(杜甫时代)。随着社会的发展,当今我国人均期寿命已七十多岁了,孙医生的这种具体说法已经具有时代局限性了。据我国有关人员抽样调查表明,老年夫妇性生活最佳频率是:55 岁~59 岁约每周 1 次为宜;60~64 岁约每十天 1 次为宜;65 岁~74 岁约半月至二十天 1 次为宜;75 岁~79 岁每月 1 次为宜;80 岁以上者少合房为宜。对于那些体弱多病的老人,其行房频率需大大地锐减。老年人行房的频率,必须根据自己的健康状况,体质和精神状况而定。

老年人常常患有这样或那样的疾病,疾病对老年性生活有着重要的影响。因此,病患者更应注意性生活及其频率问题,某些疾病的急性发作期或治疗期,则应暂停性生活,以防病情加重或发生意外。冠心病患者、心肌梗死患者、高血压病患者在舒张压高至 120mmHg 时应避免性交,以免心脑管发生意外;中风患者和慢性肾功能衰竭患者,多数有性动能障碍者,不可免强进行性交;老年性阴道炎急性期或阴道口有溃疡出血时,应暂停止性生活。总之,要处理好疾病与性生活的关系,需根据老年人的病情及自己体质状况而定,切不可轻率盲目行事,以免影响身心健康,造成不良后果。现代医学证实,频繁地射精会造成中枢神经系统疲劳,免疫功能下降,容易患反复感染,房事过度会使老年人过早老化,乃至丧身。因此,老年人的房事宜倍加慎重。

三、遵守房事道德,谨防婚外性行为

一夫一妻制是我国婚姻法的重要原则,也是社会主义家庭伦理道德的重要原则。所谓一夫一妻制,就是指一个男子只能有一个妻子,一个女子只能有一个丈夫。我国的婚姻法为性爱专一提供了法律依据和伦理道德的要求。只有一夫一妻制才能建立真正美满幸福的家庭。

性爱按其本性来说,具有自主性和排他性,就是说,性生活只能在夫妻之间进行,而不能乱伦,不能今天爱这个,明天爱那个,朝秦暮楚,不能有婚外性行为,否则爱情和性爱就不真诚了。夫妻一生,形影不离,要珍惜爱情,珍惜性爱,坚贞不渝,俗话说:"一日夫妻百日恩,百日夫妻似海深",夫妻之间互相把自己的身体和心灵都献给了对方,应该珍惜这种感情。况且婚姻家庭的建立并不意味着爱情的结束,而是爱情的深化,是爱情不断发展的新起点。夫妻之间在性关系上的真诚和互相信任,是巩固和发展爱情,建立幸福家庭的重要条件。因此,性爱专一是爱情中性道德的重要规范

一般来说,老年人都是遵守爱情道德的模范。但是,由于种种原因,某些老人由于得不到性生活的满足,有时违背房事道德而发生婚外性行为,即我们通常所说的通奸,是纵欲的重要表现,也是社会的一种丑恶的现象。这种行为是社会

主义婚姻家庭关系的潜在的破坏者。通奸的一方或双方都与他人存续着婚姻关系，婚外性行为是以破坏一方或双方婚姻关系为特征的。因此，在我们社会中，婚外性行为是道德沦丧、品质恶劣、伤风败俗的行为，它不仅违背我国婚姻法规定的一夫一妻制原则，而且违背中华民族传统的美德。

婚外性行为是一种纵欲主义和享乐主义。他们受杯水主义、寻欢作乐的腐朽思想影响，把同婚外的异性当作寻欢作乐的"乐趣"，把对方作为性享受的工具；他们把人降低到动物水平，沉浸在享乐主义的泥潭，这就给他们的身心带来极大的伤害。又由于婚外性行为是极端丑陋的行为，他们只能偷偷摸摸地在黑暗中进行，深怕被人发现，惧怕法律的追究，整天提心吊胆，此种行为又深被广大群众鄙弃。因此，通奸的双方在心理上精神上压力很大。精神学家和心理学家认为，这种人处于惊恐和内疚的混乱状态之中，一时的满足，却带来了长期的痛苦。精神和人格的低下，意志和毅力的衰退，会使他们在生活道路上越走越窄，天长日久，就会引起神精衰弱和性衰弱症。有的通奸者，承受不了社会舆论的强大压力和精神上的折磨，走上自杀的道路。婚外性行为还会带来更恶劣的后果，它不仅能使通奸者身败名裂，陷入烦恼痛苦之中，而且会破坏社会主义家庭的稳定，引起事端纠纷，甚至引起凶杀，既破坏家庭的安定团结，又直接影响人们的身心健康。因此，婚外性行为是必须反对的。

四、谨防色情骗子

我国的老年人，绝大多数都经历过新旧社会两重天，他们有较高的觉悟和丰富的社会经验，有着较高的警惕性。因此，从总体来看，老年人是不会被色情骗子们所骗的。

可是，在现实生活中，一些娼妓利用美色勾引一些意志薄弱的有钱单身老人，用肉体骗取老人的钱财；也有一些不法女子，以征婚为名，用年青貌美来勾引一些单身老人，以同老人谈情说爱为名，骗取老人的钱财，有些老人已经上当受骗，少的损失一、两万元，多的损失数十万元等等；还有一些不法的保姆用美色勾引房东老人，以骗取钱财；此外，还有一些受资产阶级思想毒害的老人，用金钱去摘取美色及时行乐等等，诸如此类，都会给社会带来极大的危害，轻则破坏社会和谐，重则给社会带来灾难。因此，谨防色情骗揭露和打击色情骗子，不仅是老年人应尽的责任，也是整个社会应尽的责任。

主要参考文献

[1] 浙江省当代国际问题研究会．中国古代养生长寿秘法［M］．杭州：浙

江科学技术出版社，1990.

［2］曹洪欣，毛德西，麻仲学．中医房事养生与性功能障碍调治［M］．济南：山东科学技术出版社，1992.

［3］耿德章．中国老年保健全书［M］．北京：人民卫生出版社，1994.

［4］［苏］JI·II·列昂季耶娃．人能活多少岁［M］．山东：山东大学出版社，1988.

［5］藏东源，姜克俭，李树军，等．爱情学［M］．济南，山东大学出版社，1991.

［6］徐晓阳，黄勋彬．性医学［M］．北京，人民日报出版社，2007.

第十二章　老年的气功养生

气功是中华民族珍贵的文化遗产,是祖国医学的一颗瑰丽的明珠。几千年来,气功受到多次的否定、排斥和打击,经历了无数次严峻的考验,因其有着深厚的文化底蕴和科学基础,而深受群众的青睐,形成了源远流长的气功文化,盛而不衰。实践证明:气功是一种防病、治病、健身和开发智慧的法宝之一,是行之有效的好方法。它也是最适合老年人养生、健身、延年益寿的方法之一。

第一节　气功的科学内涵

一、气功的科学内涵

气功的内涵是什么?众说纷纭,学术界尚无定论。有的教科书把气功定义为:"气功是调身、调息、调心融为一体的身心锻炼技能"[1] 这样界定气功是值得商榷的,因为①所有武术都是调身、调心、调息融为一体的身心锻炼技能。就掌握和运用专门技术的能力来看,它比气功更为突出,因而这个界定无法把气功和武术区别开来。②三调是练功的三要素,三调融为一体无可厚非,但是把气功说成是身心锻炼技能,即属于技能性知识,否定了气功意气兼练,内练精气神和整体性自我疗法的特点。③把气功说成仅仅是技能性知识,贬低了气功的价值,气功不仅是人们强体健身、防病、治病的有效方法,而且更重要的,气功是人们开发智慧、净化人们心灵、涵养道德的修养功夫。④气功本身不是学科,不属于技能性知识范畴,而是人们强体健身的社会实践活动,它把气功和气功学混为一谈了。因此这样来界定气功是不正确的。

我们认为:气功是人们通过调身、调心、调息三位一体的自我调节、自我锻炼培育体内元气,以达到防病、治病、强体健身获得身心健康的有效方法和锻炼人体内气运行、开发智慧、涵养道德的一种重要方法。

健身气功是气功的分支。《健身气功·六字诀》课题组对健身气功的科学内涵做了个界定,它认为:"健身气功是以自身形体活动、呼吸吐纳、心理调节相

---

[1] 刘天君. 中医气功学 [M]. 北京:中国中医药出版社,2007:2.

结合为主要运动形式的民族传统体育项目。"① 这个定义包含着重要的合理思想，健身气功确实有调心、调息和调形的三者相结合，但是健身气功修炼还包含开发智慧、净化心灵、涵养道德的内涵，这是其他体育项目都无法达到的，此外，把健身气功说成一种体育项目，无法把所有为了健身的气功都概括进去，比如瑜伽功中的冥想瑜伽、超觉静坐、先天自然功、静坐功、卧功、站桩功、儒家功、道家功、佛家功、医家功等等都会被排斥在健身气功之外。

我们认为，所谓健身气功是指以强体健身为目的，通过调心、调息和调形，增强人体内气，以达到治病健身、开发智慧和涵养道德的重要方法。广义地说，气功都是健身气功，气功从它产生那天起就是用于健身的，以后气功的修炼，也都是用于健身的。健身是气功修炼的基础。此外，气功修炼还有开发智慧，涵养人们道德和净化人的心灵的功能和作用。狭义的说，健身气功是气功的分支，气功的外延比健身气功宽，气功的类型很多：动功、静功、动静结合功、硬气功、软气功、轻气功、站桩功、坐功、卧功、行功等等。

二、气功的特点

气功有着自己独特的修炼方式、技巧和独特的效应，有着独特的修炼特点。

1. 自我的意气并练。 自我的意气并练是气功锻炼的重要特点，也是它同体育锻炼最主要的区别。体育锻炼需要用力，它将体内的化学能转化为机械能和部分热能，侧重锻炼人的形体，锻炼肌肉、骨骼、韧带、内脏等，而并不身心兼练。而气功锻炼不必费很大的气力，它是自我练气和练意的结合。气功中的练意是指修炼人的整个精神意识活动，这种活动伴随有思维波和能量放射出来。气功的练气是指修炼人的整个身体的内气，它主要是通过练意念导引达到练气的目的。就是说，在练意的过程中要让人的身体内气得到锻炼。气功的练气是通过降低耗损、培育元气，使内脏、器官、身体各个部分都得到调整和改善。在气功锻炼过程中，人们进入了"恍兮惚兮，惚兮恍兮"的气功态，这种状态使整个基础代谢水平下降、耗氧量、耗血量、耗能量降低到最低限度水平，同时又培育了元气。这种理想的生理状态，即和谐的生理状态，就能有效地调整人体内、外的阴阳平衡，治好许多疾病。

气功的练意和练气是紧密相联的。气功的练气总是在一定意识支配下进行的，因此，气功的练气离不开练意。另一方面，练意又必须寓于练气之中，脱离练气去练意是不可思议的。气功锻炼正是通过练意、练气，进行身、心、息（呼吸）的自我修持和自我调整，来增强人的脏腑功能，从而达到治病健身之目的。

---

① 国家体育总局健身气功管理中心. 健身气功·六字诀（总序）[M]. 北京：人民体育出版社，2003：1.

2. **内炼精、气、神**。内炼精、气、神是气功修炼的重要特点。它与一般体育锻炼不同,体育锻炼时精神不集中于内,而是集中于完成某些动作,产生一定的效应,如体操运动是为了完成编排好的优美的姿势,跑步既锻炼内脏器官,又锻炼肌肉、筋骨皮。但是,无论哪一种体育运动,都不是在有意识地锻炼精、气、神,虽然它对锻炼精、气、神也有重要作用和意义。

而气功锻炼则不然,它主要是修炼人的内在精、气、神,形体的修炼不居主要位置。动功的锻炼虽然有形体的运动,虽然外练筋骨皮,但它主要还是在于内炼精、气、神。静功和动静结合功,其重点更在于内炼精气神。气功的这种内炼,是通过以意领气、意到气到,进行调心、调息和调形来达到的。因此,离开了修炼精、气、神,就不可能有气功,故内炼精气神为气功修炼的显著特点。

3. **整体性的自我疗法**。辨证施治,整体疗法是祖国医学治病的根本原则,也是气功锻炼的重要特征。根据现代系统论的原理,人体是一个复杂的有机整体,是一个巨系统。它是按一定方式结合组成的。祖国医学对病因、机理、治疗的认识及对疾病、健康和康复等解释,无不贯穿着生命整体观的指导思想。

气功锻炼不是从人体的局部出发的,而是把人体视为一个完整的系统。气功修炼,通过调心、调息和调身,进行整体性的自我锻炼,从而在整体上调整人体的阴阳平衡,以达到治病健身的目的。静功的松、静、自然,"恬淡虚无",能有效地从整体上调整人的七情,也能改善血液循环和人脑的功能,调整人体的新陈代谢,恢复和调整人的肌体、脏腑的机能。诚然,气功也锻炼人体的局部,但是,它是把局部修炼置于整体修炼之中的,通过整体锻炼影响局部,而局部又隶属整体并影响整体。许多练功者坚持练功,在不知不觉的过程中就治好了许多疾病,这就是气功疗法的整体性效应。

三、气功的本质

究竟什么是气功的本质?气功的本质就是气功的根本性质。气功是人类健身的自我修炼的社会实践活动。它通过身、心、息的自我调整,培育体内元气,以达到防病、祛病强体健身的功夫,也是激发人体潜能,开发智慧和净化人们心灵,涵养道德的修身养性的重要方法。气功的本质应包括如下三个方面:

1. 气功本质是通过身、心、息的自我调整、自我修炼,培育体内元气,以达到强体健身、治病、防病的功夫和有效方法。这是气功本质的基础,也是气功的初级本质。几千年来,气功盛而不衰,深得广大群众的支持,就是因为它是强体健身、防病治病最理想的健身、养生法宝。

2. 气功的本质在于激发人体内的潜能,开发人的智慧。这是气功较深刻的本质。社会发展到了今天,人类对自然界、对社会、对人自身的认识有了很大的提高。可是,根据医学界的推算,一个人的大脑在一生中能贮存的信息总共约为

5000多万亿毕特（bit，信息量单位），相当于现在全世界图书馆的藏书大约80000万册的信息总量，可惜，人脑的这种潜能至今才开发百分之几。现代医学推算，人脑约有1100多亿个细胞和大约10^{15}个突触，仅分布在大脑皮层的神经细胞约有150多亿。英国的一项统计资料表明，现代英国成年男性平均脑量为1424克，每年在增长0.66克，现代英国成年女性平均脑量为1242克，每年还在增长0.62克。可见，人的大脑还是在不断发展的。因此，人脑的潜能随着实践的发展还需要不断地开发，人类的智慧还会大幅度的发展。气功修炼是激发人体内的潜能，开发人的智慧有效的方法。

3. 气功的本质在于净化人的心灵，涵养人的道德，使人返璞归真，使生命得到真正的解放。这是气功的最深刻的本质。北京大学哲学系教授荷清曾精辟地论述："对气功来讲，它的主要方面，它的整体，它的最高目的是什么呢？……是消除私有制出现与发展而带来的私有观念对人质朴本性的桎梏，将人类从私欲中解脱，从而进一步由大同世界的政治经济思想的解放引向生命的解放，使人做为一个类，从一个境界升入更高的境界。这也就是从古以来老庄直到现代的世外高人和真正具有高德的修炼者、气功师所一意追求和为之奋斗不懈的目的，伟大而又神圣崇高的气功宗旨。"[①]

气功修炼不仅是强体、健身、治病和开发智慧的重要方法，而且是净化人的心灵，涵养道德和修身养性的重要方法。练功和修德、气的运化和道德心性的提高是相辅相成的。只有将净化心灵、道德心性的修炼放在首位，才能真正练好气功。试想，在一切向钱看，私欲横流，唯利是图的心态下，怎能做到松、静、自然，怎能达到"练神还虚，练虚合道"。而气功修炼最终要达到"大道之行，天下为公"的境界，这时的人才是一个真正的人，一个脱离了低级趣味的高尚的人。

上述气功本质的三个方面是相辅相成、辩证统一的。强体、健身、治病是气功本质的基础，没有它，人们也不会去练什么气功。但是，如果不去激发潜能，开发智慧，不去修德，那末也就无法练好气功。而治病健身的目的是为了长寿，为了成为真正的人，如果失去这一战略目标，那末练功就失去了方向。因此，气功本质的三个方面是水乳交融、相互制约、相互补充、相互促进辩证统一的。气功师和练功者应该从这三个方面理解气功的本质，才能对气功的认识从一级本质进到更深刻的本质，推动气功事业的向前发展，使自己更加健康，人格更加完美[②]。

---

① 荷清. 世纪末中国气功潮 [M]. 北京：中国国际广播出版社，1996：173，174.
② 仓道来. 健身气功的哲学基础 [J]. 今日中国论坛，2009 (11/12)：30-32.

第二节　气功的现代自然科学基础

现代自然科学对气功作用的机理和本质的认识至今还处于探索阶段。从20世纪70年代末开始的30多年间，中国的自然科学家们对气功本质和作用进行了大量的科学研究。这些研究已经为气功奠定了现代科学基础。

一、气功的现代科学实验基础

从20世纪70年代末开始的中国气功大潮中，北京大学也有许多科学研究者怀着巨大的热情和兴趣作了多方面研究。从1989年开始，我们着重在分子水平和脏器水平上对气功外气的作用系统地做了初步探索。[①]

1. **气功外气对生物分子构象作用的研究**。在北京大学化学与分子工程学院褚德莹教授主持下，于1989—2001年间进行了科学实验。该课题获1999 – 2001国家自然科学基金项目资助；1999年获原国家体育总局人体科学研究组研究项目资金支持；1996 – 2000年得到台湾"林宏裕气功研究基金"的三次资助。1995年得到兰州气功医院曹文善先生资助。

该实验研究在北京大学[②]、复旦大学[③]、美国宾夕法尼亚州立大学[④]等国内外不同的实验室、应用不同型号的圆二色谱仪、由不同的学者参与主持，分别请25位气功师作了126个实验样品的圆二色（CD）谱，测量生物大分子受外气作用后CD谱的改变，与相同条件下的对照样比较。实验表明在外气作用下生物分子构象发生了具有统计学意义的改变：（1）气功外气能够改变生物分子的构象，特别是蛋白质分子的构象；（2）气功外气引起的分子构象变化具有可重复性、可逆性、可恢复性。变化的程度和气功师的功力及实验时的生理、心理状态有关；（3）值得关注的实验现象是：分子构象有序度改变的趋势即是朝更加有序化变化，还是更加无序化，与气功师发功时的想法有关，不同想法对应不同的结果，其对应性具有统计学意义的一致性[⑤]。

---

　① 张炳炎.情系祖国——来自科教一线的报导《时代功勋人物》.北京：中国文联出版社，2012：26 – 33.
　② 褚德莹，贺卫国，周永芬，等.气功外气对生物分子构象作用研究（Ⅰ）[J].中国人体科学，1998，8（4）：155 – 158.
　③ 褚德莹，杨文治，沈云虎，等.气功外气对生物分子构象作用研究之（Ⅵ）[G].夏威夷科学和精神康复研讨会论文集：填补康复科学空白的世界桥梁.夏威夷大岛，2002：138 – 149.
　④ 褚德莹，杨文治，何斌辉，等.气功外气对生物分子构象作用的研究之（Ⅲ）[G].夏威夷科学和精神康复研讨会论文集：填补康复科学空白的世界桥梁.夏威夷大岛，2002：133 – 137.
　⑤ 褚德莹，杨文治.气功外气对生物分子构象作用研究[C].世界医学气功学会第三届理事会第二次扩大会议论文集，北京，2004.

该实验设计的基本出发点是：①生物分子不会受到心理和生理因素的干扰，因而排除气功效应纯属心理作用的非议；②分子构象变化属于低能级弱作用范畴，可能和气功外气的能量量级相匹配；③根据大分子结构和功能的关系，蛋白质分子构象的改变，会影响人体生化反应过程，进而探索气功生物效应的机理。

据分子生物学研究，人体内代谢过程是极其复杂的生物化学反应过程。生化反应在生物酶的催化下进行。上千种生物酶和对代谢过程起调节作用的激素都是蛋白质，分别控制体内新陈代谢的各种过程，经研究的生物酶有350多种，都是蛋白质。例如人们在消化不良时有服用胃蛋白酶的经验，蛋白酶在胃里促进消化过程运作，把脂肪、淀粉、蛋白质等大分子结构打散，使其分解为小分子，从而能透过肠壁被血液吸收，为人体提供能量和营养。

每种生化过程的启动子是 DNA 链条上的特定片段，称为底物，只有当生物酶与底物的结合位点正确地结合，该生化过程才能启动。各种生物酶就好像一把把钥匙，而各种反应的底物就好像一把把锁。一把钥匙开一把锁，某种生化过程的正常进行需要把钥匙插在锁孔（结合点）里才能启动。如果生物酶的分子结构在某些病因作用下产生构象变化，因而引起功能失活，就影响到它所控制的生化过程。这就像变形的钥匙插到锁孔里不能打开锁一样。当然锁也可能发生了故障，与钥匙不相吻合，这就是 DNA 产生变异，底物与生物酶的结合位点的构象发生变异，导致生物酶与底物不能正确结合。两种情况都和分子构象变异有关。

以糖尿病为例，胰岛素作为催化酶促使血液中的糖分解代谢，为人体提供营养和能量。糖尿病人的血糖过高，是体内糖分解的生化过程不能正常进行的结果。其原因有可能是胰岛素（钥匙）发生结构性（构象）变异，失去了生物活性，或者胰腺合成胰岛素的生化反应出了问题，不能提供足够的胰岛素（胰岛素依赖型），不得不引入外源性胰岛素，即注射胰岛素进行治疗，帮助血液中的糖分解。也可能是底物结构（锁）出了问题，胰岛素不能正确结合到底物上，糖分解的反应也不能启动（胰岛素非依赖型），两种情况都涉及分子构象问题。医学实验表明气功治疗和气功自我锻炼，都对于糖尿病患者的血糖控制起到良好作用，甚至可以得到根治[①]。

上述实验结果与气功外气治病或锻炼气功自我康复的机理存在某种联系，在科技界和气功界引起广泛关注和探讨。

2. 气功对生物脏器功能的影响研究。 在北京大学生命科学学院陈守良教授指导下由程和平教授和褚德莹教授共同主持，于 2002–2005 年进行了气功外气

---

① 张瑾. 糖尿病气功康复法的临床应用——糖尿病患者的世纪福音 [J]. 中华气功，1996（2）：28–29

对中华蟾蜍心脏跳动强度和心律的影响的实验研究①。该实验的依据是：现代生理学发现，进出心脏细胞的钙离子数量的巨大差别形成了电脉冲，是心脏跳动的动力。心脏细胞膜上的钙离子通道是由某些蛋白质分子控制开关的，钙离子进出心脏细胞的数量和频率就受到这些蛋白质构象变化的影响。气功若能影响蛋白质的分子构象，就会影响心脏的跳动。该实验正是基于这种考虑，设计了观察气功对蟾蜍心脏跳动强度和频率影响的实验。程和平教授在美国发明的钙离子火花法可定量观测钙离子进出心脏细胞的数量，因此该实验也是应用钙离子火花法观察气功效应的前期工作。

研究者先后请12位气功师作了117次实验，另请6位志愿者做了39次对照模拟实验。实验方法是生物学大学本科三年级学生必做的常规实验。在实验中固定各种外部因素，仅观察气功外气对心脏搏动的影响。实验分为气功外气对离体蟾蜍心脏的作用和对在体蟾蜍心脏的作用两部分。两类实验对样品的处理有所不同，离体心脏不受蟾蜍自身血液循环的影响，采用离体再灌注维持心脏生命，使其在动物体外继续跳动，离体蛙心对外界的影响比较敏感；在体心脏由蟾蜍自体血液循环维持活性，对外界因素影响的敏感程度相对较低。

实验结果是值得关注和思考的。对以上两种生物样品，实验都给出明确的结果：（1）气功外气能够影响蟾蜍心脏的跳动状态，使心搏强度增强或减弱；（2）气功外气能够改变心率，使心脏跳动加快或减慢。能使已经发生间歇性停跳的不正常心率恢复正常；（3）特别值得关注的是：对于已经停止跳动的蛙心（停跳半小时以内），通过发放外气能使其重新恢复跳动。其过程由电脑记录心脏跳动的谱图和肉眼观察可以清楚看到；（4）气功师发气时可以由意念调控心搏强度或心率。能进行双向调节，使搏动强度由弱变强或由强变弱；使心率由慢变快或由快变慢。对照实验和常识表明，在无外来因素作用的情况下，心脏的搏动强度和心率随时间衰减直至死亡，不可能自动由弱变强。

实验还发现，气功师的主观意识有一定作用。表明人在和疾病斗争中多给自己良性意念，发挥主观能动性，坚定意志和毅力，会大大增强康复过程疗效。

该实验可能为气功对心脏疾病的治疗与康复作用提供了一定的科学根据②。表明意念引导下的气功锻炼，有打通经络疏通气血，调整阴阳平衡的作用。

以上研究表明气功可以改变分子构象，因而通过习练气功或气功外气治疗可以矫正体内发生异常的生物分子构象，使不正常结构转变为正常，从而恢复生物功能及活性，达到康复的效果。从分子结构和功能相关联的观点出发，该项研究

---

① 褚德莹. 气功对中华蟾蜍心脏搏动状态影响的研究 [C]. 世界医学气功学会第四届代表大会暨第五届世界医学气功学术交流会论文集. 北京，2006：92-102.

② 李士峰，周惠玲，李琳娜，等. 人体特异功能治疗冠心病300例临床观察 [J]. 中国人体科学，1991，1 (5) 203-205.

者提出气功治病机理的设想:气功可能是从分子水平进行纠正和调治的方法,因而可以把气功医疗归为分子医学的一部分。我们盼望年轻的科学家们做进一步的实验研究,进行更加深入的科学性探索。

二、现代医学为气功改善人体功能奠定了医学基础

人在不同的年龄段,"气"系统的畅通程度不同。人到老年,气的系统亦衰退,元气耗损,经络不畅,当经络气路彻底不通时,生命也就终止。所以对老年人来说,锻炼气功,通过调身、调息、调心对身体、呼吸、精神进行全面锻炼,使经络气路畅通是当务之急。

现代医学家做过多方面的实验研究,表明气功养生能改善机体功能。我们认为最主要的可归纳为三方面:

1. 气功修炼能够改善微循环。老年人由于血管组织硬化,弹性差,或管壁被胆固醇等沉积物附着,引起管路狭窄,造成微循环障碍,对心、脑和脏器供血不足,通常引起头昏、头痛、记忆力衰退、注意力下降、反应迟钝、嗜睡以及各种常见老年病。胆固醇等附着在血管上的沉积物,一旦脱落,随血液流到管道狭窄处就造成局部梗塞,严重时血流不通,导致冠心病、心肌梗死和脑梗塞。老年人局部脑毛细血管梗塞,是头晕、头痛等症状的原因,发展下去可能导致脑梗塞、脑溢血。对人群的对比研究表明:老年人的以上症状通过常年坚持气功锻炼都可以得到显著改善。这是因为气功锻炼讲究身、息、心三者的同时调整,从而增强了血液循环,改善了毛细血管的微循环,显著改善冠状动脉通路,增加心输出量、脑及脏器的血流量。医学实验证实在失血性休克兔的实验[1]中由于急性失血引起的心、肝、脾、肾等器官的血流量显著减少,造成微循环血流障碍,用气功处理后心脏血流量显著增加,比对照组增加达58.94%,脑组织血流量增加81.46%。

检测气功改善脏器微循环有三个实验指标:毛细血管和细静脉内血流速度加快,同时血细胞解聚[2]。还可以应用微循环显微镜观测人体相关部位微血管数和血流速度来证实这种效应[3]。气功锻炼不但减少心脑血管疾病,对于其他慢性病康复也有显效,特别对肝炎,肾炎等顽固的慢性病,按照中医理论是由于"气滞、血瘀、气血两虚"引起的,因此改善病变组织的微循环是康复的关键,患者在按常规接受治疗的同时如果辅以气功锻炼,增强体内真气运行,打通相关脏腑

---

[1] 张江,魏书均,等. 气功外气对正常兔及失血性休克家兔器官血流量的影响 [G] //胡海昌、胡祈跃. 气功科学文集(第Ⅲ集). 北京:北京理工大学出版社,1991:201-209.

[2] 刘思萱,邓惠珍. 真元气功治疗耳聋的微循环观察 [G] //胡海昌、胡祈跃. 气功科学文集(第Ⅲ集). 北京:北京理工大学出版社,1991:226-231.

[3] 沈美云,吕广君,等. 气功外气治疗机理的探讨——对微循环的影响 [G]. 胡海昌、胡祈跃. 气功科学文集(第Ⅱ集). 北京:北京理工大学出版社,1989:272-284.

经络，"气行血行""活血化瘀"，气血通畅，疾病自会痊愈。对于健康的老年人，常年坚持气功锻炼，微循环通畅，自然就"鹤发童颜"，延年益寿。

2. 气功修炼能够改善大脑控制平衡的能力。 任何事物离开平衡都会产生破坏作用，平衡是事物发展的必要条件。人体健康更是讲究阴阳平衡，包括心理、肢体、饮食营养、体内酸碱度、生活作息时间、人际关系等各种内外平衡都关系到人们的健康。

老年人最大的不平衡是心理问题，诸多问题造成老人的心理失衡，从而产生烦躁、气恼、悲伤、消沉、甚至忧郁等不良情绪，导致健康水平下降。如果说心理不平衡是老人内在的问题，那么肢体不平衡就是老人外在的问题。由于器官老化、骨质疏松，造成如脊柱弯曲变形、肢体关节骨质增生，不但引起各种痛疼，还造成肢体失衡，容易摔跤，造成骨折、瘫痪。有统计表明因摔跤引起的后遗症造成老人死亡的比例远大于癌症的死亡率。

老人内外的不平衡问题通过调身、调息、调心三调合一的气功锻炼，都可以得到明显改善。因气功改善大脑血液循环和代谢功能，为脑细胞提供更多能量，激发了脑细胞活性，提高了大脑的有序化程度，从而改善了大脑控制平衡的能力[①]；气功松静自然状态其实是让左脑半球休息，暂时关闭左脑储存的现实信息，调动右脑半球储存的人体本能和潜能信息，恢复人体自我修复功能，自组织功能；在气功态下体验和感受天人相应的境界，心情得到放松，有利于提高协调身体平衡能力；在气功态下能感悟宇宙的广阔无垠，人生的短暂渺小，从而放宽心胸，不再为已经过去的人生伤心烦恼，达到调神养气，心平气和，创建和谐的生活氛围，从而有利于老年人的健康长寿。

3. 修炼气功能够提高自身免疫功能。 当今社会，人类生活条件越来越好，现代医疗保健飞速发展，随着文明的发达，人类也越来越多地产生各种依赖性，比如依赖各种营养保健品，养成对医生和药物的依赖性……，人们在享受物质文明的同时，也产生不可低估的负作用：高血脂、高血糖、高血压等各种富贵病成为城市流行病；心脑血管疾病、癌症和糖尿病成了健康的三大杀手。人体免疫功能越来越低下，是现代各种癌症和疑难杂症频发的原因之一。众所周知，在和疾病斗争过程中发挥人的主观能动性，是能否战胜疾病的关键。从医学观点看就是要千方百计提高人自身的免疫功能以及自我康复功能。

修炼气功是提高人的自身免疫功能的好方法。早在上世纪八十年代中国免疫学研究中心以冯理达将军为首的免疫学家和医学家就做了气功外气对动物体内免疫细胞作用的研究，证实气功对体内一种活跃的免疫细胞——巨噬细胞的结构和

---

① 唐一源. 运用脑功能成像技术研究整体身心调节对大脑优化的作用 [C]. 世界医学气功学会第三届理事会第二次扩大会议论文集. 北京，2004：12-16.

功能有显著影响,气功能增强巨噬细胞的吞噬功能及其胞内酸性磷酸酶的活性[①]。以后的十几年里,众多研究者以极大的兴趣关注气功增强人体免疫功能这一大课题,先后发表了很多研究报告,从多方面证实气功外气或自我修炼气功能增强、提高人体免疫功能。因此,我们提倡气功锻炼,激活人体的某些本能,提高人体免疫功能,是有科学根据的。坚持习练气功的确可不生病或少生病,至少不生大病。即使面对疾病,通过习练气功发挥人的主观能动性,增强与疾病斗争的意志力,提高战胜疾病的信心和决心。这一点,不但对于老年人,而且对于任何年龄段的人群都是重要的。

第三节 气功的现代科学哲学基础

马克思和恩格斯创立的,列宁和毛泽东等继承和发展了的哲学。为气功奠定了科学的哲学基础。

一、气功的现代唯物论基础

现代唯物论认为:世界统一性在于物质性,物质是世界的本原。物质是独立于人们意识之外的客观实在,它能为人们所认识。现代科学已经证明,气功之气是具有物质性的,它不是精神性的东西,而是独立于人们之外的,不以人们的意志为转移的客观实在。就是说,气功之气是以现代唯物论为哲学基础的。

但是,气功之气不是一般的物质,现代西方人把中国气功之气释为一种"新的能量"。现代科学已经证实:气功之气是一种特殊的物质、能量和信息,而决非是空气、氧气或人体的生理功能、生理活动。虽然,气功之气究竟为何物,尚需进一步研究和探讨,但到目前为止,科学工作者已经揭示了人体之气具有物质的属性。

1. 人体之气具有电滋波和能量流的物质属性。现代自然科学表明:物体是由场和具体实物组成的,实物有一定的结构,实物和场都有能量。同样的,人体也是由实物和场结合而成的。现代科学仪器探测证明:人体是一个特殊的带电体,人体有电场、磁场,也带有能量。

人体内的能量是多种多样的。人体内之气具有电磁波和能量流的特性。1978年,上海市中医药研究所的气功师林厚省同上海市原子核研究所顾涵森等同志协作,检测到了气功师发放的外气具有较大低频涨落调制的红外辐射,其调制幅度

---

① 冯理达,王云生,陈淑英,等. 气功外气对小鼠腹腔巨噬细胞结构与功能的影响 [G] //胡海昌,胡祈跃. 气功科学文集(第Ⅱ集). 北京:北京理工大学出版社,1989:116-124.

可达到80%，而常人常态下不超过15%。

顾涵森同志还采用了静电增量探测装置，探测气功师发功的部位，收到了静电量为 10^{-14}——10^{-11} 库伦量级的电荷，富集信号相当于 10～100 万个电子所带的电荷数。当时刘锦堂气功师发功于头部，然后用 4mm 厚，5cm 宽，76cm 长的钢板条去击打头部，钢板条弯了而头不痛。后来，用磁敏二级管探测装置进行探测，结果在他的头顶百会穴处，收到了他发射出的较强的磁信号。1985年，王修璧等同志，做了许多科学实验，发现气功师在发功过程中所发出的频率为 10360MH，功率为 100——650Dm 的低强度高频率电磁波。实验还证明了外气能引起红细胞表面电荷密度增加，电泳率加快，细胞膜流动性增强等细胞水平的生物效应[1]。以上实验表明，人体之气不是精神性的东西，而是具有电、磁、电磁波及能量流等物质属性。

2. **人体之气是一种微粒流**。人体内之气是精神性的，还是物质性的？科学工作者作了认真的实验研究。顾涵森等，设计了压电陶瓷探测装置（由金属外壳弯曲型铌锂酸铝压电陶瓷探头和灵敏度为 10^{-10} 安培的微电流放大器组成），气功师赵伟在离该探测装置 2 米的地方，对着装置发功，经多次实验，测得该气功师发功的信号是脉冲型的，脉冲序列的时间间隔约 2～20 秒，每个脉冲序列内的振荡周期相应约 0.3 赫，信号能穿越 60 微米孔径的激光栅[2]。这个实验表明：人体发出的外气具有某种微粒流的物质属性。但是，这种微粒流，并非物理学中的一般粒子，而是一种特殊的微粒，随着科技的发展，如若测试出来的话，很可能是一种奇特的、更高级的粒子，是物质的高级形态。那些练功有素者，在气功态下，能清楚地感觉到气循经络传感，也能时常体验到气在人体内似微粒流在热辐射，这种辐射能遍及全身。自然科学的实验证明：人体内之气具有物质性的特性。

二、气功的现代唯物辩证法的基础

现代唯物辩证法是关于自然、社会、人类思维运动和发展最一般规律的科学。唯物辩证法有三条基本规律：对立统一规律（又称矛盾规律）、质量互变规律和否定之否定规律。正是现代唯物辩证法为气功奠定了辩证法理论基础。

1. **矛盾辩证法为气功奠定了现代唯物辩证法基础**。矛盾对立统一规律是唯物辩证法的核心和实质。在气功修炼中，有许多矛盾存在：练功者和环境的矛盾，练功者与功法的矛盾，调心、调息和调形之间的矛盾，意和气之间的矛盾等等，在这些矛盾中，气和意的矛盾是最基本的矛盾，没有这对矛盾，就没有气功

---

[1] 仓道来，宋冠琴. 养生万花楼 [M]. 南宁：广西人民出版社，1993：89-90.
[2] 林厚省. 气功学 [M]. 山东：青岛出版社，1988：214.

的修炼。练功的过程就是解决这对矛盾的过程。

意和气是对立统一的关系。首先,气决定意,没有气就没有意。因为:①气是构成人体的基础物质,是生命存在的基础,也是意能够产生形成的物质基础;②气在人体内起着动力的的作用;气在人体起着温煦的作用;③气在人体起着生化的作用;④气在人体起着控制和调节的作用;⑤气在人体起着防御的作用;⑥气在人体起着修复肌体的作用;⑦气在人体起着护卫和杀菌的作用等等。总之,没有气人的死亡便到来,意就不复存在了。意识是人脑的机能对物质世界的反映,没有了气,人脑就不能有对物质世界的反映,没有了气,人脑就不能有物理的、化学的、生物电的运动,就不可能有意识活动。因此,在唯物辩证法看来,气是第一性的,是客观的,气在人体内运行是不以人的意志为转移的。

其次,意一经形成,它对气有能动的反作用。意对气的能动作用表现在:①意识通过人脑对人的练功中生理和心理活动起着控制作用,能够调动体内之气凝聚起来,即意到气到,产生巨大的能量,形成软气功和硬气功的效应。②意通过人脑的作用,对气能起导引作用,即意领气行,使气沿着预定的方向,有目的,有计划的运行。如大周天、小周天、卯酉周天功,就是在意的导引下修炼的。③意通过人脑可以把气调出体外,为他人治病。意也可以把气收回体内。④意通过人脑反作用于气,强化人体内气,气功中"练津化精,练精化气,练气化神,炼神还虚,练虚合道"都是在意的反作用下进行,通过修炼培育元气,达到强身健体、治病、防病和延年益寿的作用。

2. **气功修炼的规律**。任何事物、现象的产生都不是偶然的,而是有其内在必然性和规律性。列宁在论述作为自然界和社会发展的客观辩证法的规律时指出:"规律就是关系。……本质的关系或本质之间的关系。"①

气功的修炼也是有规律的。这种规律应根据气在人体内运行的规律,违背这个规律就会使练功误入歧途,并犯唯心论的错误。气在人体内运行的规律:气在人体内沿着经络、血液和体液而有规律的运行着。

修炼气功究竟有哪些规律?学术界探讨不多。我们认为气功修炼有如下规律:

(1)意到气到、意领气行、意气互相作用的规律。意和气是气功修炼中的一对基本矛盾,在气功修炼中,意和气之间有着本质的,必然的联系,二者互相作用形成了气功修炼的规律。

在唯物辩证法看来,气是第一性的,是客观的,气在人体内运行是不以人的意志为转移的。而意(意识、意念)则是第二性的,派生的。气和意之间是第一性和第二性的关系,这是不能颠倒的,也是不能混淆的。

---

① 列宁全集 [M]. 第55卷. 北京:人民出版社,1990:128.

但是，意和气之间的对立只是在有限范围内才具有绝对意义。物质和意识之间是可以转化的。在唯物辩证法看来，物质可以变精神，精神也可以变成物质。在气功修炼中，气决定意。但是，意对气有能动作用，意对气能起导引作用，即意到气到，意领气行。这是一种规律，练气功的人这样，不练气功的人也是这样，只不过练气功的人所引之气更为强些罢了。气功的各家各派都有自己的导引方法，就是这个规律的具体运用。人们通过意念导引可以使气在人体内按指令方向运行，也可以把内气外发出来。如果没有意念的导引，那末就不可能有内气的外发。许多气功师和练功有素的人进行外气的实验，就是这个规律的具体运用。

我们讲的"意到气到、意领气行"，不是想怎么领，就怎么领，只有按照气在人体运行的规律去领，加以意念的引导，才是正确的。也就是说，不是什么样的功法的导引都是正确的。要选择那些正确的功法去修炼，才会有良好的效果，否则不但无益，反而有害。

（2）修炼气功要遵循前天（腹面任脉）下降，后天（背面督脉）上升；清气上升，浊气下降的升降出入的规律。气在十二正经和奇经八脉中运行，沿着前天（腹面）下降，后天（背面）上升，清气上升，浊气下降的路线运行。气从丹田起，即气沉丹田，继续往下走到会阴，气便分成两股，分别沿大小腿内侧的三阴经直下足心的涌泉穴；随后气从涌泉穴又到足根，沿大小腿外侧的三阳经上升至会阴汇合；接着气沿督脉上升，经过尾闾关、夹脊关到大椎，气又分两股，分别过肩井，沿两臂外侧手三阳经到手指，气经过劳宫穴又沿两手入手侧三阴经又返回到大椎汇合，由大椎继续上行，到耳廓下端平齐处，气又分为两股，分别沿着耳廓周围由后向前转一周，气回原处汇合，再过玉枕到百会。气由百会到慧中（上丹田），气再分为两股，沿眼外侧、耳前汇合入口至龈根穴。这时，气由督脉流入任脉，经天突、膻中，最后气归下丹田。如此循环往复，不断地周而复始运行着，从而形成有规律的运行。

（3）持之以恒，质量互变的规律。质量互变的规律是唯物辩证法的基本规律之一，也是修炼健身气功的基本规律。战国时期的荀子说："不积跬步，无以至千里；不积小流，无以成江海。""积土成山""积水成渊""聚沙成塔"，"积善成德。"其意是说量变是质变的必要准备，质变是量变的必然结果。质量互变规律表明，任何事物的变化都是从量变开始的，没有量变，就不可能有质变，量变到达一定阶段，即超出度的范围，就会发生质变，这是普遍规律。

修炼气功贵在坚持，贵在持之以恒，因为修炼气功虽然能强体、健身、治病、防病，但不是一朝一夕就能见效的。这里有一个从量变到质变的过程。持之以恒的练功，让体内的元气不断增强，不断充实，同时不断疏通经络，驱逐邪气、病气，天长日久，体内元气充足，经络定能疏通，最终定能治好疾病，达到强体健身和延年益寿的目的①。

三、气功的认识论基础

辩证唯物论的认识论又叫实践论。正是这种认识论为气功奠定了科学的认识论基础。

1. **气功的实践起源**。气功在我国，大约有五、六千年的历史。它是我国古代先民们在长期的社会生活实践中与疾病斗争的过程中逐渐产生的。秦·吕不韦在《吕氏春秋·古乐》中记述道："昔陶唐之始，阴多滞伏而湛积，水道壅塞，不行其源，民气郁阏而滞着，筋骨瑟宿不达，故作舞以宣导之②"。在《尚书》中也有这种叙述。相传，远古时有一位叫阴康氏的，在先民"运动"方法基础上，模仿劳动的动作和禽兽的活动，发明了用"大舞"以导之，原始时的先民们习练大舞，治好了疾病。这可能就是原始的动功。

在生产实践中，原始人发现：劳动结束后坐下来休息，体内的余热便能排出，身体便渐渐凉爽了。天长日久，他们就逐渐学会了用这种方法来解决酷暑的侵扰。《黄帝内经》中记载：远古民人居禽兽之间，动作以避寒；阴居以避暑。这里的"动作"，即运动；阴居即指的静坐。这就是动功和静功的由来，是古代气功的萌芽。

气功产生的另一个重要途径，即同原始人祭天、祭祖密切相联，《祭祀·祭法》中写道：及其将斋也，防其邪物，讫其嗜欲，耳不听乐，心不苟虑，手足不苟动。其意是说，原始人在祭祀时，净心诚意，十分虔诚，心里安静，手足不敢乱动，长时间的祭祀活动，使身心得到了调整，有时进入朦胧状态，甚至出现某些气功景象，似乎这是通向鬼神的有效方法。这就是气功被带上迷信色彩的历史根源。

随着原始人理性思维的发展，先民们对气功锻炼进行了初步总结，产生了导引、服气等方法，也出现一些气功高人。在青海省乐都地区，发掘出一件马家窑文化时期的彩陶罐，上有练功人像，形态呈二目微闭，口形张开近圆，微向外翻，腹部隆起，双手张开置于下腹两侧，两下肢呈弯曲状，双脚分开平行，略宽于肩。通观全身为蹲裆式练功，有关专家鉴定，练功者为服气时的姿势。以上表明，气功的产生与人类实践活动有着不可分割的联系。

2. **气功发展的实践动力**。随着我国原始社会生产力的不断发展，社会进到夏商周奴隶社会，人们的生活、文化、认识，对自身健康的要求都提高了，于是产生了一些气功修炼的先觉者，他们把萌芽状态的气功发展成最早的健身疗法。

---

① 仓道来. 健身气功的哲学基础 [J]. 今日中国论坛. 2009 (11/12)：32，33.
② 林厚省. 气功学 [M]. 山东：青岛出版社，1988：21.

相传活了八百岁的善导引行气的彭祖，创立了行气导引服气疗病健身法。1984年在湖北省江陵县（今荆州市荆州区）张家山247号汉墓中发现抄写在113枚竹简上的《引书》即指"导引"，《引书》内容有两大部分：导引养生理论和导引术式的解说与应用。前者《引书》"彭祖之道"，即养生法，后者有五十多个术式。因此《引书》既是养生理论又是养生实践，它是实践经验的概括和总结。

实践在发展，社会在前进，我国的春秋战国时期是奴隶制向封建制过渡时期，秦汉是我国的封建社会确立时期，隋唐是封建制发展时期。这一时期，我国的农业有了较大的发展，人们同疾病作斗争的医疗实践也有了新的进展，原始形态的导引行气就发展成许多具有确定型类的气功。

1973年湖南长沙马王堆三号汉墓出土的西汉《帛画》中的导引图，描绘了不同年龄人群的导引动作44个，它是目前所能见到的最早导引与健身的图形资料，《导引图》中有许多仿生养生动作，如沐猴谨（喧叫之意）、引热中、鹤（谭）、龙登、猿嘷（音呼，啸叫之意）、堂狼（螳螂）、熊经、龟恨（咽）、鸟信（伸）、鹞（音毡，一种鸥类猛禽）等。从《导引图》中我们已经清楚地看到五禽戏、八段锦、易筋经和六字诀等气功的雏形。

随着生产实践的发展和科学上的进步，人类同疾病斗争的经验也越来越丰富，在我国历史上产生了许许多多气功流派：儒家气功、道家气功、医家气功、佛家气功、武术家气功和民间气功等等。它们都是在实践发展的推动下而不断形成和发展的。

3. 实践是检验气功效果的准绳。气功是好是坏？是科学的健身方法还是封建迷信？在理论范围内争论是争论不清楚的。实践是检验真理的唯一标准，实践也是检验气功好坏，正确和错误的准绳。

几千年来，气功在我国经历了无数次的考验，时而被打入冷宫，时而被扣上"巫术""封建迷信"，时而被扣上"歪门邪道""伪气功"，甚至于到了谈气变色的地步。然而，气功却经受了一次又一次的严峻考验。在民间世界流传深受人民群众的青睐和喜爱，长盛不衰。无数事实证明它是人们强体健身、防病治病，延缓衰老的有效方法。

很多气功爱好者和研究者都是气功的受益者。笔者是气功的受益者。通过练功不仅治好了严重的慢性结肠炎，治好了肩周炎、肘关节炎、睾丸炎，还治好了40多年前患的视神经萎缩，心脏右束支不完全阻滞，T波有轻度改变。因此，气功的效果是十分奇特的，有的医生都感到惊奇。

气功奇特效果是谁也否定不了的，就连把气功说成"毫无根据""巫术""通神术"的李力研，也不得不承认："气功在治疗疾病方面的确是有效的。"气功"无理但有用"，气功"就是能在百姓堆里生根开花。"气功"的确是真有用""还真灵""顽症或不治之症……经过一段时间的'换气''运气''顺气'和捧气及其他各种'气法',身体之病确有好转。"[1] 通过修炼气功治好疾病的事例举不胜举。总之,气功是人们强体健身的自我锻炼的有效方法之一,它既是符合科学的修炼方法,又有着坚实的辩证唯物认识论基础。

第四节 修炼气功的三要素和秘诀

一、修炼气功的三要素

气功修炼离不开调心、调息和调形。历代气功家都认为,它是练功不可缺少的三要素。

1. **调心**。(1) 调心的含义。气功的调心并不是指调整心脏,古人讲的心是指人的意识,因此,调心即是指调整练功者的意识。调心要调到"恬淡虚无""清心寡欲",不为声、色、货、利所利诱和迷惑的境界。

古代的气功家十分重视调心。他们认为:人的意识不正,会直接威胁到人的五脏六腑的安危。若心不调,意不正,则气必散乱,违背气的运行的规律。这样,必然会导致严重的后果。因此,调心是修炼气功的重要原则。

(2) 如何调心?①要收心,即把念头很快地收回来,把思想意念收到体内的一个部位,如收到下丹田或命门或涌泉。②要止念,即不断地排除杂念。要认识到,有杂念是自然现象,心里不要紧张,要自然放松,当杂念袭来的时候,用排除法将其排除掉。③要定心、平心,即要使自己的意识协调一致,平衡体内的阴阳之气。

2. **调息**。(1) 调息的意义。调息即指调整呼吸。呼吸是机体同外界进行气体、能量、信息交换的过程。机体的任何组织,为了维持其生命活动,都必须进行氧化过程、新陈代谢过程。调整人的呼吸,有着重要意义:①不调息则无法调心,无法做到松静、自然;调息还有助于人的大脑的入静,达到恬淡虚无的境界。②调整呼吸能调整植物神经系统的功能。人体有一半疾病是由于植物神经系统的紊乱,呼气调整好了,可以增强副交感神经的效应(心率减慢、血压下降、胃肠蠕动加快),吸气练好了,可加强交感神经的效应(血压升高、心率加快、肠胃蠕动变慢),从而调整植物神经系统,促进人体气体的代谢和血液循环,达到强身健体和治病的目的。

(2) 调息的方法。练功调息的方法很多,约有一百多种,如口鼻呼吸、吸吸呼,次差呼吸,时差呼吸,冬眠呼吸,仿声呼吸,腹式呼吸,意气力呼吸和动

---

[1] 李力研.超级谎言 [M].北京:中国社会出版社,1997:191,235.

作呼吸等等。但通常使用的有如下几种方法：①自然呼吸法。这种呼吸法同人们日常生活中所采用的呼吸方法大体相同，不过，它是在放松入静的情况下进行的。②深呼吸法。即将自然呼吸变成深长、细匀的呼吸，把呼吸拉得长一些、慢一些。这样，就能从外界吸收更多的氧气、能量和其他物质。③腹式呼吸法。腹式呼吸包括顺式和逆式两种：顺腹式呼吸是吸气时，腹部外凸（鼓起），呼气时，腹部内凹进去（收缩）；逆腹式呼吸是吸气时，腹部内凹（收缩），呼气时腹部外凸（鼓起）。但由于逆式比顺式的"量"和"劲"都要大一些，因此，年老体弱者、高血压和心脏病患者要慎用或不用。

（3）调息的要领。练功调整呼吸必须在松、静、自然的基础上进行，不能憋气，意气不能过紧，呼吸的"量"和"劲"都不能太过和太大，要适度，以不急不徐为宜。调息法，一般要求鼻吸鼻呼，但是，呼吸道有病者可用鼻吸口呼，要注意练习呼吸时要柔和、自然，要根据每个人的具体情况来选择练习，不必强求一律。

3. **调形**。（1）调形的意义。调形也叫调身，即指练功时调整肢体的形态、姿势。就是说，在练功时把姿势摆好，使身体的各个部分都符合生理因素所要求的自然状态。调身的重要性就在于，正确的姿势可促进气血的正常运行，若形不正，则气不顺，气不顺，则意不宁，意不宁则必然形乱气散。

（2）怎样调形。调形的关键在于调整好胸、脊柱，因为它是形的中心，只有胸部、脊柱摆正位，才能牵动上下，而摆好其他部位的姿势。调形的重要原则，是按照自己选定的功法要求去练习，在姿势正确的前提下，自己觉得怎样做最舒服，最自然，最自在就怎样做，即以最自然、最舒服的姿势为原则。调形包括头颈、内脏、腰和四肢及十指的调正。

4. **三调之间的关系**。调心、调息、调形是修炼气功不可缺少的三个重要要素，三调融为一体，离开任何一个要素，就无法修炼气功。这三调之间既相互区别，又相互联系，互相促进和互相作用。

调心、调息、调形之间是有区别的。但它们之间又是密切相联系的，其中调形是基础，形调则息可调，心可定，形不调，则会造成肌肉和内脏的紧张；形不调，也会造成精神紧张，呼吸的不协调。因此，调心、调息离不开调形。其次调心对调形和调息有着指导作用。心不调，意不能入静，就会忘记形体的端正，忘记呼吸的调整。最后，调息也是很重要的，不调息就不能更好地吸收氧气和人体所需的物质、信息和能量，调形和调心都难以进行。可见，在三调中，调心起着主导的作用，因为人的意识能对调形、调息起控制作用。但是，调心也应寓于调形和调息之中，脱离调形和调息，也无法调心。因此，三调的有机统一构成了修炼气功不可缺少的要素。

二、修炼静功的秘诀

修炼静功的秘诀，历代气功家都是"意不轻传"的。他们把秘诀看成是很神秘的东西，秘而不传。什么"宁给十两金，不传一口意"，不少气功家都是非儿子不传，非贴身弟子不传，其实，"秘诀"并不神秘，它是人们长期练功的经验的概括与总结，是练功中的诀窍，掌握它能直接继承前人的练功经验，少走弯路。修炼静功的秘诀有松、静、自然三诀。

1. **自然**。自然是修炼静功的总诀，不自然，就做不到放松、入静。（1）自然的含义：自然即自然而然，无需勉强之意。其实，自然就是指按照事物固有的运动规律去做，违背客观规律，不仅达不到预期的目的，而且会受到它的惩罚。修炼静功一切都要顺乎自然，遵循静练的客观规律，保持整体活动的协调平衡。姿势要正确、自然，呼吸要匀细、自然，思想要愉快自然，环境要自然，情绪要稳定自然、调心、调息、调形、意守导引均要松静自然、舒适自然。但是，自然不是自流，不是自然主义，而是必须在松静的条件下，才能达到自然，可见，自然却也离不开万法。只有意识到自然，才能做到松、静，所以说"万法归自然"。

（2）一切要顺其自然，不要有主观随意的追求。静练时的主观随意的追求是自然的大敌，因为它违背客观规律。在练功中，有的人追求某些感觉，以为感觉大小是衡量功夫高低的标准；有的人追求某些特异功能；有的人追求能给他人治病等等。这些都是违背自然原则的。其实，追求也是无济于事的，是追求不到的。相反，由于追求某些东西，而造成气机紊乱，甚至出现偏差。因此，在修炼静功时，一定要顺其自然。

2. **放松**。（1）何谓"松"？"松"，即是指练功时放松，也就是通过一定的方法，意想身体如棉花那样松软，使自己的身体、内部各部位都处于松弛的状态，出现一种舒适的感觉。放松是入静的重要条件。它是静练的秘诀之一。放松包括体松、精神松和心理情绪松。放松，并不是让身体软下来，不是躯体的收缩，也不是使身体像散了架似的，更不是精神上萎靡不振，而是使身体、精神、情绪都处于舒展、愉快的状态。

（2）放松的方法。我国的气功家们总结了不少放松的方法，如"自然放松法""三线放松法""局部放松法""精神放松法""守虚放松法""六妙法门"的数、随、观、止、还静以及音乐诱导放松入静法等等，均为很好的放松方法。

3. **入静**。（1）入静的含义：气功中的"入静"，是指人的意念相对平静下来。入静都要有一个过程。初练功者常常难以入静，就是练功有素者，有时也会出现杂念丛生，心猿意马等现象，甚至会出现心烦意乱的现象。遇到难以入静的时候，不要急躁，不要害怕，不要入静过切，而要慢慢地静下来，这样练下去，天长日久，便能入静。

入静有不同的层次。平静、宁静、定静、虚静、真静，最后进入高度的气功的灵静状态。首先让自己的意念平静下来，即要心平气和，呼吸匀细、平和，情绪安定，不为外物所动，这样就能安下心来练功了。其次，要宁静，即非常轻松自然，面带微笑，想着高兴之事，善良的愿望，这是放松入静的诀窍。

我们讲的入静，并不是指的思想上绝对的什么也不想。如果强迫意念绝对的静止，那不仅是不可能的，而且会导致死亡的到来，因为人们不能没有意识活动。在静中包含着独特的思维活动方式，静是相对的，不是绝对的。只要平静下来就可以练功了。

（2）入静的方法。关于入静的方法，历代气功家都有不少的论述。有的人认为有：数息法、听息法、随息法、止观法、观想法、默念法、听音乐诱导入静法；有的人认为有：丹田意守法、数息法、听息法、随息法、幻视法、幻听法、默念法、松静法、止观法、诱导法等等。入静究竟采用哪种方法，每个练功者可根据自己的具体情况，选用适当的方法，切不可千篇一律。这样，才能收到良好的效果。

4. **自然、松、静的辩证性**。松、静、自然是辩证统一的。自然是修炼静功的总诀，是制约其他要诀的总纲。只有真正地做到顺其自然，才能做到放松。不自然就表明没有放松，只有自然，才能慢慢地入静。因此，只有真正达到自然，才能做到松静。

然而，自然又离不开放松。放松是修炼静功的基本点和秘诀。只有放松，才能入静，才能做到自然，即内松则静适而自然，而入静又有利于放松和自然，即静适愈内松而自然。如若身体紧张、内脏紧张、精神紧张，那就无法入静和自然。静功中的入静也是非常重要的。如果练功者静不下来，那么要做到放松、自然也是不可能的。因此，松、静、自然在修炼静功中是三位一体的辩证统一的。

总之，静功中的自然、放松、入静能够使人体恢复到自然的状态，改变人们紧张的使人容易致病的生活节奏，不断培育人体的元气，使气在人体内按照客观规律运行，不断打通经络中受阻的某些状态，天长日久，就能保持和恢复人体的阴阳平衡，达到强体健身，防病治病的目的。

第五节　介绍几种适合老年人修炼的功法

我国传统的气功功法不少于几千种，仅就静功功法就有千余种。我国国家体育总局的气功管理中心组织新编了六字诀、八段锦、易筋经、五禽戏、导引养生功、大舞、马王堆导引术、太极养生杖、十二段锦等九种功法教材已经出版发行，每种功理功法均有详细的说明，因此本书就不再介绍了赘述。这里介绍几种适合老年人易学易练的功法，供学练者参考。

一、站桩功

站桩功属于静功，它源于古代大成拳之站式练功法。站桩功有两大类：养生桩和技击桩。养生桩是由形意拳站桩演变而来的，"以形取意"的强健桩（强健功）。它主要用于人们防病、治病、健身，所以它又是一种健身桩。这种健身桩的特点是：姿势简单，易学易练，无副作用，不受时间、地点和设备等条件的限制，容易修炼、收效较快。因此，它适合于中青年和体力较好的老年人修炼。

站桩功的种类很多，概括起来有六类：自然式站桩、三圆式站桩、下按式站桩、定劲式站桩、混合式站桩和悬线式站桩。从练功养生的角度，选择其中一种或两种就可以了。

这里介绍两种三圆式站桩：环抱式站桩和抱腹式站桩。它们的共同特点都有三个圆，其间区别主要在于手、肘、臂的弯曲程度及意守部位不同，但其效果基本相同。

1. **环抱式站桩**（见图1）姿势为：两脚开立，与肩同宽，头顶颈竖，不偏不斜，以利于气血循环；两眼微闭，垂帘，露出一线微光，微闭则易于思想集中，能很快入静；含胸拔背，腰直胸平，不挺不拔；两臂抬起与肩相平，肘比肩稍低，做环抱树干状，形成一圆；两掌微微张开，指微曲，两手指相对，相距20厘米左右形成一圆，呈抱球状。两手距胸前30厘米左右，两手劳宫穴向中丹田发气，交点在中丹田内，此又形成一圆；两脚稳稳抓地，两脚尖尽量向内，站成一圆。这就是足圆，手圆、臂圆（环抱圆），故称为三圆。足圆能保持腹部平直，两足稳稳抓地如树生根，臂圆有助于扩大肺活量，加强呼吸作用，使气直达手心、指端和足心，手圆则沟通三阴三阳经脉，气息相通，沟通全身。练习此式能增强腿部、腰部、臂部、手腕等肌肉的力量。

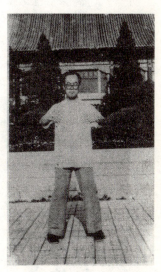

图1

环抱式站桩可意守中丹田，在呼气时"为开为发"，气达指尖足心；吸气时，"为合为蓄"气入丹田，昔日气功家云："足履平川势如山，平踏振动自悠然。心旷神怡似飘仙，擎气丹田贯足尖。"修练此功者，呼吸灵通，周身舒畅，定能治病防病，延缓衰老延年益寿。

收功：搓搓手，干洗脸双手叠放在中丹田上，男左掌在里，右掌在外。女右掌在里，左掌在外。意想收功即可。

2. **抱腹式站桩**（见图2）。其姿势与自然式站桩基本相同，仅手势有所不同。抱腹式站桩双手环抱于下丹田之前，离腹部30厘米左右，两手五指微微张开，两手手指相对，约距15厘米左右，两手拇指形成一个圆，其余四指形成椭圆，两臂形成一个圆，掌心斜对腹部下丹田发气，即气灌丹田。

抱腹式站桩意守下丹田，似守非守，不可死守，呼吸要自然。此种站桩对治疗腹部疾病效果奇佳。收功同环抱式站桩功。

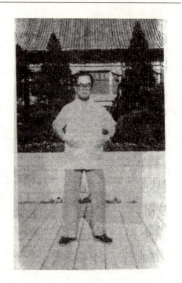

图2

二、端坐功

坐功为诸家气功的共同功法。道家灵元功的坐功三式、儒家静坐功、佛家功的坐禅、四禅八定，瑜伽功的超觉静坐，"因是子静坐法"，由日本倒传回来的"冈田静坐法"等等，均为静坐功法。坐功是静中练气，安神养气，合身保气的功法。静坐功最适合老年人修炼，只要持之以恒的修炼，对于老年人防病、治病、健身、延缓衰老和延年益寿都有着重要的作用。

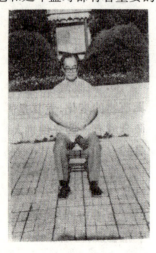

图3

（1）端坐在凳子（或椅子）上（见图3）后臀部就坐，腰不要靠在椅子上，两脚分开与肩同宽，两膝成90度，小腿与地面垂直，两脚平放在地上（或两脚腕斜相交叉，男左内右外，右脚的昆仑穴与左脚的解溪穴相接），脚趾微微抓地，脚心有悬空之感。

（2）身要端正，腰要直，双臂放松，不可用力。这样做法的目的是为了放松腰椎和骶椎，使督脉通畅，因为督脉主管人身的阳气，一个人的精神如何，阳气是否充足，精力是否旺盛，怕不怕冷等等，皆与督脉是否通畅有关。因此，只要严格按上述要求去做，督脉通畅了，内脏的功能自然增强了，这样就能调节全身的阴阳平衡。

（3）头要微低，内收下巴，腰要直，自然放松，不要使其有大的角度。之所以如此，是为了通督脉，腰直，气在尾闾关、夹脊关易通；颈直，气在玉枕关易通。头微低，颈正直，使气在督脉中畅通。气通玉枕关，有利于治疗颈椎疾病。

（4）含唇，舌舐上腭。舌头与心脏密切相关，舌为心之苗，心脏的某些病变，可以通过调整舌头的姿势来调整心脏的阴阳平衡；舌舐上腭在于搭鹊桥，即沟通任、督二脉。若患较重的心脏病，舌头不要舐上腭，则将舌头微微伸直，顶着下门牙根。

（5）两眼微合（或两眼半睁半闭），眼观鼻尖，因此，两眼微合或有一些光线进入，有利于入静。气功讲究搭鹊桥，眼观鼻尖就是将注意力集中到鹊桥的周围。意到气到，并且有利于气通过鼻梁、口腔、咽喉，使气在任督二脉中畅通无阻，即通小周天。

（6）鼻呼鼻吸，松静自然，匀细深长。

（7）静坐功的手势：其手势多种多样，不同功法手势不同。①最普通的是两手轻轻放在大腿之上，掌心向下，五指微微分开，使气在手三阴经和三阳经中运行通畅。亦可将手自然地放在大腿上，五指分开，掌心向上似托球式，松肩撑肘。②两手掌轻轻叠放在小腹上，掌心向着小腹腔，男的左手在外，右手在里，左手的拇指插入右手的虎口内，呈轻轻半握拳，形成一个八卦盘式。

（8）意念：可以意守下丹田，或意守体外美景，也可以不意守，一切顺其自然。

（9）收功：搓搓手，干洗脸，双手叠放在下丹田，男左掌在里右掌在外，女性相反。片刻即可。

三、归根气功

1. 简介

（1）归根气功练功原则及注意事项：学练一定要在有经验的教师指导下进行。选择空气清新、环境幽静处练功。

动功一般每次30分钟左右，据自己的时间和实际需求，决定每次练功的时间和每天练功次数。体质虚弱者，每次练功5、6分钟，随病情好转和体质增强，适当延长练功时间。

对不同的疾病，选练3至4节动功与静功配合锻炼即可。选练太多的功法，往往疲于应付，无益于功夫的深入和疾病的康复。对于膝关节异常者，可先练1、3、6节和静功，待膝关节功能改善后再练其他部分。

（2）病机气理简说：从气功学的角度看，各种疾病即是脏腑及经络之气盛衰与运行不畅，或脏腑经络之气的质的变化。经气的顺畅，有赖脏腑之精气的强盛及经络的通畅，归根气功功法通过疏通经络、排除病气与聚集清气以及培育真气达到归根培元、保健强身、防病治病和开发潜能的作用。动功与静功可据练者的体质与病情灵活选配锻炼。

2. 习练步骤

首末桩与首末式：首末桩：自然站立，两脚与肩等宽。两膝稍弯或伸直。两手自然下垂，掌心向后。两眼平视前方，眼无所视，耳无所闻，唇齿轻闭，舌舔上腭。自然腹式呼吸，全身放松。目光内收，意守丹田。静站3~5分钟。

首末式：或称起式与收式。接首末桩，转掌朝前，意念两手托地气上升，如托重球状，与天气合。然后转掌向下，两手导宇宙之气下行，经巅顶、透皮肉、穿骨骼、润内脏、泽周身，身体内之浊气，经涌泉，消融在大地深处。用于每节动功的开始或结束以及动作之间的承接。此动作有起动气机，导气浴身，纳清排浊等作用。

收式：与首末式同，导气下行时，转掌向下，双手导气沿任脉下行至下丹田，意念稍停片刻。双手继续下行，意想导浊气经涌泉下行，消融在大地深处。

（1）天地人—左右运掌上下通调节阴阳，导气下行，纳清排浊。

①起式：同上。

②海底捞月（左）：先用左手从左下方向右上方托起，身体转向右前方。

③浩气浴身：左手导气下行，意想清气穿透皮肉、骨骼、内脏。浊气导入地下深处。

④日照踵趾（左）：左手下导的同时身体转向左侧。两手同时呈按球状，右手下照左足趾，左手下照右脚跟。稍蹲曲下压。

⑤手捋气盈：向右侧转体以右手从左向右侧摸气，左手放松抚按浮球置于体侧。

⑥海底捞月（右）：右侧的动作与左侧相同，但方向相反。

⑦日照踵趾（右）：右侧的动作与左侧相同，但左右对换。

⑧转体浴身：双掌略向上提升，同时身体转向正前方。做承接式。

⑨海底捞月（右）：从右侧起始做海底捞月。之后做③~⑧，但方向相反。左、右各起始练习合为一次，整个动作重复三次。

⑩承接式或收式。

（2）脾胃功—脾土运化水谷融

①起式或接上节收式。

②气灌中脘：两手向外上张开，两手捧气向中脘穴或胃区灌入，穿透胃、胰，至脊背（穿腹透背）。反复开合三次。

③降气和胃：两手导胃气沿胃经下行，导胃经浊气入地，三次。动作要领，两手以承浆穴为起点，向下向外画圈，意念胃中浊气沿胃经入地深处。

④抚气按地：两臂略曲，从体侧飘起，然后膝微下蹲，两手轻轻下按，如按浮球状，如是三次，体势一次比一次低。第三次末双手内收至两腿之间，掌心向后外。

⑤气升运脾：下压之气，随"反弹"之势上升，托双手沿脾经上行，两膝慢慢伸直，双手至下腹耻骨处。

⑥气固下元：导气沿下腹部（丹田处）顺时针和逆时针方向各转三圈。两手相叠，掌心对下丹田，左手在外，右手在内，两掌相距约一拳远。然后向下丹田透腰骶部灌气三次。

⑦津润下田：双手分开，掌心朝上，托气上行暖华池。导玉液下行至下丹田，意念稍停片刻。继续导浊气下行入地。接承接式。

⑧重复②～④至少3趟。

⑨承接式或收式。

(3) 肺功—肺金吐浊纳清气

①起式或接上节收式。

②体侧托球：身体转向左侧，同时左脚转向左侧，呈左弓箭步，两臂飘起，呈左侧抱球状，右臂在上，左臂在下。

③气运肺肠：左手掌心转向下，左臂外伸，同时右手沿左臂外侧上捋至左肩，身体回转；左手掌回转向上，曲肘搂气至胸正中，右手继续从左肩、左胸、左腹、至下腹正中，掌心朝内，身体转向正前方，左脚还原。

④排浊清肺：身体转向右侧，右脚外撇，右手掌沿右下腹、右胸至右肩前转掌外伸，左掌沿右臂内侧顺势外推，身体略右转，右手略回缩。

⑤至右手指运行至左腕时，双肘开始向外撑拉开，同时右脚内扣还原，身体转向正前方，同时吸气。

⑥气调肺腑：两掌或两劳宫对两肺灌气，气透心肺，通达脊背。开合三次，开合灌气时配合呼吸。

⑦气透迎香：翻掌十指向上，劳宫对迎香灌气三次，气透面颌。开合灌气时配合呼吸。

⑧气沉下田：转掌向下，双手引气沿任脉下行至下丹田，意念稍停片刻。

⑨浊气入地：双手继续下行，意想导浊气下行入地下深处。下引时配合呼气

⑩承接式

⑪重复②～⑩，但方向相反。左、右各起始练习合为一次，整个动作重复三次。

⑫承接式或收式。

(4) 肾功—肾水充盈壮四体

①起式或接上节收式。

②手按浮球：两臂从前方飘起，张腋曲肘，十指向前，掌心向下。两掌手按浮球三次，上不过肩，下至带下。两掌下按的同时，身体下蹲，蹲幅逐次增大。

③横掌过膝：第三次下蹲时，双手横掌过膝，向外下撑开。

④合气内收：随即合气内收至两腿之间，掌心向后。

⑤提肾升气：耸肩缩项，握固上提。起身，同时十趾抓地，大腿内收，提肛收腹，合齿瞠目。而两拳上提至带脉高度后，随着肘的后伸，沿带脉后行至体侧变掌，全身放松。

⑥气暖命门：掌对两肾或腰骶部灌气三次，气温煦腰骶、盆腔内脏，透达腹侧（穿背透腹）。

⑦肾气润发、移精补脑：两手掌朝前上，沿督脉上捋至两肩胛处，同时再次抓地、内收，会阴上提，仰头缩项，瞠目合齿。而双手沿腋下、肩前、颈侧（松颈前屈、全身放松）、项后、至脑后，掌心向头，接引上行之气，两掌继续向前运行至上唇，如是往返三次。

⑧天目洞开：两侧中、食、无名指从印堂穴处向两侧拉开。

⑨双风贯耳：转掌十指向后，双劳宫分别对双耳，行开合三次。

⑩气沉下田：转掌向前、下，双手导气沿任脉下行至下丹田，意念稍停片刻。双手继下行，意导浊气下行入地下深处。

⑪承接式。

⑫重复②~⑨至少三次。承接式或收式。

(5) 肝胆功—肝木条达解气郁

①起式或接上节收式。

②伸展条达：两臂从体侧飘起，阴掌，尽量外伸，略停片刻；然后，阳掌，尽量外伸，略停片刻；继续上举过头，双臂平行，掌心相对，双手尽量上伸触天，脚尖踮起，略停片刻。

③落地生根：脚根触地，同时双手引气下透，气过巅顶，盈身透地。略停片刻，使气下行，如树生根。

④灵气萦耳：双手掌以耳尖（约角孙穴处）为中心，掌心相对，向后旋转三圈。

⑤行气利胆：转掌沿肩前顺胆经下行，在腋下，转掌心向下，屈膝下蹲，同时两掌下按，引胆经之气下行，气柱如桩，顺势下行。如是缓慢蹲起三次，体势一次比一次低。最后一次下行，两臂先开后合，双手内收至两腿之间，掌心向后外。

⑥调气养肝：地气上升托双手沿肝经上行，两膝慢慢伸直，双手至两肋处。两掌、肘、臂向前外方胀开，两掌对两肋部缓慢开合三次，气润肝、胆、脾，透达脊背。

⑦引气运目：翻掌十指向上，劳宫对双目，气透双目，开合三次。引浊气下行入地深处。

⑧承接式。

⑨重复②~⑧至少三次。
⑩承接式或收式。
（6）心功—心火随意除诸痹
①起式或接上节收式。
②左抱球：重心左移，右脚内收至左脚内侧，脚尖点地，呈左抱球式，左手在上。
③开胸通痹：a. 右脚前迈，重心前移，两臂分开，右臂前伸外旋，左臂后伸内旋，两臂平直，左脚外撇。同时意想一火球从左手透上臂、穿心、过肺、达右手，目视右手。b. 身后倾，左臂外旋，右臂内旋，火球从右手透上臂、穿心、过肺、达左手，目视左手。c. 身前倾，左臂内旋，右臂外旋，火球从左手透上臂、穿心、过肺、达右手，目视右手。d. 同b.。
④回左抱球：左手上卷下扣，右手下搂上托，右脚回收，脚尖点地，同左抱球式。
⑤转右抱球：双手抱球下行，经小腹前移至身体右侧，同时右脚向右分开，左脚内扣，重心右移，左脚右并，脚尖点地，呈右抱球式。
⑥开胸通痹：同③，方向相反。
⑦回右抱球：右手上卷下扣，左手下搂上托，左脚回收，脚尖点地，呈右抱球式。
⑧开怀纳日：持球下行，左脚分开，右脚内扣，双脚与肩等宽，两手臂分开从体侧伸展向上抬起与肩平，转掌心向前，同时两掌臂尽量向体侧外伸，两中指向后伸，胸稍向前挺起，略停片刻；然后，阳掌，头及上身略后仰（即挺胸），双臂外伸，稍停片刻，作开怀纳日状。
⑨日照三田：双臂从体侧托气上举，至两掌相对时，再曲膝灌顶，意经上丹田、中丹田达下丹田（由心至小肠），稍停片刻。然后转掌心向上，两掌指尖相对，托气上举（伸展心经），同时慢慢起身渐至跐足，稍停片刻。再转掌心相对，十指向上，持气球下引，渐合掌，同时慢慢平足曲膝，引气透巅顶至中丹田，两掌置于胸前膻中处，意想如日照中田，温煦百脉。
⑩气灌膻中：两手手指指向前方，先两掌掌根撑开，双臂慢慢胀开，开合三次，向膻中穴或心区灌气，气暖中田，穿心透肺，通达脊背。
⑪导气绕舌：阳掌导气绕舌。
⑫气沉下田：转掌向下，双手导气沿任脉下行至下丹田，意念稍停片刻。双手继下行，意想导浊气下行入地下深处。
⑬承接式。
⑭重复②~⑬至少三次。（或左、右各起始练习合为一次，整个动作重复三次。）

⑮收式。

四、自我引气治疗养生功

1. **自我引气治疗的理论渊源。**

自我引气治疗养生功并不是我们发明的，而是古已有之。传说中的彭祖就善于运用导引、行气治疗疾病，据资料记载：彭祖"常闭气纳息，从平旦至日中。乃跪坐，拭目，摩搦身体，舐唇咽唾，服气数十，乃起行言笑。其偶有疲倦不安，便导引闭气以攻所患，心存其身头面九窍五脏四肢至于发端，皆令所在，觉其气运行体中，起于鼻口，下达十指末，则澄和真神，不须针药灸刺。凡行气欲除百病，随所在作念之。头痛念头，足痛念足，和气往攻之，从时至时，使自消失。时气中冷，可闭气以取汗，汗出取，周身则解矣。"

行气闭气虽是治身之要，然当先达解其理。又宜空虚，不可饱满。如气有结滞，不得空流，或致发疮，譬如接泉源不可壅遏。若食生鱼、生菜、肥肉，及喜怒忧患不除，而以行气，令人发上气，凡欲学行气，皆当以渐①。彭祖用导引、闭气、内息来自我去病，用气贯全身来解除疲劳和去病。这是我国最早的自我去病养生法。

在《黄帝内经》中，提出了气功的三大治疗法：导引、行气和按跷。这三种疗法都属于自我引气治疗养生法。南朝的陶弘景撰写了《养性延命录》，其中"服气疗病""导引按摩"有较多的气功自我引气治疗的内容。他提出了意念导引去病法："凡行气欲破除百病，随所在作念之；头痛念头，足痛念足，和气往攻之，从时至时，便自消矣。"他在《养性延命录》中还说："常存念心中有气，大如鸡子，内赤外黄，辟众邪延年也。"② 这种"存想法"也是一种自我祛病法。可见，在彭祖和陶弘景的上述思想中，已包含有自我引气疗病的思想。

2. **何谓自我引气治疗养生功？**

它就是通过意念的导引作用，将体内之气引到患病部位，将病气包围起来，围而歼之，或将其驱逐出体外，从而达到疏通经络，调和气血，修复机体，治好疾病的功理功法。这种功法之所以可行，因为"意到气到"是普遍规律，它不仅适用于练功之人，而且也适用于未练功之人。"以意领气，意到气到"，气的聚积，必然冲击病灶，就能达到驱邪、治病的目的。如肝病患者，可意想体内之气聚到了肝区，此时意守肝区，若肝区有温热感，则疗效更为明显，若无明显感觉，但疗效依然存在，长期坚持自我治疗，定能收到奇效。

---

① 郑心编. 中国当代气功修持秘要精粹 [M]. 北京：北京天鼎科技发展中心人体科学事业部，1994：219.

② 仓道来，宋冠琴. 养生万花楼 [M]. 南宁：广西人民出版社，1993：389.

3. 自我引气治疗养生功的实施方法。 自我引气治疗养生功的实施方法很多，今介绍五种方法：

（1）意守法。即何处患病则意守何处。其做法是：取坐、站或卧式，要求同坐、站、卧功，全身放松，意想体内之气聚到了病灶处，形成一个赤黄色球体在治疗疾病，意念不离病灶处，每次约20分钟，收功时意念离开病灶处，恢复原状，搓搓手，擦擦面部，擦擦病灶处，使气感消失。

（2）掌意相合法。即意守和手掌相配合的方法，具体做法是将手掌（单掌或双掌）轻轻地捂在病灶处，意想体内之气聚到了病灶处，体内一部分气通过掌心的劳宫穴向病灶处发气，二气汇合共同治疗疾病。也可配合呼吸，吸气时，意想体内之气聚到了病灶处，治疗疾病，呼气时将病气从外劳宫排出。

（3）剑指去病法。把自己的手指变成剑指，意想全身之气到达了剑指指端，对着病灶区发气，先顺时针由大到小，划36圈，待到中心点后，则转为反时针由小到大划36圈，也可不必限划几圈，如此做15分钟左右。这种方法适用于治疗急性炎症和肿瘤，不适用治疗慢性疾病，因为剑指之气是凉气，具有消炎杀菌的作用。如若治疗肿瘤，剑指划圈先逆时针方向，然后再顺时针方向。

（4）气路病灶法。有些病区难以用上述方法治疗，则可采用通过意念导引，让气路过病灶区，以达到治疗疾病，如后背有病，手掌、剑指难以到达，可意想气由下丹田发出，经过会阴，然后提肛，同时吸气，气由背后上升，以片状路过病灶区，气在病区停留片刻，然后气经百会、膻中回到下丹田，如此循环若干次进行自我治疗。

（5）带气按摩法。即何处患病，就轻轻按摩患处，不过这时的手是带气的，意想气聚到了手上，用带气的手按摩穴位和病灶处。也可用带气的手掌轻轻地拍打病灶处，以达到治病的目的。

4. 自我引气治疗养生功引气去病的注意事项

（1）要根据自己对气的敏感程度决定意念的强弱，凡对气敏感的人，用意念要弱，以免造成气的大量聚积而形成气鼓，凡对气不敏感的人，可用强意念。

（2）在治疗心脏病和头部疾病时，意念不宜太强，以免气聚积太多，造成头晕、头胀、心悸等。对头部疾病，用气路过头部方法较为稳妥，也可用带气拍打方法。没有相当深的功底，不要意守头部。

（3）对新形成的病或某些神经性的疼痛效果较快，而对某些慢性疾病或疑难病症的治疗，需经过较长时间方能见效或治愈。因此，在使用此法治病时，不要操之过急。

（4）此功以持之以恒练功为基础。可选择适合自己修炼的功法修炼。每次引气治疗30分钟左右，若每天能适当增加治疗次数效果会更好。

主要参考文献

[2] 刘贵珍. 气功疗法实践 [M]. 石家庄：河北人民出版社，1982.
[2] 荷清. 世纪末中国气功潮 [M]. 北京：中国国际广播出版社，1996.
[3] 钱学森. 论人体科学与现代科技 [M]. 上海，上海交通大学出版社，1998.
[4] 林厚省. 气功学 [M]. 青岛：青岛出版社，1988.
[5] 薛立功，等. 中国医学气功 [M]. 哈尔滨：黑龙江科学技术出版社，1990.
[6] 刘天君. 中医气功学 [M]. 北京：中国中医药大学出版社，2007.
[7] 马济人. 中国气功学 [M]. 西安：陕西科技出版社，1988.
[8] 林海. 养生气功学 [M]. 广州：广东科技出版社，1987.
[9] 蒋维乔. 中国的呼吸习静养生法 [M]. 上海：上海卫生出版社，1956.
[10] 张震寰，倪弄畔. 气功荟萃 [M]. 北京：科学出版社，1988.
[11] 钱存泽. 气功原理与应用 [M]. 上海：上海交通大学出版社，1989.
[12] 仓道来，仓道之. 健身气功的辩证唯物主义理论基础的研究 [M]. 国家体育总局健身气功管理中心立项项目，2005.

后　记

　　这套老龄问题研究丛书在北京大学老龄问题研究中心领导与各位教授的共同努力下得以顺利出版。

　　北京大学老龄问题研究中心成立20多年来，研究成果丰厚，这套书就是"中心"研究成果的结晶。系列丛书的编著者均是国内老年学各领域的知名教授和学术带头人，他们中的多数均已超过70岁高龄，有的已超过85岁高龄，以对事业高度负责任的精神，夜以继日，查阅文献，挑灯伏案，按计划完成文稿。

　　这套书得以顺利出版还赖于复大生物集团（www.mL99.net）的资助。复大生物集团辖广州市复大生物科技有限公司、山东复大科技有限公司，下设广州嘉禾孵化园与山东嘉祥孵化园，2010年复大生物集团与北京大学老龄问题研究中心联合将两个孵化园设为科研开发试验生产基地并建立了现代化的生物工程实验室，研发功效型化妆品、中老年保健食品、消毒产品。基地与集团"坚持科学技术是第一生产力"的理念，推行全面质量管理，各类产品都通过了行业ISO9001国际质量体系认证。复大生物集团用他们的爱心资助中国老龄事业的研究并赞助该系列丛书的出版，谨表谢忱。

《老龄问题研究系列丛书》编委会
2012年7月18日

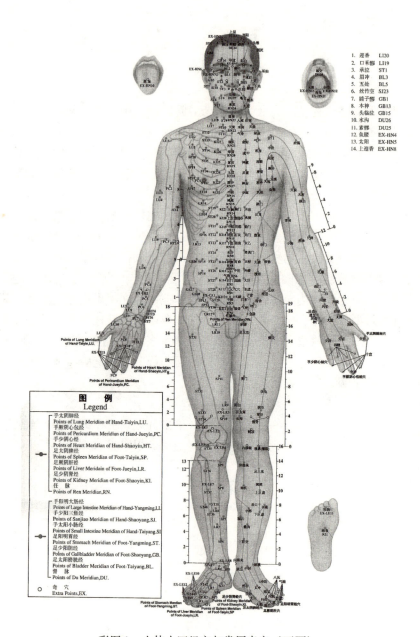

彩图1　人体十四经穴与常用奇穴（正面）

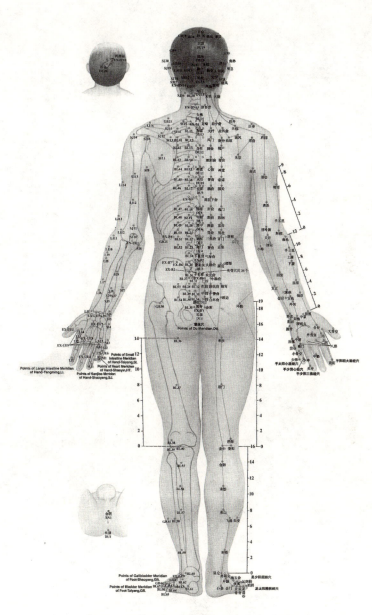

彩图2　人体十四经穴与常用奇穴（背面）

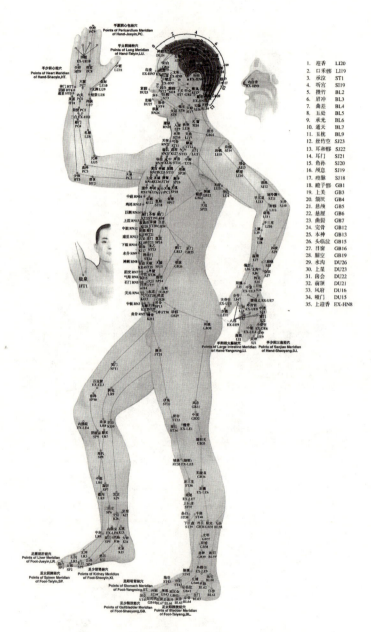

彩图3 人体十四经穴与常用奇穴（侧面）